睡眠，

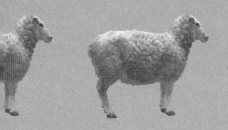

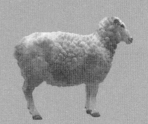

你好

潔德·吳 博士 Jade Wu, PhD

康學慧————譯

科學實證的個人化「好睡計畫」，
重設你的生理時鐘，找回優質睡眠

U0076282

獻給家父，
他啟發我追求科學。
獻給家母，
她教我寫作。

推薦序

吳家碩臨床心理師
好夢心理治療所／睡眠管理職人

很開心收到悅知文化邀請我為《睡眠，你好》一書撰寫推薦序。在閱讀完畢後，我非常喜歡這本睡眠好書，覺得很貼近我的個人理念，以及從事近二十年的失眠治療經驗。推薦原因主要有以下四點：

1. 權威機構及科學的強力支持

在二〇一六年七月時，美國醫師學院（American College of Physician）於《內科醫學年鑑》（*Annals of Internal Medicine*）發表了針對成人慢性失眠患者的治療指引，其中強烈建議所有患者接受失眠認知行為治療（Cognitive Behavior Therapy for Insomnia，簡稱 CBT-I），並指出此療法應被視為慢性失眠個案的「第一線治療方法」。

過去我在長庚醫院的睡眠中心工作，現在則任職於好夢心理治療所，這近二十年的職涯裡，我的臨床工作對象多數是失眠困擾者，而我採用的正是「失眠認知行為治療」這個國內外均一致推薦的非藥物治療模式。除了我自身治療個案的經驗可以驗證此療法的效果，醫學界也有許多研究強力支持。

作者吳博士在這本書不只旁徵博引了大量參考文獻及科學證據，更結合了自身的臨床治療經驗。她是杜克大學醫學院認證的行為睡眠醫學專家和研究員，在睡眠醫學領域的專業首屈一指。書中提到的原理、方

法和技巧，皆有科學的根據及實例的驗證，我相信，這是一本談睡眠管理書籍很重要的一環。

2. 平易近人的專業內容

看了第一點，你可能會想，內容會不會很艱深難懂呢？請不用擔心，這本書同時具備知識的濃度與深度，以及平易近人的溫和及廣度，這是我覺得作者最厲害的地方。

吳博士是各頂級科學期刊的專業審稿人，又同時是知名電視節目、廣播和Podcast的常客，致力於以親民易懂的方式推廣睡眠醫學的知識，這樣專業又親和力十足的調性，也反映在這本書的內容上。作者從大眾對睡眠最常見的問題出發，提供清晰易懂的解答，破解存在已久的迷思，例如：到底要睡幾個小時才夠？最佳入睡時間是幾點？等等。

這與我自身推廣睡眠大眾教育的方向不謀而合。在現代醫學不斷精進的年代，專業素養的重要性不言而喻，因此，我一直在臺灣睡眠醫學學會推動「失眠認知行為治療專業人員」的認證。同時，我也熱衷於將睡眠知識分享給大眾，除了擔任臺灣睡眠醫學學會大眾教育委員會委員，也陸續出版與睡眠、休息相關的大眾書籍。我想，吳博士和我一樣深信睡眠不應該是象牙塔裡的知識，而是和每個人的日常息息相關的重要議題。

3. 能快速抓到重點的書寫架構

談睡眠醫學及睡眠管理，能夠切入的角度太多了。你可以從嚴重的睡眠疾病治療談到輕微的睡眠衛生教育；也可以從各族群的睡眠來談，像是女性、熟齡、用藥失眠者等；更可以從腦科學談睡眠，或是現代的睡眠裝置對我們造成什麼影響。

要怎麼有效傳達這麼多的資訊呢？這本書選擇了非常體貼讀者的寫法，有邏輯架構清楚的標題、易讀的列點說明，每個章節後面更是附上重點整理，讓你讀完之後能夠馬上複習內容、快速抓到重點，強化知識的內化及實踐的動力。因而能夠系統性地吸收這本知識含金量相當豐富的書。

4. 強調實作的回家作業

最後這一點，是我自己在治療失眠上也非常重視的一環。持之以恆地執行回家作業，是失眠認知行為治療的核心要素。有不少的臨床研究都支持，回家作業的執行率及配合度，是失眠認知行為治療是否成功的關鍵。

而這本書在每項睡眠管理建議裡，都提供了一些練習的方向，以及許多填空題，讓你可依此寫下專屬於自己的回家作業，並如實進行這些任務與計畫。例如：記錄一週的睡眠日誌、覺察妨礙睡眠的自動化思考等等。我相信，當你持之以恆地練習一段時間，就可以體會到這本書的核心，並且讓你的睡眠及生活有正面意義的改變。

最後，祝福所有無法好睡的人，都可以一夜好眠，更祝大家能夠夜夜好夢！

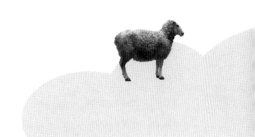

Contents 目錄

第一部　認識你的睡眠

第二部　大重置

第三部　深入關係

第四部 與睡眠的關係可能遭遇哪些變化與挑戰

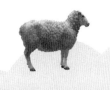

Z
Z

睡眠是朋友，不是工程難題

第一次見到凱蒂時，她的眼神流露狂亂。我問為什麼她會來杜克行為睡眠醫學診所（Duke Behavioral Sleep Medicine Clinic）。她說：「我睡不好。我好累、好累。」

凱蒂大約四十五歲，身材嬌小，笑容和煦，金髮豐盈。我一眼就看得出來，她是一板一眼的人。看診時間還沒到她就來了，拎著筆電包、抱著厚厚的資料夾。她的模樣有如電影《永不妥協》（Erin Brockovich）的女主角，只是身材小一號，準備正面迎擊最棘手的案件。

可以說凱蒂確實是偵探。白天她是軟體工程師，晚上則投注所有時間，努力想抓住偷走睡眠的賊。

翻開她帶來的資料夾，裡面存放著她花費四個月蒐集的紀錄，包括每晚睡眠狀態、每日飲食攝取、壓力波動、日間活動歷程。匯集了如此大量的證據，實在令人佩服。她甚至做了圖表與摘要統計，希望能歸納模式、尋求頓悟、破解密碼，找出她的睡眠究竟去了何方。我感到心疼——她真的好努力！

然而，她的調查卻陷入瓶頸。

　　凱蒂表示，大約四年前，有一段時間她的工作壓力非常大。為了讓慣老闆滿意，她晚上十一點都還在回覆電子郵件。而且，凱蒂所屬的單位競爭非常激烈，她總是覺得自己隨時會被開除。可想而知，她開始難以入睡，因為她持續在心裡規畫隔天的工作，不然就是因為同事放冷箭而煩惱。不知不覺間，「失眠」踏著難以察覺的腳步，偷偷溜進她的人生詞彙中。

　　後來凱蒂換了工作，在新公司得到重視，能夠發揮創意，而且工作單位奉行互助文化，讓她如魚得水。儘管如此，她依然越來越難入睡。

　　凱蒂來看診的時候，幾乎每晚都要花一、兩個小時才能入睡。她已經不必為工作煩心，但她的頭腦仍舊不肯休息，甚至只是不斷重複聖誕歌曲十七次。她輾轉反側，想盡辦法停止思考，好不容易入睡也無法安穩。她睡了三個小時，就會一次又一次地、每個小時準點醒來。早上起床，她感覺整個人彷彿被卡車碾過。

　　凱蒂並非特例。雖然她蒐集資料的專注投入程度確實超凡，但無數失眠患者都能理解她夜晚所受的折磨。失眠是人類最孤獨的體驗，但也是最普遍的體驗。幾乎每個人一生中都有過失眠問題，因為失眠而痛苦數年、甚至數十年的案例數量更是驚人。

　　或許你正是無數慢性失眠人口中的一員。即使漫漫長夜看似絕望，但請記住，全美有兩千四百五十萬的成年人[1]也在煩惱自己的睡眠中樞是不是壞掉了、自己是否快要發瘋了。或許你也像他們一樣，雖然能撐過白天的時間，但總覺得身體被爛泥困住、頭腦被麥芽糖黏住，行動和思考都很費力。或許你也像凱蒂一樣，失眠害你容易脾氣失控、理智斷線，因為一點小事就罵孩子。接下來的一整天不但感到疲憊，還要承受罪惡感。

　　或許你也像許許多多受失眠所苦的人一樣，認為睡眠背叛了你。

第一次見面談話時，凱蒂雙手一擺，激動地說：「最瘋狂的是——我甚至無法瞇一下。有時候我真的累到不行，只想蜷起身體睡個十分鐘。這不算太過分吧？但我躺在那裡，完全睡不著，最後實在太沮喪，只好放棄。」

　　「妳好像白天一直很累，但又無法放鬆？」我問。

　　「沒錯。晚上也一樣。有時候我會看電視打瞌睡，我以為只要非——常——安靜地走進臥房，就可以哄騙大腦繼續睡。可惜沒用。我只要一躺在床上，就好像啟動按鈕。接下來我的頭腦就不停轉啊轉、轉啊轉。為什麼大腦要這樣對我？」

　　究竟為什麼呢？凱蒂（還有你）究竟做了什麼，竟然要遭受這種折磨？你在合適的時間上床。咖啡因在早晨是你的神，但一過中午你就避之唯恐不及。你盡可能控制壓力（除了睡不好造成的壓力）。你遵守所有睡眠衛生（sleep hygiene）規範，就連減肥也沒這麼認真。你買了高級床墊，試過三種不同品牌的褪黑激素（melatonin），可能也服用過處方藥物，例如史蒂諾斯（Ambien）、Lunesta。你拚了老命冥想。

　　或許你認為自己在各方面都不盡完美，話說回來，為什麼要完美？睡眠不該這麼難，不是嗎？

　　不知不覺間，你變得無法控制睡眠。就像凱蒂一樣，你只想搞清楚為什麼，怎麼會發生這種事，更要緊的是該如何讓睡眠恢復正常。是不是八點以後就該停用3C產品？（爆雷：不必，不需要停用）是不是該買助眠專用的白噪音機器、喜瑪拉雅鹽燈、薰衣草香氛、最新款的配戴式睡眠監測器？（不行。這會造成反效果）是不是該堅持每天晚上同一時間上床？（絕對不行。百分之百會造成反效果）是不是該再試試褪黑激素？（可以，但沒用）

那麼，答案究竟是什麼？該如何解決？別擔心，我們很快就會談到了！只是答案並不簡單……因為你的問題不對。讓我們回頭來看。

還記得嗎？曾幾何時，睡眠不需大費周章規畫。多數時候，睡眠來得如此輕鬆，你根本不會想到這件事。也或許你從來無法「輕易」安眠，但你知道這種傳說中的好事確實存在，因為你親眼看見別人只要躺下就開始小睡，一點也不難，不然就是夜復一夜聽著別人睡得死沉（很可能還一邊考慮要不要用手肘戳他們，讓他們也嘗嘗睡不好的滋味）。

那麼，是從什麼時候開始，你變得無法掌握睡眠的訣竅？從什麼時候開始，睡眠不再愉快，反而變成苦苦掙扎？稍微花一點時間思考，看看是否能確切指出開始出狀況的時間點。

你和睡眠之間的關係變化，或許只是反映了整體社會與睡眠漸行漸遠。前工業社會時代，睡眠是一種自然體驗——不需要使用手冊——就像呼吸、做愛一樣。我們睏了就睡，當太陽升起、公雞啼叫，我們便同樣簡單地隨著大自然的鬧鐘醒來。睡眠曾經是社會共同經驗，讓人們產生連結，而不是隱密又羞於啟齒的生理需求。小睡曾經有著近乎神聖的地位，歷史學家羅傑·埃克屈（Roger Ekirch）在《遺失的睡眠：前工業社會英倫諸島沉睡史》（*Sleep We Have Lost : Pre-Industrial Slumber in the British Isles*）[2] 中表示，在凌晨兩點醒來做家事或唱唱歌，然後再回去睡「回籠覺」，當時的人認為這樣沒什麼好奇怪。根本不需要為睡眠勞心勞力。因為睡眠有節奏、有感覺……我們本能地知道如何入睡、何時該睡。

然而，人工照明問世，接著出現二十四小時工廠，然後是經濟全球化。工業主義與資本主義將大多數人的身體變成了生產工具，連帶著我們的生理與心理節奏也必須隨之改變，以便成為「賺錢機器」中的一個小齒輪。

長久下來，我們喪失了部分本能，例如能夠自動找到北方，以及知道如何入睡、何時該睡的內建知識。歷史學家班傑明・瑞斯（Benjamin Reiss）在他的著作《無眠之夜：馴服睡眠如何造成世界失眠》（*Wild Nights : How Taming Sleep Created Our Restless World*）[3]中指出，工業化興起時，歐洲人開始感受到「文明人」（也就是歐洲白人）的睡眠開始出問題。醫學作家將失眠的盛行歸咎於文明進步，以及伴隨高等智識而來的「神經質」。正如瑞斯書中所說，最諷刺的點在於，同一時間，歐洲人強行推廣他們的睡眠習慣——例如，教導「野蠻人」（也就是殖民地的原住民）睡眠不是社會行為，而是私密的個人行為。雖然很詭異，但睡眠也因此有了道德與政治層面的考量。或許正因為如此，至今我們依然有所謂的睡眠「衛生」，彷彿不依照特定方式睡眠就是不乾淨、不文明。

說到這裡，答案看似再簡單不過：讓時光倒流，回到原始睡眠天堂。每天小睡片刻，丟掉3C螢幕，減少工作量，在燭光下跟孩子說故事。

很可惜，現在做這些事已經太遲。這本書不是睡眠版的原始人飲食法*，鼓吹大家日落之後不要用人工照明。這不切實際，而且也早已不是問題的重點。我們與睡眠的社會關係不斷變化，一如你個人與睡眠的關係也會在幾個月、幾年之內變化，你之所以睡不好，已經不只是因為照明、壓力、生理節奏被打亂的緣故。

失眠症，已有了自己的生命。

現在妨礙睡眠的因素，也包含我們對睡眠的思想，以及我們與睡眠相關的行為。許多媒體告訴我們，睡眠不足會致命、會導致失智症（第1章與第14章將進一步探討，為何這種說法會誤導失眠症患者）。不然就是又發明了什麼新玩意，號稱能讓你「深度瞭解」如何優化睡眠，還有

那些讓你五分鐘內熟睡的五十二種小妙招。這些威脅與承諾將睡眠放逐到冰冷客觀的遠方，如此一來，我們才能以冰冷客觀的眼光將睡眠當成工程問題並設法解決。

或許正因為如此，龐大的睡眠產業從未如此興旺。床墊事業產值高達三百億美元；矽谷投資客越來越關注那些提出能夠一勞永逸解決睡眠問題的新創公司；睡眠輔助商品市場二〇二〇年價值超過八百一十二億美元，預期二〇二五年將達到一千一百二十七億[4]。

然而，當這些科技飛快持續發展，是否讓我們更接近本能的好睡天賦？現在我們不再聽從直覺，而是想方設法塑造睡眠。不過，你有沒有想過，睡眠監控 app、安眠藥、睡眠音樂機、要價兩百五十元美金的重量毯、薰衣草擴香器、比金字塔工程更浩大的特殊床墊，在這些東西發明之前，我們如何入睡？

簡單地說，原本不必花錢就能輕鬆獲得的愉悅體驗，卻變成當今社會最迫切、昂貴的問題。不知不覺中，我們與睡眠的關係天翻地覆。

或許在多年前，睡眠曾是你最親密的朋友，你喜歡睡眠，它帶給你的只有舒適，沒有壓力，你熟知這位朋友的所有怪癖並且欣然接受。現在，睡眠變成一輛老車，只是從一處前往另一處的工具。每次跑得不順，你就滿口抱怨。你購買各種工具、閱讀黑手指南，想要把車修好。同時，你也把車交給專家檢查、保養。

真是令人難過！你失去了朋友，換來工程難題。而凱蒂努力想解決的，就是這個工程難題。憑藉高超的智能蠻力，她企圖「駭入」自己的睡眠，認為能在數據中找到正確的演算法，贏回對睡眠的控制。

---

* 起源於一九七五年，由營養學家沃伊特林（Walter L. Voegtlin）所提出，主張飲食內容應遵從石器時代的原始人，只吃蔬果、瘦肉、魚肉、堅果或種子，並避免全穀類、豆類與加工食物。

但她學到慘痛的教訓：**睡眠無法控制**。一如性慾無法假裝，真正的驚訝無法壓抑，睡眠也不是可以用刻度盤調整的。睡眠太過複雜也太過美麗（希望讀完這本書之後，你也會這麼想），不能機械化控制。數百年來，科學家持續研究睡眠，但我們依然無法真正瞭解其真實面貌，更不知道它究竟如何運作。

大部分的基礎睡眠研究只觀察到各種現象，讓科學家能夠讚嘆：「哇，超瘋狂的，對吧？」例如說，你知道嗎？當人清醒的時候，大腦會有突發性的短暫深眠，可以在儀器上清楚看到波浪狀腦波在大腦表面蕩漾，如同池塘上的漣漪（見第1章）。你知道嗎？從快速動眼期（REM，rapid eye movement）過渡到清醒時發生的小異常，會製造出許多鬼壓床的故事與外星人綁架陰謀論（見第16章）。不需借助高超的科學研究，我們也知道睡眠有多美妙。在睡眠時，大腦判定記憶的歸類，安撫我們最深層的情緒，帶來無比真實的幻覺。還有其他時間會發生這種事嗎？我可以花一整天和你誇耀睡眠有多酷。

「是喔，不就好棒棒？」你反駁，「但是，既然我失去了控制睡眠的能力，又怎麼能得到那些好處？」

記住：人是無法控制睡眠的。這本書也不會教你怎麼做這件事。好消息是：**不必控制，也能與睡眠維持一生的健康關係**。

或許有人會覺得「關係」這個詞很傻，睡眠明明是生理過程，不是有思想的人。不過呢，先忍耐一下我的比喻……睡眠就像人一樣，有時捉摸不定、頑固倔強，甚至喜怒無常（否則你也不會失眠啦！）。睡眠也像人一樣，不喜歡受控制。想想你最要好的朋友。然後想像一下，每次你都要霸道控制相處的時間及長短，要是她無法完美配合，你就會大發雷霆。想像一下，每天你都會為她的「表現」打分數，以挑剔的眼光觀察她的體型與體態，每當發生不順心的事都怪在她頭上。想像一下，

你完全不給她個人空間，不分日夜不停問她在哪裡，同時完全不感謝她給你的各種重大幫助。噢，而且你還從不關心她需要什麼。如此一來，朋友還願意花時間和你相處嗎？同樣地，如果你這樣對待睡眠，又怎麼能得到睡眠？

現在的你或許不會相信，但事實就是如此：你真的知道如何睡、如何好好睡。你所需要的，並非「修復」睡眠的配方，因為你的睡眠沒有故障。你需要的不是一堆教你如何「優化」睡眠的小妙招，因為長期的睡眠健康不需要完美，也不是光靠完美就能達成。

你需要的是與睡眠重建友誼。

這表示你必須妥善照顧睡眠，但又不能緊迫盯人；雖然必須設下有意義的限制，但也不能讓僵化規範統治夜晚；**你必須理解睡眠需要你做什麼，而不是你單方面想要從睡眠得到什麼。**本書中，我將以最新的臨床睡眠科學居中斡旋，幫助你與睡眠重建友誼。

在第一部「認識你的睡眠」中，我將引導你回到基礎，以科學根據重新讓你知道健康的睡眠是什麼樣子，也要瞭解失眠真正的意義，這樣你才能有信心，不會被網路上那些標題浮誇的醫學農場文左右（爆雷：其中很多內容都誤導民眾！）。你將會知道，為什麼在失眠臨床實驗中，會以睡眠衛生作為安慰劑（爆雷：因為對失眠毫無幫助），我也會告訴你睡眠專家推薦怎樣的做法。

第二部進入「大重置」，翻轉你的睡眠生理，將生物時鐘恢復至原廠設定，讓你能夠與睡眠展開全新的健康關係。接下來，在第三部「深入關係」中，我們要深入探討睡眠相關的想法與做法，徹底瞭解我們無益的行為模式，而成為這方面的專家。第二與第三部將建立起「好睡計畫」的核心，我將提供各種工具來協助你理解專屬於你的睡眠，而不是

要求一定要睡八小時的標準模式。你將學到以務實的方式建立與睡眠的良好關係，如此一來，不只能夠更輕鬆地入睡並保持睡眠狀態，白天也會精神更好。

為了配合不同的需求，第四部將回答大家都急著想知道的問題：年齡對睡眠的影響、女性的睡眠煩惱（孕期、產後、更年期），當有其他內科與精神科相關疾病時，該有怎樣的特殊考量，以及在怎樣的狀況下需要擔心是否有其他睡眠障礙。

所有概念與方法都是根據最先進的睡眠科學、睡眠行為醫學、晝夜節律科學（生理時鐘如何運作）。我們將特別著重於當前最有效的失眠治療——失眠認知行為治療（cognitive behavioral therapy for insomnia，CBT-I），美國醫師學院（American College of Physicians）早已將其認證為任何成人失眠症的第一線療法。身為持有證照的睡眠行為治療專科醫師，我可以為失眠認知行為治療背書。我以這種方式治療過無數病患，一開始，他們都認定自己的睡眠崩壞，但最後都得到嶄新的人生（順便一提，如果你認為已經試過失眠認知行為治療卻沒效……請繼續讀下去，因為提供治療的人員做法會有所差異，我敢說一定有些重要元素你還沒有嘗試過）。

但這本書並非手把手帶你完成失眠認知行為治療的說明書。我認為，如果沒有資深專業人員一對一進行，這種療法很容易流於制式（但很難找到資深專業人員，除非你住在舊金山，並且能夠負擔諮商四十五分鐘要價三百美元的高額費用）。而我堅信，除非真正理解箇中道理，否則很難得到長久的改變。

因此，我並沒有在這本書中列出標準治療的步驟，而是整理出大眾對失眠症常有的疑問，並做出解答。讀者可以依照個人需求自行訂定閱讀速度，無論是翻頁瀏覽還是跳著章節看都沒問題，就像閱讀介紹水

母或太陽系的科學書籍那樣。但如果想用這本書作為克服失眠症的結構性引導，那我建議依章節順序閱讀。投入六到十週的時間完成好睡計畫（本書第二、三部），每次都用一整週的時間徹底理解，並執行每一章的基礎概念／技巧，然後再前進到下一章。而第四部的章節比較類似「單點」資訊，你可以隨時瀏覽。

　　只靠閱讀是無法改善失眠症的，一如只讀交友指南無法讓你交到朋友。即使你徹底掌握了知識概念，**依然必須貫徹執行各種練習，才能改善與睡眠的關係**。因此，請腳踏實地完成作業，我會給予引導，讓你知道何時可以看到改善效果。經常有人在建立基礎技巧時放棄，明明辛苦就快要有成果了，這樣真的很可惜。

　　這裡先小小爆個雷——凱蒂一開始進行睡眠治療時不太順利，但最後非常成功，而且耗費的時間也沒有想像中那麼多。從開始到結束，我和凱蒂只見過五次面，每次相隔一到兩週。治療結束時，她終於放下了與睡眠拔河的奮鬥，不再執著於必須控制睡眠的想法。凱蒂非常驚訝，因為夜復一夜她都可以睡得很好，白天也精神飽滿。或許同樣重要的成果在於，她不再為睡眠而苦惱，而是能夠以溫暖的態度迎接每晚的伙伴。她和睡眠重新成為知心好友。

　　凱蒂能夠愛上睡眠，你一定也能做到。成功之後，你將得到一個終生不離不棄的忠誠伙伴，體驗睡眠真正應該帶來的感受——放鬆、溫和、甜美。

第 一 部

認識你的睡眠

健康的睡眠是什麼樣子？

　　你知道那種即將飄進夢鄉的安詳喜悅嗎？即將邁入甜美沉睡境界那一刻的恬靜？起床時神清氣爽，彷彿在酷暑中進入游泳池的那種感覺？

　　或許這些問題很殘酷。既然你在讀這本書，恬靜安眠的體驗大概是很遙遠的回憶了，太多與失眠鬥爭的夜晚，讓你難以相信真有好睡這件事。也可能你一直都「睡不好」，傳說中那種享受睡眠的體驗，對你而言猶如獨角獸，不斷追逐卻始終遙不可及。或許你的睡眠不算太差，但你總忍不住自問，能不能——該不該——變得更好。倘若能像奧運短跑金牌得主博爾特（Usain Bolt）那樣一天睡八到十個小時，說不定你也能成為全球最速男⋯⋯至少可以開始訓練五千公尺路跑。或許你想知道，睡眠是否有什麼神奇的訣竅，只要正確執行，就可以讓你變得更加聰明、性感、風趣，成為整體「優化」的人類。

　　無論你是急著想治療失眠，或者單純想瞭解睡眠，我相信你一定上網搜尋過類似的問題：「人需要睡多久？」「最適合睡眠的室溫？」「五分鐘入睡小妙招」「好眠訣竅」。然而，如何一夜好眠的答案並非那些妙招，而是一個激進但簡單的概念：**健康睡眠來自與睡眠的良好關係**。這表示必須深刻瞭解睡眠，無論是科學知識或親身體驗；知道該做什麼

才能讓睡眠苗壯；同樣重要的是，知道不該做什麼以免妨礙睡眠大展拳腳。也必須感謝並信任身體安睡的自然能力，並且能與睡眠一同適應人生中難以避免的考驗與苦難。而這本書將教你如何做到。

這本書是寫給那些受睡眠所苦的人——夜晚在床上無法讓頭腦關機，滿腹怨恨盯著天花板（或打呼的配偶），累積的大量疲勞導致白天精神不濟，煩惱失眠是否會讓身心崩潰，渴望真正能休息到的那種休息。

讓我告訴你一個好消息：**失眠是可以治療的**。我是臨床醫師，天生很容易分心，擁有近乎病態的強烈同理心，要讓這樣的我能夠日復一日進行的療法，絕對必須有效（而且快速）。因此，在波士頓大學完成心理學博士訓練之後，我進入杜克大學醫學院成為心理治療住院醫師進行博士後研究，並且決定專攻失眠行為治療。現在，我取得了美國睡眠行為醫學委員會（American Board of Behavioral Sleep Medicine）證照，成為專業研究人員與臨床治療人員，而我的多數時間都用來幫助人們克服失眠。在短短幾週內協助病人從「我失去睡眠能力」，進步到「真不敢相信，原來我可以睡得這麼好」，帶給我很大的成就感。能夠讓那些孤軍奮戰多年的人得到希望，我感到無上的喜悅。我使用的工具並非魔法，而是以有科學根據的方法來重設他們的睡眠生理機制，以及他們在心中看待睡眠的態度。

我之所以寫這本書，是因為經常有人在推特上詢問失眠相關的問題，我有太多慷慨激昂的話要說，卻無法在兩百八十字的限制內講完。我想寫一本關於失眠症的書，提供最新知識，進行精準探討，不只是「給外行人」的睡眠教科書，而是將讀者視為有智慧、有好奇心、有自決能力的人。我想提供合理的解釋，並且真正回答大家對失眠症的疑問——內容都是我平常會對個案說的話，雖然以科學為根基，但平易近人。因此，我動筆寫這本書，希望受失眠所苦的人能在書中找到答案，

解決他們急切的問題，並提供務實的計畫，幫助他們重燃與睡眠的愛戀關係。

那就開始吧。

要重建與睡眠的友好關係，我們必須先瞭解睡眠。就像失去聯絡多年的朋友一樣，你自認瞭解睡眠，但你所知道的事不一定正確，也可能已經有了改變。讓我們回到一張白紙的狀態，從頭來過吧。敞開心靈，準備重新瞭解那個叫做「睡眠」的好朋友。

什麼是睡眠？

你可能會認為這個問題再簡單不過。然而，就像爵士樂一樣，睡眠很難精準定義，頂多只能說「體驗過就會懂」。科學家依然致力於研究睡眠是什麼、如何發生，以及為何發生。而目前我們可以確知的事實如下：

- 睡眠是自然發生的，間隔時間通常差不多。
- 相較於清醒時，人在睡著時對環境變化的反應比較弱，但比昏迷時強。
- 入睡後與清醒時的腦部活動不同。
- 長久睡不好，我們會覺得不舒服，也會對健康與行為能力產生負面影響。

什麼不是睡眠？

- 睡眠不是大腦或身體「關機」。後面的內容將會說明，睡眠是一種活躍、動態的狀態。
- 睡眠並非能夠（也不需要）努力學習的技巧，而是一種不由自主的狀態，偶爾會發生在你身上。你可以表示歡迎、給予准許，但不能加以召喚或控制。

- 睡眠不能解決所有問題。懷抱這種期待只會換來失望，並且拖垮睡眠。

入睡時會發生什麼事？

入睡時，身體與大腦會進行許多神奇的事，包括：

- 清除腦脊髓液（也就是「腦汁」）中的毒素。
- 釋放生長激素與性激素。
- 修復受損組織，並維護健康組織。
- 重溫並組織新資訊。
- 調節情緒。
- 練習新技巧。

有沒有發現？我沒有說睡眠會為我們進行許多神奇的事。雖然有點吹毛求疵，但其中的差異很重要，**因為我們不該將睡眠視為加強表現的方法或工具。**要求睡眠有太多表現會造成過度壓力。我們應該將睡眠視為這些生理活動所帶來的美好副產品；換言之，**睡眠既不是我們的主人，也不是我們的僕人；不是解決問題的答案，也不是造成問題的主因。**改變想法很難，對於已經與失眠搏鬥一段時間的人更是如此，但要對自己有耐心！先觀察自己是否曾經期待睡眠提供服務（例如：「明天要面試，今晚一定要好好睡。」），請在這裡做一個記號，讀到第3章時再回過頭來檢討。

身體與大腦會在夜間不同的睡眠型態（有些人會稱之為「階段」）處理上述工作，而且往往是以兩兩搭配的方式持續一整夜。我不太喜歡將睡眠型態稱為「階段」，又不是在打電動破關；打電動時，目標是要走越遠越好，萬一沒有達成目標，就必須從頭來過。然而，睡眠完全不

是這樣！反而比較像去吃到飽餐廳，可以拿第二輪、第三輪，甚至更多輪：先來份阿爾法波（Alpha wave），然後來點紡錘波（spindle）搭配K複合波（K-complexes），現在好像該來一些慢波（Slow wave）了（也可能是快速動眼期，端看大腦的心情），最後再來盤紡錘波清清口。真滿足！因此，我不喜歡將不同型態的睡眠歸類為「淺眠」或「深眠」，**因為這樣的詞彙暗示著「壞」與「好」，但其實一夜好眠需要各種不同的睡眠類型（以及清醒）**，一如餐點需要營養均衡，蔬菜、蛋白質、穀物兼備。可惜正式的睡眠科學詞彙中包含「階段」這個詞，因此我會在書中使用，以減少混淆。

◈ 第一階段（入睡期）

第一階段被視為最淺眠的類型，因為很容易就會醒來。在這個階段，我們可能根本不知道自己睡了，所以有些人稱之為「半夢半醒」期。這個階段一般只占夜晚5%的時間，主要作為從清醒進入其他睡眠類型之間的過渡期。

◈ 第二階段（淺眠）

即使第二階段被視為「淺眠」，但其實是大腦活躍的重要時間。這個階段會產生一陣陣的電波活動，我們稱之為紡錘波，這種電波能幫助大腦鞏固新學到的東西。另外還有K複合波，這是腦電圖（Electroencephalogram，EEG）上的一種波形變化，我們尚且無法全面理解，這種波形可能代表大腦正在掃描環境，尋找新輸入。當你在白天學到新事物，無論是法語動詞變化或網球發球，大腦都會在睡眠第二階段產生紡錘波，當你醒來時，將比入睡前更能掌握新學到的技能。這種類型的睡眠大約占夜晚45%到55%。是的，你沒看錯……**夜晚整整一半**

的時間應該都處於「淺眠」階段，這是非常有好處的一段時間！

第三階段（慢波睡眠，深眠）

這種類型的睡眠稱之為「慢波睡眠」，因為在腦電圖上呈現的波形有如滾滾而來的長浪，而不是清醒或其他睡眠類型中常見的那種緊密急促的小波形。在第三階段，大腦的淋巴系統會進行很重要的清掃工作，清除大腦的毒素。也會釋放生長激素與性激素，幫助我們鞏固新學到的東西，進行整體的休息與復原……全都是好事。大家通常會將第三階段稱為「深眠」，但千萬不要以為只有這種睡眠才是好的，也不該認定這種睡眠比其他類型好——這是很常見的迷思！事實上，**一般健康成年人的睡眠中，第三階段睡眠應該只占15%到20%，過了中年之後會降低。**這種類型的睡眠大多發生在夜晚的前半段。

快速動眼期睡眠

快速動眼期睡眠與其他三種類型（統稱為「非快速動眼期睡眠」）非常不一樣。在快速動眼期中，身體大部分的肌肉會鬆弛，眼睛在閉起的眼瞼下轉動，腦電圖模式幾乎類似清醒狀態。大腦非常活躍——整理記憶、理解情緒、判斷什麼該留、什麼該丟。想像偵探整理貼滿整個牆壁的罪犯大頭照、剪報，所有東西互相串連，並且畫上一個個問號，搭配緊張懸疑的背景配樂。正因為如此活躍，所以快速動眼期也是做夢的主要時間，一點也不奇怪。

清醒

沒錯，要討論健康的典型睡眠，絕對少不了清醒。**三十五到六十歲之間的健康成人，每晚會醒來十到十六次**，但大多都很短暫，根本不會

記住（更年長的成人醒來的次數會更多）。記住幾次醒來的時間很正常：上洗手間、調整睡姿、喝口水、因為聲響或夢境而醒來。**不用擔心這些事會干擾睡眠**（特別強調：不用擔心）。反正大腦自然會每個小時中斷睡眠幾次。十多次的短暫清醒（包括你記得的那幾次，每次維持幾分鐘）非常正常，因此，即使睡眠監測器顯示昨晚你醒來十到二十次，也不必煩惱。短暫醒來不代表睡眠週期必須從頭來過，也不會因此喪失特定睡眠階段。但若是患有睡眠呼吸中止症或其他嚴重睡眠障礙，導致整夜每隔幾分鐘便醒來，這種狀況就屬於例外（請見第16章）。

睡眠「週期」的迷思

大腦以多少可以預期的模式在這幾種睡眠型態之間移動，每個夜晚或許會有所差異，每個人也不盡相同。這個模式稱為睡眠結構（sleep architecture）。之前說過我不喜歡「睡眠階段」這個詞彙，也不喜歡將睡眠結構的模式說成「睡眠週期」。你可能聽說過，每個睡眠週期的時間是九十分鐘，最好盡量將鬧鐘設定在週期尾聲。

不用麻煩了。

睡眠結構不是洗頭，不會遵循搓揉、清洗、重複這樣的模式，因為所謂的睡眠週期並沒有那麼工整。就連同一個人在同一個晚上的「週期」，也會有型態或長度上的差異，你我之間更絕對不會相同。此外，不同的睡眠「階段」之間的分界十分模糊。當一部分的大腦處於第二階段，另一部分可能悄悄進入快速動眼期[1]。當大部分的腦清醒時，依然會不時出現第二階段睡眠的紡錘波，甚至會有第三階段睡眠的慢波短暫加入[2]。在深眠中，大腦並非完全只有慢波活動。這種起伏的波形會從大腦的一區移動到另一區，有如龍捲風橫掃皮質，也就是大腦外層皺皺的部分。因此，說睡眠階段有「週期」，等於說滾石樂團（Rolling Stone）的

吉他和弦有週期。這種說法太過簡化這個複雜、神秘、美麗的現象。因為睡眠結構是如此美妙混沌，以致於我們無法掌控。

不過別擔心——你不需要掌控睡眠階段。**大腦會自動調整你所需要的深眠、快速動眼期睡眠與淺眠比例、順序、發生在哪個大腦區域，完全配合你當下的需求。**這樣的彈性絕對是好事！某天你學會網球發球，另一天你看了一部令人動容的紀錄片。有時白天比較長、有時白天比較短。你的大腦知道如何調配不同的睡眠型態以配合這些狀況。

作者有話說 〰 〰

為什麼「睡眠週期」的概念如此熱門？我認為部分原因是出自於人類集體想要以科技控制睡眠的欲望。第3章會詳盡探討睡眠裝置，但現在呢，請記住這一點——比起信任那些會在「週期尾聲」喚醒你的裝置，不如先信任自己的大腦。因為（一）目前的設備其實無法準確判斷睡眠階段；（二）這種概念武斷又不恰當……會讓人以為，除非在完美的時間進入快速動眼期睡眠，否則睡眠時間都不算數，但其實並非如此。

何謂健康的睡眠？（八小時迷思又是怎麼來的？）

健康的睡眠其實很簡單，就是當大腦與身體進行所有符合需要的功能。在理想的狀況下，健康的睡眠也是讓你感覺舒服的睡眠。

不過呢，當然啦，大家最常問的是「我需要睡多久？」我相信你一定聽說過一天要睡八小時，這就像網路醫療文章說每天必須喝八杯水一樣。這樣的規則究竟適用於誰？訓練季最高峰階段的美國女子足球名將梅根・拉皮諾（Megan Rapinoe）？還是整天看Netflix追劇的我（一顆

小小的沙發馬鈴薯）？在亞利桑那州沙漠裡工作的建築工人，和陰雨綿綿西雅圖的圖書館員，難道他們喝水的量會一樣？

睡眠也是同樣的邏輯。不只是你需要的睡眠量（與時機）和我不同，就連同一個人也會每天、每週、每季有所變化，不可能一生都一模一樣。懷孕時，睡眠會改變。進行馬拉松訓練時，睡眠會改變。分手傷心、從都市搬遷到鄉下、旅行時差、開始新工作、失業、感冒養病、學習吹小號、青春期、退休*……如果你看見人生跑馬燈閃過，閉上眼睛，做個深呼吸。睡眠經常變化。這很正常。因為睡眠原本就富有彈性、極具韌性。為什麼？

想像一群原始人努力在大草原上求生。倘若部落裡的所有人每晚都在同樣的時間點入睡，熟睡同樣長度的時間而不會醒來。如果我是劍齒虎，肯定會在附近等著享用人肉吃到飽，白天只要悠閒磨爪子就好。那些每天晚上從不變化的種族，都會成為毫無防備的大餐。

我們的史前祖先需要夜貓子、早鳥、稍一有動靜就醒的人、睡著就像死掉的人、午睡的人——各種不同睡眠模式的人。這樣的多樣化能夠救命，讓人類種族得以長久繁衍。疲憊的獵人可能需要比較長的睡眠時間，便由睡眠時間短的睿智長者加以看顧；一大早就起床的人繃緊弓弦，夜貓子則留意夜間的掠食動物*。夏季時，他們需要陽光帶來活力，以便進行狩獵與採集，冬季他們則需要保存體力，因為狩獵與採集的機會減少。危機來襲時，他們必須瞬間從睏倦變成警覺，缺乏食物時也必須保留能量。

因此，演化會讓我們的睡眠如此多樣化、機能性。這也是為什麼職籃名將雷霸龍·詹姆斯（LeBron James）一天要睡十二小時，但廣播主持人泰芮·葛羅斯（Terry Gross）很可能不需要這麼長時間的睡眠（除非她主持廣播節目 *Fresh Air* 之外，私底下還偷偷兼差當職業舉重選

手）。

即使將最佳睡眠長度這個複雜的問題濃縮成農場文標題,「八小時」依然不是最好的答案。例如,最近針對年長日本人所做的大規模研究發現,相較於睡更多或更少的人,平均每晚睡五到七小時的人,長期下來死亡與罹患失智症的比例最低[3]。你大概猜得到,睡眠時間少於五個小時不太理想,但或許你沒想到睡太久也與健康問題相關。事實上,最新的後設分析*指出,長期追蹤四萬三千名參與者的數據顯示,睡眠時間較長(每晚八小時或以上)與罹患失智症有關,機率提高77%,而睡眠時間較短(每晚不到六小時)則與罹患失智症無關[4]。我並非建議你從此再也不要每晚睡超過六小時。後面我們將會看到,這樣的研究無法告訴我們個人最佳的睡眠長度是多久。

那麼,為什麼不同的研究會得出不同的數字?首先,關於何謂「短時間睡眠」,研究人員之間並未達成完美的共識[5],於是我們找來數百或數千個參與的人,將他們納入這個類別,其中有人睡不到五個小時,但有時也包括睡超過七、八小時的人,完全取決於研究團隊如何劃分範圍。當研究資料匯集起來時,根本無法得知結論中所謂「睡眠時間較短」的那組人,究竟是睡五個小時還是七個小時。

其次,研究人員測量睡眠的方式不同。這些研究有的是以單一問卷分析睡眠長度,要求參與者回答「你每晚大約睡幾個小時?」這樣的問題。有的研究要求參與者不厭其煩地以多種工具連續幾天監測睡眠,或者以實驗室的先進設備測量睡眠。那些農場文標題所提到的數字絕對很

* 作者註:新證據指出,就連月亮盈缺也會影響人們睡眠的量與時機。

* 作者註:免責聲明:這裡所提到的所有演化故事都是以相關知識為基礎所做的想像,例如「多樣化有助於種族整體生存」這樣的概念。我沒有史前祖先擔任夜間保全的實況影片。

* 作者註:後設分析是一種研究方法,將多個研究結果結合起來,產生出最可信的結論。

約略，甚至只是推測估計。

　　最後但同樣很重要的問題：這些不同的研究選擇的對象都不一樣。有些追蹤青年人，有些追蹤中年人；有些追蹤可能罹患疾病的人，有些只追蹤健康的人；有些研究在美國進行，有些則是在日本、荷蘭、土耳其或其他地方。講了這麼多，你應該已經明白了，只看標題無法瞭解整體，越是深究細節，越是千頭萬緒。

　　所有關於睡眠長度的大規模研究都一致認同：長時間睡眠，通常定義為每晚超過九到十個小時，長期來看確實與健康問題相關。

　　這表示你不該放縱自己睡超過九個小時嗎？還是應該對每晚的睡眠時間設下其他特定的限制或期望？答案是否定的。原因如下：

- 相關並非因果。只因為每晚睡九個小時的人比較可能罹患失智症，並不表示較長的睡眠時間造成失智症。也可能是反過來——失智症造成的腦部變化使得患者睡更久。也可能兩者都是其他因素所造成。如果身體告訴你需要九小時睡眠，那就不需要自我剝奪。不過，倘若是你認為應該要睡特定的時間，否則就會早死⋯⋯本書第三部會進一步討論。

- 平均一晚睡，呃，七小時好了，這樣的人可能有時會多睡一點、少睡一點⋯⋯當然可以有彈性空間。

- 用平均這個詞的問題在於，你可能不在平均值裡*。

- 即使你確實屬於人口統計平均值，你所需要的睡眠類型與長度也可能不符合特定研究中參與者的平均值。例如，多數讀者很可能不是六十七歲的日本人。

- 最後的結論是：**沒有單一的正確睡眠方式。許多睡眠型態與長度都是健康的，重點在於要符合人生當下的身體需求。**

既然如此，為何國家睡眠基金會（還有我的醫師）說每晚應該要睡七到九個小時？

撇開標題深入探究之後，就會發現其實國家睡眠基金會（National Sleep Foundation）認為睡五到十一小時之間的任何長度，對於成年人而言都「應屬適宜」（may be appropriate）[6]。所以才需要用一整個章節的篇幅來說明什麼是健康睡眠。不可能濃縮成幾個簡單的數字。

此外，我認為公衛宣導與個人健康建議之間往往有落差。很可能有些人不給自己足夠的機會睡眠（例如，熬夜抱佛腳的大學生、離不開電子郵件的專業人士），這樣的人說不定比患有慢性失眠症的人更多。因此，如果要將公衛宣導簡化成標題，保險起見，**合理的做法是推廣一個大於多數人需求的睡眠時間（每晚八小時）**。可是這樣就害到了許多有失眠問題的人，特別是年長成人，他們很在乎睡眠，但真的不需要睡到八小時。

睡眠不只是夜間而已

說了這麼多，我們一直在討論夜晚發生的狀況。然而只探討夜間睡眠，就好比只研究波浪卻不理會潮汐。睡眠並非發生在真空之中，而是身體系統節奏裡的一環，這樣的節奏稱之為畫夜節律（circadian rhythms）。拉丁文 *circa* 與 *dian* 的意思是「大約一天」，因此 circadian rhythms 的意思單純是「大致上，一天的節律」。這樣的節律顯現在很多方面：核心體溫波動、激素濃度、新陳代謝功能、專注力、情緒……等，我們的所有體驗都是這種畫夜節律潮汐的一部分，且會隨之起伏。

---

* 作者註：「平均」還有另一個問題：有時毫無意義。我和丈夫兩人平均各有一個睪丸。這樣的統計毫無用處。

　　為什麼晝夜節律系統對睡眠如此重要？幾年前，我去看過波士頓交響樂團排練（研究生負擔不起正式演出的門票！）。演出震撼到令我忘記呼吸。即使不考慮音樂的藝術美感，一百個音樂家演奏一百個樂器，竟然能融合在一起，形成單一的有機體，創造出如此完美、精準的音樂，這件事令我讚嘆不已。

　　我們的身體可以說就像交響樂團。幾十億個細胞雖然有各自的節律時鐘，卻能融合成組織、器官、系統，一起和諧「演奏」才能維持身體功能。就像交響樂團一樣，人體也有指揮——視交叉上核（suprachiasmatic nucleus，SCN）。我認為，視交叉上核是大腦中重要性最被低估的一個部位，它是尺寸如同豌豆的小區域，位在大腦深處，負責指揮晝夜節律系統。這位「指揮」必須讓數十億個團員組成的「交響樂團」完美統一地和諧運作。當視交叉上核清楚知道時間的時候，就能妥善運作，讓交響樂團優美演奏出每個音符。大腦和身體因此會知道該做什麼、何時去做，包括何時該睡、何時該醒。然而，萬一指揮搞不清楚時間，就無法帶領交響樂團妥善演奏，原因可能是你沒有每天固定的生活作息。在這種狀況下，整體都會受到影響——包括睡眠與清醒。

最佳入睡時間是幾點？（認識你的時型）

　　那麼，我們要如何讓指揮心情好，保持晝夜節律系統正常運作？第二部「大重置」中會提到，**重點在於日夜對比與每日一致規律**。也就是說，要讓大腦很容易就能判斷白天與夜晚，一天當中進行重大生理活動的模式必須穩定——包括睡眠與清醒的時間。

　　許多患者會問：「那麼，最佳入睡時間是幾點？聽說從 X 點到 Y 點是最佳睡眠時間。」然而，每個人需要的睡眠長度不同，自然想睡覺的時間點也不同，而且一生中會改變很多次。做父母的人都知道，孩子五

歲時早上六點就會跳到爸媽床上，但十年後，同一個孩子會睡到中午。你可能還記得，大學時期即使過了午夜依然精神飽滿，要讀書或狂歡都沒問題，但現在晚上一過十點半，你就睜不開眼睛了。到了八十歲的時候，晚上可能會更早開始想睡，即使不用鬧鐘，也會天沒亮就醒來。

何時想睡、何時清醒，這樣的傾向稱之為時型（chronotype）。你應該聽過夜貓子（晚睡晚起的人）、早鳥（早睡早起的人）。你甚至可能在網路上做過小測驗，判定你是哪種「睡眠動物」，基本上就是告訴你大致上屬於哪種時型。不過說真的，基本上每個人都落在大致的範圍內，就像人類的身高會落在大致的範圍內一樣。

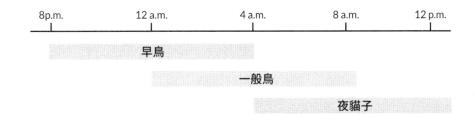

我想強調，任何時型本質上都沒有好壞、健康與否的分別。我們往往會給夜貓子貼上「懶惰」的標籤，或是要求他們在「正常」的時間起床。事實上，無論哪種時型都有懶惰或勤勞的人。

雖然研究顯示夜型人（夜貓子）比較容易罹患憂鬱症[7]，**但這是因為他們被迫改變自然時型，配合晨型的社會常態。**問題不在於他們的自然時型，而是他們不得不早起去趕八點的課而睡眠不足，或是週間早上必須六點起床，而週末則睡到九點，導致他們每個星期都要經歷如同從紐約去洛杉磯的時差。如果他們可以依照自然時型睡眠，例如從凌晨兩點睡到上午十點，絕對可以快樂、健康、勤勞。

第6章與第16章會進一步探討時型與晝夜節律。現在呢，先問問自

己你的時型是什麼。你最有精神、最有生產力的時間是白天還是晚上？放假的時候，當你完全沒有責任義務，也沒有人會責備你（包括你自己），你會在什麼時間自然入睡、清醒？人生中哪個階段的睡眠及清醒時間，讓你覺得最舒服？在那些日子裡，你幾點起床？

　　記住，要配合身體，而不是反抗身體，這樣才更輕鬆、健康。如果你有幸可以自由調整白天上班上學的時間，那麼，不要因為超級勤奮的總裁宣稱他們幾點起床，就強迫自己也跟著效仿。也不要因為大家說幾點起床才「正常」，就強迫自己起床。要聽自己的身體怎麼說。

如何得到健康睡眠？

　　目前看來，唯一的「規則」就是每個人都不一樣，而且會隨著時間變化。既然我們無法得知算式的所有變項，而且就連那些可以知道的也無法控制，那麼，我們要如何在正確的時間、睡正確的長度？

　　這個問題很難回答。如果問睡得好的人：「你是怎麼做到的？」答案很可能是：「不知道耶。我就睡啦。」

　　別生氣。他們不是拒絕分享安眠秘訣的自私鬼，也無意炫耀如此艱難的工作對他們而言，根本不費吹灰之力。這些人只是真的不知道為什麼可以睡這麼好！因為他們從來不會為睡眠做任何事。事實上，他們很可能從來不會思考睡眠這件事。

　　好消息是，一旦我們和睡眠建立友好關係，以後也不必為睡眠而特別計算、控制、管理、計畫、安排、駭入。大腦會在幕後進行所有計算，你唯一要做的就是享受，就像那個可恨的好睡同事一樣，只要享受就行了。要讓關係進展到這一步，你只需要做兩件事：

- 聆聽身體。
- 明白哪些行為和態度會讓你無法安眠。

　　這本書後面的所有內容都在教你怎麼做這兩件事。要做到第一點，首先你必須改變想法，**不要再自以為知道需要睡多久，也不要以為可以計算得出來。**有時候，這種頑固的想法會以其他形式出現，例如：「要是每天晚上可以多睡半小時，我一定會表現超讚」或者「我不奢求每晚八小時，但至少該讓我睡 X 小時吧？」

　　要改變這種想法，請用感受取代思考。尤其要體會「睏」是怎樣的感受。以真誠的好奇問自己：「睏的時候和累的時候，我的身體感覺有何不同？我要如何分辨自己感覺到的是哪一種？我的眼睛有什麼感覺？我的頭、手、腿呢？」不必做任何改變，也不要試圖製造任何感覺。只要順應感受就好。

　　你或許會覺得這樣等於什麼都沒做，但這就是重點。**要知道，單單是從努力模式改變成覺察模式，就已經踏上了與睡眠建立友好關係的第一步！**婚姻諮商的第一步，不也是聆聽對方嗎？

　　下一章我們要深入探討什麼是失眠，更重要的則是，什麼不是失眠。另外，也要釐清你是如何一步步發展出失眠症，這樣將有助於規畫走出失眠陰影的路徑。

重 點 整 理

- 健康睡眠種類多樣、充滿變化。你我之間絕不相同。即使是同一個人，每天、每週、每年也都會不一樣。

- 睡眠有很多類型（通常稱為「階段」），所有類型都一樣好、一樣重要。夜晚入睡時，大腦會以大致可以預料的模式使用每個類型，但是會根據身體需求調整睡眠結構的長度與型態。一般而言，健康的睡眠需要有15%到20%的「深眠」。

- 研究顯示，睡眠長度有一個最佳範圍，但一天八小時不見得適合許多成年人。想知道你目前的「最佳」睡眠時間，就要仔細聆聽身體怎麼說（而且不要礙事）。

- 除了睡眠長度之外，入睡與清醒的時間點也很重要。同樣地，每個人不同，同一個人一生中也會有許多變化。要瞭解自己的時型以便配合身體，而不是對抗身體。

- 要達成健康睡眠，第一步可以先從努力模式轉變為覺察模式。也就是覺察身體「睏」的感覺，不批判，也不做任何努力。這就是你的第一份作業。

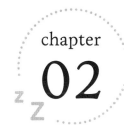
失眠症是什麼？
怎麼會得這種病？

　　凱蒂是成就斐然的資料科學家。夫妻倆育有一對七歲的雙胞胎兒子。以前大家都形容凱蒂「活力充沛」。雖然現在她大致上依然健康、開朗，但過去幾年因為一直睡不好，總是無精打采。每天晚上想到要上床睡覺就讓凱蒂沮喪，因為她知道又要輾轉反側，可能會持續好幾個小時，拚命想讓奔騰的思緒停下來卻又做不到。即使入睡之後，她也會醒來好幾次，看著時鐘上的數字顯示深夜時間。她很努力避免服用安眠藥 Lunesta，但有時在凌晨兩點還無法入睡，出於無奈也不得不吃。有時候，早上凱蒂會趁家人起床前在廚房偷哭一下，她實在睡太少，真的不知道該怎麼撐過這一天。

失眠是什麼？

　　不必讀醫學院也知道失眠是什麼。很簡單，就是難以入睡或難以保持睡眠狀態。每個人多少都有過這種經驗——要趕早班飛機的前一夜，和伴侶吵架之後的夜晚，第二天要面試、結婚、去迪士尼樂園……這很正常，沒什麼問題。

　　失眠症，或者慢性失眠，才是嚴重的問題。慢性失眠不只是偶爾晚

上睡不好，有下列症狀即會診斷為慢性失眠症[1]：

- 夜晚大約有一半的時間（或超過）難以入睡或保持睡眠狀態；
- 這樣的狀況持續超過兩個月；
- 導致白天情緒不佳、無法運作、精神委靡，甚至影響身體健康；
- 沒有造成睡眠困難的明顯外在因素，例如：晚間大量喝咖啡、晚間必須負責照顧別人或應對危機、臥室窗外剛好有霧喇叭*，諸如此類；
- 並且沒有其他內科、精神科疾病，也沒有睡眠障礙導致失眠；即使這些其他狀況獲得治療，失眠症也依然沒有改善。

知道什麼是失眠症很重要，但知道什麼不是失眠症也同樣重要，因為要是被誤導就不好了。因此，我要糾正一些關於失眠常見的誤解。

失眠症並非無法達到特定的睡眠量

你應該發現了，上述那些失眠症的診斷症狀中，**並沒有斷定睡多少時間，或醒多少時間就是失眠症**。「難以入睡或保持睡眠狀態」很模糊，但這是故意的，因為失眠症不是「睡眠少於 X 小時」，也不是「超過 Y 分鐘才能入睡」，同樣不是「夜裡醒來 Z 次」。失眠症的狀況每個人都不一樣。因此，倘若超過十分鐘才能入睡讓你覺得很煩惱，並且嚴重影響白天的活動，那麼，十分鐘就算是「難以入睡」。如果關燈之後要花上一個小時才能入睡，而你覺得沒什麼，也不會因此造成任何問題，那就不算「難以入睡」。

失眠症不只是夜晚的困擾

我敢打賭，你因為失眠感到困擾不只有夜晚而已。我相信白天你也

同樣煩惱（可以理解），這件事占據了你的腦部空間與情緒頻寬。就像凱蒂一樣，想到要上床睡覺你就心煩，甚至因為預期會有睡眠問題而改動晚間的計畫。失眠症讓你很不舒服——疲累、遲鈍、煩躁，而且心中有個念頭不斷糾纏：要是能睡好一點，我一定會更快樂、更有成就。

失眠症是全天候的疾病。白天的部分在整體拼圖中的重要性不只一半而已。要克服失眠症，你必須進行的那些改變，都在清醒時發生（這是好消息，因為清醒的時候，你更能控制自己要做什麼！）。

▨ 失眠症並非壓力症狀

人們往往會勸失眠患者，只要管理好壓力，就不會失眠了。這樣的想法會讓受失眠症折磨多年的患者感到喪氣，因為他們通常沒有特別大的壓力（除了失眠症這個大麻煩）。或許有些患者確實有，但「愛自己」和冥想並沒有改善他們的睡眠。這是因為即使一開始確實是短時間的壓力誘發失眠，但造成慢性失眠症不癒，主要是其他長期因素導致（請見本章後面的「持續因子」段落）。儘管如此，「絕對是那些充滿壓力的焦慮思緒，像燃料一樣讓我奔騰的大腦更是停不下來，害我無法入睡！」你肯定會有這種感覺，但你絕對想不到的是——真的很睏時，大腦根本沒機會奔騰。別擔心，等完成好睡計畫之後，你就會懂了。

▨ 造成失眠症的並非腦部化學失衡，也不是大腦區域故障

呃，其實也可以說是，因為我們所有的體驗與行為都有大腦的參與。舉例來說，就連惱人的腸躁症（irritable bowel syndrome），也會影響到大腦的血清素（serotonin）系統（反之亦然）。同樣地，受失眠症

---

* 當濃霧籠罩時，會發出低沉聲音用來警示船隻注意安全的裝置。

所苦的人和沒有失眠問題的人相比，大腦功能也略有不同，反映出過度激發（hyperarousal）（你將在第二部熟悉這個概念）的差異。然而，慢性失眠的原因並非大腦任何部位的結構崩潰，也不是缺少某種神經化學物質（neurochemical），例如帕金森氏症便是因為基底核崩潰加上多巴胺短缺*，但失眠症並非如此。我們之所以知道，是因為**不需使用調整神經化學物質的藥物或腦部手術，便能夠治療失眠症**。雖然現在你不一定相信我說的話，但只要開始以系統化的方式改變妨礙睡眠的因素，你就會發現失眠症的肇因其實很枯燥無聊，而且完全是你可以控制的，並沒有「化學失衡」這麼刺激。

> **常見誤解：失眠症無藥可醫** ゝゝ ゝゝ
>
> 一般人很常有這樣的誤解，就連一流的科學家與醫師也一樣，大家都誤以為失眠症的病因是神秘又無法醫治的生理問題。就連專長是治療其他睡眠障礙（例如，睡眠呼吸中止症、猝睡症）的權威睡眠內科醫師，有時也對失眠症無可奈何，只能告訴病患這種疾病會伴隨他們一生，要學著接受。
>
> 我要強調再強調：**失眠絕對可以治療**。治療各種失眠症是我們睡眠行為醫學專家的日常工作，多數的個案都成效極佳，因為我們瞭解失眠症，並且針對導致失眠持續的生理（與其他）因素進行治療。儘管美國睡眠醫學會（American Academy of Sleep Medicine，AASM）已經將行為醫學列為失眠的標準治療方法，可惜這個好消息在醫療界並未廣為人知。睡眠行為醫學完全不是「另類療法」！所以，不要卻步。

░ 即使你們全家人一直都睡不好，也不表示你一定會得失眠症

許多患者告訴我，他們從嬰兒時期就睡不好。其中很多人的父母「一輩子失眠」。可想而知，他們認定自己今生註定難以安眠。

首先，關於嬰幼兒的部分：嬰兒無法整夜安睡，就像千層麵很好吃一樣——完全是理所當然。即使沒有遺傳問題（這裡確實可以說是父母的問題），幼童一樣可能「睡不好」。嬰幼兒本來就會試探父母的極限，考驗他們「無條件的愛」，所以一直拖拖拉拉不乖乖睡覺、半夜起床討抱抱，這些都是很容易出現的模式。其他睡眠障礙如夢遊、夜驚、尿床也很常見。

青少年更是常受睡眠問題所苦。他們的生理設定是夜貓子，卻必須配合早到誇張的上學時間（這個話題我可以談到天荒地老），加上社交與學業壓力、爭取獨立自主的爆炸性需求……睡眠不受影響很也難。我並不是想嚇唬父母說小孩一定睡不好。我只是想讓大家知道，即使你家的嬰兒／幼童／青少年睡不好，也不代表他們完全不具備安睡的能力。

萬一你的父母也有失眠症呢？會不會是家族遺傳？別擔心，失眠症不是亨丁頓舞蹈症（Huntington Disease）*，這種病遺傳率高，只要父母一方有此基因，子女便有五成機率罹患。基因確實是失眠症的部分因素——例如，最近的一項全基因組關聯分析（genome-wide association study），在超過一百三十萬名參與者中，發現二○二個基因座（gene loci）可能與失眠症有關，但整體而言只解釋了 7% 的表型變方（phenotype variance）[2]。用白話文解釋：關於為什麼你有失眠症但兄

---

* 作者註：當然，這是過度簡化帕金森氏症。這種疾病特別貼近我的心，因為我的博士論文便是探討帕金森氏症與睡眠和晝夜節律的關係。我將永遠感激那些自願參與研究的慷慨人士。

* 遺傳性的致命疾病，由於腦中特別區域之神經細胞逐漸退化，引起肢體（包括臉部、頸部、軀幹及四肢）肌肉產生不自主運動，以及智力逐漸喪失。

弟姊妹（或女兒、朋友、鄰居）沒有，基因只是其中非常小的一個因素。
這也是好消息，因為非基因的問題比較容易改變。

▨ 失眠症不是涵蓋多種疾患的總稱

　　有些網站（以及過時的醫療文章）會說失眠症有很多種：原發性失眠
症（primary insomnia）、繼發性失眠症（secondar insomnia）、入眠困難
型失眠症（sleep onset insomnia）、睡眠中斷型失眠症（sleep maintenance
insomnia）、精神生理性失眠症（psychophysiological insomnia）、矛盾性
失眠症（paradoxical insomnia）、特發性失眠症（Idiopathic insomnia）、
〔填入其他問題〕引起的失眠症等等。不要被這些看似複雜的專有名詞
嚇到。現在我們知道，這些類型基本上原理全部相同。

　　舉例來說，以前我們會分原發性與繼發性失眠（後者更正確的名稱
應該是共病性失眠〔comorbid insomnia〕）。原發性失眠的意思是患者
只有失眠症，除此之外健康狀況良好。繼發性失眠（或共病性失眠）則
是當患者除了失眠症，還有其他重大健康問題，例如癌症、慢性疼痛、
憂鬱症，或其他讓失眠更嚴重的疾病。可想而知，共病狀況會讓睡眠變
得更難，但不見得會因此變成慢性失眠。因為即使觸發慢性失眠的原
因是疼痛或焦慮，但這些並非讓失眠長期持續的原因。之所以一直好不
了，是因為我們對睡眠中斷的反應所導致，所幸這部分我們可以改變。
換言之，能夠改善原發性失眠的方式也可以改善繼發性失眠，治療失眠
也或許有助於讓其他病症好轉，或比較能夠輕鬆面對。

　　剛才列了那麼多種失眠，千萬不要陷進去。其實沒有那麼複雜，唯
一重要的分別只有短期或長期。我敢打賭，既然你在讀這本書，肯定已
經和失眠症纏鬥幾週了。因此，之後書中提到的「失眠症」全都是長期，
也就是慢性失眠。

░ 失眠症不是慢性睡眠不足

　　我知道、我知道。你們一定覺得我瘋了。罹患失眠症的人一定睡眠不足，不是嗎？不過呢，換個方式想：**睡眠不足的人會非常睏**（我說的是睏，不是累）*，就好像如果你進食不足，就會非常餓。**非常睏的人可以輕鬆入睡，並且維持睡眠狀態。既然可以輕鬆入睡並且維持睡眠狀態，便不符合失眠症的定義。**

　　我要再說一次：如果有人以凌虐戰俘的方式剝奪你的睡眠，例如，每當你開始瞌睡就用冰水潑你，或者播放巨大聲響、製造疼痛，被迫保持清醒的時間越久，你會越來越睏。最終，你會睏到就算站在冰層上，耳邊有人不斷吹號角，還是能入睡。換言之，**睡眠不足會讓人睏。**而有失眠症的人**無法入睡**（即使躺在床上，沒有凌虐機器！），這就是你並非睡眠不足最直接的證據。

　　還有其他證據：在一項經典研究中[3]，十位罹患失眠症的人（長期難以入睡或保持睡眠狀態）與十位睡眠健康的人配對，除了睡眠之外的各項條件都非常類似。研究人員先在實驗室中進行整夜睡眠多項生理功能檢查（Polysomnography），以這種精密方式測量每位失眠患者的睡眠，包含監測腦波、肌肉活動、眼球運動、心跳節奏，以及其他生理活動。多管道監測會做出一份以分鐘為單位的報表，判斷接受檢查的人是否入睡。然後，研究人員在配對的健康睡眠搭檔身上複製每分鐘的過程——在失眠症患者入睡之前，搭檔不准睡；失眠症患者夜裡每次醒來，搭檔也必須在相同時間點醒來，過了同樣的時間長度才能回去睡。他們對健康睡眠搭檔做這種事，一連七夜。這次的實驗基本上是讓健康睡眠的人

---

* 作者註：要瞭解失眠症，睏與累的區別非常重要。累＝沒有力氣，耗盡體力、精疲力竭、枯燥無聊、能量見底，諸如此類。睏＝想睡覺。接下來會一直強調這個觀念。

「親身體驗」失眠症的痛苦一整個星期，實際感受同樣的睡眠模式與睡眠量。猜猜看，這兩組人會發生什麼事？

先從最明顯的開始。健康睡眠的人會發生輕度睡眠不足，影響包含：

- 精力減退。

- 精神緊繃降低。

- 體溫降低。

- 睏倦程度*提升。

- 低估睡眠問題（例如，他們夜間醒來的時間比想像中長）。

這些都不奇怪——在應該睡覺的時間被叫醒，這是睡眠剝奪，且在一週內反覆經歷，當然會造成一些損害。唯一令人意外的是，他們感受到精神緊繃降低——輕度睡眠不足似乎沒有造成他們太多困擾，也沒有讓他們情緒不佳。

令人驚訝的部分發生在失眠組。首先強調，研究人員沒有對失眠患者做任何事。他們只是照常睡覺，正常失眠。無論在失眠一週後有什麼體驗，全都只是難以入睡或保持睡眠狀態所造成的結果，沒有人會特別叫醒他們。結果包括：

- 精神緊繃升高。

- 體溫升高。

- 睏倦程度降低。

- 高估睡眠問題（例如，他們認為自己難以入睡的程度超過真實狀況）。

- 精力變化沒有數據。

除了沒有數據的精力變化（真可惜，我好想知道），有沒有發現，

在經歷過相同的睡眠模式之後，失眠組和健康睡眠組的結果完全相反。此外，還有一個出乎意料之外的發現：儘管研究人員盡可能讓兩組人睡眠模式相同，但他們無法控制睡眠階段，儘管失眠組和健康睡眠組的睡眠階段模式大致相同，但失眠組深眠的時間其實更長。

　　結論就是：儘管睡眠模式相同，但兩組人的生理反應不同（有些甚至截然相反），**這表示失眠與睡眠不足並非同一件事，造成的影響也不同**。這也顯示出，失眠症的日間症狀——精神緊繃、疲憊卻無法放鬆——不是缺乏睡眠所造成，而是另有其他因素（爆雷：是過度激發造成的，後面會進一步討論這個概念）。

　　在一些特例中，失眠患者**也有**睡眠不足的問題。包括除了失眠症，也有嚴重的睡眠呼吸中止症或其他睡眠障礙，及／或重度的創傷後壓力症候群（post-traumatic stress disorder，PTSD），導致他們無法得到充足的睡眠，並且因為過度激發而失去睡意。不過，即使是這些人，失眠依然可以治療。

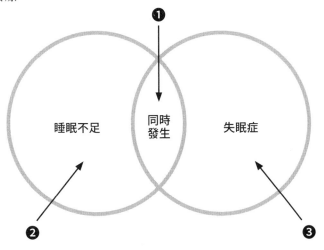

* 作者註：在這個實驗中，研究人員以非常簡單的方式測量受試者有多睏：讓他們在安靜、黑暗的房間裡小睡，多快會睡著？入睡時間越短，就表示他們越睏。這種方式稱之為多次入睡潛伏時間測試 （Multiple Sleep Latency Test）。

❶
- 其他睡眠障礙（如阻塞型睡眠呼吸中止症*）
- 其他內科／精神科疾病阻礙睡眠，或增加過度激發（如創傷後壓力症候群、顯著疼痛）

❷
- 熬夜讀書／狂歡
- 因為工作／照顧家庭而沒有足夠的睡眠時間
- 環境造成顯著睡眠中斷（例如需要全天候照顧的新生兒）

❸
- 有充足的睡眠機會
- 沒有顯著外力干擾睡眠

　　然而，失眠的人睡得那麼少，怎麼可能沒有睡眠不足？可能的原因如下：

　　一、或許有幾天你睡太少，但平均的睡眠量依然接近足夠。我們往往只記得昨晚的睡眠狀況和最糟的睡眠狀況，因此，多數患者都會告訴我他們每晚只睡四小時，運氣好可以睡到五個小時。然而，開始記錄睡眠日誌之後，他們就會發現有些日子他們睡四、五個小時，但其他日子可以睡到六、七個小時，如果算進吃完早餐再睡半小時回籠覺、晚餐之後看電視打瞌睡十五分鐘，這樣時間還會更長。偶爾當他們連續三天睡不好，甚至會「暴睡」，一次睡上九個小時。這不代表他們的睡眠品質很好，也不代表他們會感覺得到休息，但在一、兩週的範圍內，他們的睡眠總量可能還算相當足夠，所以不算是睡眠不足。

　　二、或許你其實不需要那麼多睡眠，只是聽信了別人的說法。前一章用了很大的篇幅戳穿一天必須睡八小時的迷思——事實上，每個人的睡眠需求都不同，並且會隨時間改變。你或許會擔心一晚睡六個半小時即

代表睡眠不足；或許某些人在某些時候確實如此，但這不代表目前的你真的睡眠不足。

　　三、你的睡眠時間可能超過大腦能夠感知的長度。失眠症有很多神秘之處，其中包括能夠改變我們感知睡眠的方式，甚至是我們感知時間的方式。以前我們稱之為「矛盾性失眠」，也就是患者覺得自己花了好幾個小時好不容易才入睡，但測量腦波時卻顯示，他們其實二十分鐘就入睡了。現在，我們知道這其實是失眠症患者普遍的體驗，幾乎每個人都有，只是程度不同。

　　不，這絕對不是說你誇大症狀或只是想太多。失眠症就像其他疾病一樣，絕對是真的。我百分百相信你的感受。我也知道大腦有時會戲弄我們的感知，例如，因為拋錨憤而踹車的人，可能會覺得腳趾痛到受不了，但是在世界盃決賽踢進決勝球的球員，卻完全感覺不到痛。

　　對於較淺眠的階段（如第一、第二階段），失眠症患者可能會感覺像是完全沒有睡，但睡眠科學家觀察腦波時，卻發現他們和健康睡眠的人在同一階段一模一樣[4]。還記得嗎？第二階段理應占一半的睡眠時間。這段時間很長，有很多機會讓你覺得自己沒有睡，但其實大腦有在睡。此外，我們睡著時不會感知到時間流逝，呃，因為我們沒有意識。我們可能在時鐘上看到凌晨一點，沮喪翻身，設法睡一下，過了一段彷彿永無止盡的時間，再次看時鐘，凌晨兩點。即使這段時間其實我們多少有睡，感覺卻像是整個小時醒著，特別是當我們感到無聊或沮喪時，會覺得時間過得更慢。

　　快速動眼期睡眠感知也會受到影響。通常在快速動眼期，我們會覺

---

* Obstructive Sleep Apnea，睡眠期間咽喉變窄，導致呼吸暫停，可以持續幾秒鐘到幾分鐘的時間，並可能在夜間多次發生。

得最深眠，而在非快速動眼期覺得最淺眠*。但那些因為失眠症而影響感知的人，快速動眼期也無法帶來滿足的沉眠[5]，導致他們失去一段原本能夠感覺睡很好的時間，而且占的比例很大（可以高達25%）。

　　此外，其他因素也會扭曲我們對睡眠長度的整體估計。一項超過六千人參加的研究[6]發現，要求一個人以不同的方式估計睡眠長度，可能會對答案造成顯著影響。「平均而言，一般你會睡幾個小時？」這種問法更是差異特別大，相較於連續記錄睡眠七天，這個問題會讓回答的人低估睡眠長度至少二十分鐘。憂鬱症患者低估的時間更可能高達二十九分鐘，焦慮症患者三十五分鐘，高血壓患者三十七分鐘。當下是否有其他疾病也納入考量時，影響也會更加顯著。很可惜，失眠症患者往往更容易出現憂鬱、焦慮與其他健康問題，因此，他們格外容易感覺睡眠時間比實際更短。

　　不過，這種奇特的感知問題並不會永遠糾纏著你。一份大型分析研究數千名失眠病患治療前後的睡眠狀況，我和同事發現，失眠症患者接受認知行為治療之後，睡眠感知也有改善，正確程度提升許多。

　　四、讓你覺得不舒服的原因，可能不是「睡不夠」，而是其他問題。
我懂，你可能想反駁：「可是，如果你說的是真的，其實我沒有睡眠不足，那為什麼我會感受到睡眠不足的影響？例如疲憊、專注力與記憶力不佳、脾氣暴躁，總是覺得無法全力運作？」

　　睡眠不足確實會造成這些問題。但壓力、疲勞、情緒低落、焦慮、絕望、無聊、煩惱……等等因素也會，有沒有很耳熟呀？這些全都是失眠這鍋湯裡的材料。

　　還記得嗎？失眠症是全天候的疾病。不分日夜都會造成戰或逃系統*過度敏感，使得身體極度疲憊。如果你因為睡眠難以捉摸而沮喪，因為擔心睡眠不足會影響健康而焦慮，有時甚至因為覺得永遠不可能再

安睡而絕望……這些也都會造成身體疲憊，當然還有注意力渙散、心情煩躁。難怪你會難以專注或覺得不像自己。克服失眠症有許多好處，其中包括減輕焦慮、沮喪、絕望的負擔，讓人更容易重新感到精力充沛、清醒專注、樂觀積極。

另外：睡眠衛生並非解決失眠的良方

　　要瞭解什麼不是失眠症，就要瞭解什麼不是睡眠衛生，這很重要。研發新藥進行臨床實驗時，研究人員會給參與者真正的藥和一些包著糖的藥丸，以便確認真的藥物效果勝過安慰劑。同樣地，在治療失眠症的臨床實驗中，我們給一群參與者真正的治療，另外一群則給予睡眠衛生相關指示，以便確認真正的治療效果勝過安慰劑。是的，你沒看錯。**許多失眠治療的臨床實驗會以睡眠衛生作為安慰劑，因為我們知道睡眠衛生對解決失眠無效。**

　　你八成很熟悉睡眠衛生規範，因為保健部落格早就無數次重複這些規範，到了令人厭煩的程度：

- 保持臥房昏暗、安靜、涼爽。
- 中午之後不要攝取咖啡因。
- 睡前幾個小時避免運動。
- 避免在快要睡覺時吃太多東西。
- 避免在快要睡覺時使用3C產品／螢幕。
- 床鋪只能用來睡覺和做愛。

---

* 作者註：這其實很矛盾，因為事實恰恰相反——快速動眼期其實是最淺眠的階段，夜晚最初那幾個小時的非快速動眼期睡眠反而最深眠。由此可以再次看出，即使是睡眠健康的人，感知與實際之間的差異依然很複雜。

* 面對壓力時，身體會做出一連串的反應，改變內分泌讓身體準備好進行逃跑或反擊，也就是戰或逃反應。

- 每天在固定時間上床、起床。
- 設計能夠放鬆的睡前儀式。

雖然這麼說，但如果你喜歡在晚餐後來一、兩杯特大星巴克咖啡，或是在臥室裡整夜播放很吵的電視節目……這樣的習慣當然要改掉（請見第11章）。如果改掉之後睡眠問題隨之消失，那就證明其實你一開始就沒有失眠症，而是外來化學物質或環境妨礙睡眠。如果你的睡眠衛生大致良好，但依然難以入睡或保持睡眠狀態，那就是貨真價實的失眠症，只靠睡眠衛生小訣竅無法治癒。

為什麼睡眠衛生無法治療失眠？這個道理就像口腔衛生（如刷牙、用牙線）無法治療蛀牙一樣。做得太少、時間太遲。這並不表示睡眠衛生小秘訣都是錯的，只是多數都沒有解決失眠表面下的問題。舉例來說，保持臥室昏暗、安靜、涼爽確實能改善睡眠條件，但對失眠症沒有太大的幫助，因為你之所以失眠，原因絕非臥房太亮、太吵、太熱。這些小訣竅有些確實點到了失眠症的機制，**但是以條列呈現，沒有脈絡、沒有解說，便無法以正確的方式產生作用**。例如，「床鋪只用來睡覺和做愛」，這是失眠行為醫學療法中最重要的一點，但每個都說他們已經做到的病患其實方法不對。他們依然在床上做最糟糕的非睡眠也非做愛活動——非常努力設法入睡。第5章與第9章將進一步說明，為何這種行為與其他常見行為會讓失眠症無法痊癒。

事實上，當執行不正確的時候，**睡眠衛生規範不只沒用，甚至會導致更糟的後果**，因為有些可能會造成反效果而使失眠症惡化。當病患走進診間，劈頭便說「我的睡眠衛生習慣非常完美」，我就能立刻看出造成他們失眠的原因很大一部分是「睡眠努力過度」——因為太努力，結果反而趕跑睡眠（第9章）。因為上述原因，我們才會在失眠症治療臨床

實驗中，將遵循睡眠衛生作為安慰劑。好睡計畫將分析睡眠衛生規範，解釋有幫助的那些，瞭解其中的道理將讓你更獲益良多；有些做不做都無所謂的，瞭解之後也會更放心；至於那些可能造成危害的，瞭解脈絡之後才不會破壞好不容易得到的進步。

慢性失眠是怎麼來的？

既然每個人偶爾都會有失眠的日子，為什麼只有部分的人會變成慢性疾病？如果睡眠衛生不是罪魁禍首也不是解答，那什麼才是？三因子（前置因子、觸發因子、持續因子）[7]的說明將有助你理解以上問題。

前置因子（predisposing factor）

有些人天生就比較容易得失眠症，也有些人則是因為人生早期的經驗，導致他們容易得失眠症，或許他們很淺眠，容易被聲響吵醒，也可能他們容易煩惱，說不定是戰或逃系統過度敏感。或許他們經歷過創傷，也可能童年沒機會學習健康的睡眠模式。這些傾向可以視作火種──讓火比較容易點燃，但光是這樣還不足以生火。

觸發因子（precipitating factor）

這些才是真正引燃失眠症的事物。可能是工作壓力大、從東部搬家到西部、新生兒、得大獎、規畫婚禮、經歷離婚、照顧年長父母……能夠引發失眠的事太多、太多，患者可能甚至不知道觸發的因素到底是什麼。不過究竟是什麼點燃這把火並不重要。多數時候壓力會消失，不然我們遲早也會適應，睡眠便能恢復正常。

持續因子（perpetuating factor）

當失眠持續惡化，即使已經遠離原本的觸發因子，但失眠症已有了

它自己的生命，這時就要怪持續因子了。它就像我們不斷添加的柴，讓失眠之火持續燃燒，包括我們所做的那些無益行為，以及關於睡眠的無益想法。

你或許會爭辯說，你的睡眠衛生非常良好，所以沒有任何會成為持續因子的無益睡眠習慣。放心吧，睡眠衛生並非最大的問題。事實上，**持續因子往往是那些我們為了解決睡眠問題所做的努力：**

- 連續兩天睡不好之後特別提早上床。
- 將睡眠變成人生最重要的事，所有活動與行程都要配合睡眠時間。
- 為了能重新睡著而冥想。
- 晚間避免會造成刺激的事物，例如運動、平板電腦。
- 使用睡眠監測裝置評估睡眠。
- 努力想找出理想的室溫、睡前儀式、枕頭等等。

有沒有覺得很熟悉？這些內容幾乎和睡眠衛生列表一模一樣，對吧？之後你就會知道，**這些看似有益的行為，往往會成為讓慢性失眠持續的燃料。**

幸好持續因子是我們能夠設法改變的。我們無法改變前置因子與觸發因子——要改變這些，至少需要時光機。但持續因子只是我們的行為與想法，絕對是我們能夠影響的範圍。只需要理解運作的方式，便能夠將這些柴從火堆取出，讓失眠症失去燃料。

要做到這一點，勢必得進行一些調整，一開始可能會讓你覺得很辛苦。要知道，這些改變只是暫時的（至少隨之而來的不適很快就會過去），而且不難做到！不像減重並維持體重那樣，多少需要時時留意並且耗費心力。**一旦重新與睡眠建立友誼，關於睡眠的新行為與新思想就會得來不費功夫，不需要花太多心思。**

　　下一章，我們會把所有概念做一次整理，準備進入第二部「大重
置」，到時就要開始真正的工作了。為了得到更成功的效果，請先做一
下自我檢測，確認你準備充足，可以開始好睡計畫。在開始之前，我也
會先介紹處置安眠藥與睡眠監控裝置的計畫，以及我認為最重要的工
具——睡眠日誌。

重 點 整 理

◆　慢性失眠是一天二十四小時的疾病。在白天，失眠患者會感
　　到疲憊、壓力大、緊繃，及／或情緒不佳。夜晚會難以入眠
　　或維持睡眠狀態。

◆　失眠症不是：

　　》睡眠時間未達任何特定長度；

　　》化學不平衡或大腦區域故障；也不是

　　》慢性睡眠不足。

◆　即使失眠症會讓人睡眠不足這件事看似理所當然，但其實大
　　部分的失眠患者並非睡眠不足，因為：

　　》他們或許不需要這麼長的睡眠時間，只是聽信外界說法；

　　》因為失眠造成的壓力，使得他們的大腦可能無法正確感知
　　　睡眠的長度，但其實他們的睡眠時間比感知到的長。

　　》患者往往會記住失眠最嚴重的夜晚，而不是平常的夜晚，
　　　因此，他們的整體睡眠長度可能超過一開始的印象；以及

　　》讓他們如此不舒服的原因，可能並非「睡不夠」。

◆　睡眠衛生並非解決失眠症的良方——在臨床實驗時反而會
　　被當成安慰劑。睡眠衛生不但沒有解決表面下的問題，甚
　　至會造成反效果。

◆ 慢性失眠的發展可以透過三因子解釋：

　》 前置因子——讓你比較容易罹患失眠症的因素，例如天生
　　淺眠。

　》 觸發因子——引發失眠症的事物，例如經歷離婚或失業。

　》 持續因子——讓失眠症長期不癒的事物，有些甚至是我們
　　為了改善睡眠而做的事，那些看似合理的行為反而助長了
　　失眠。

◆ 我們無法控制前兩種因子，但我們能夠設法解除第三種。下
　一章將為你做好成功的準備，接著進入第二部，我們會拆除
　失眠症的持續因子。

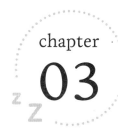

做好踏上好睡之旅的準備

　　你已經對睡眠與失眠症有了大致的認識，現在可以來鍛鍊自己的睡眠，並且準備接受改變。

　　要展開睡眠治療，不需要完美的條件。不必等到毫無壓力的月份，不必調整旅行時間，也不必取消重要活動。事實上，我們希望得到的成果當中，有一項就是不必刻意規避失眠症。首先，我們要正常生活，像沒有失眠症一樣。這樣該有多輕鬆！

　　當然啦，說來容易，要做到卻沒這麼簡單。失眠症很可能已經以各種方式干擾你的日常決定與生活規律，投入好睡計畫之前，有兩件事必須先處理好：

- 你如何服用（或不服用）安眠藥。
- 你如何使用睡眠相關裝置。

我該如何處理安眠藥

　　不必為了好睡計畫而停止服用任何藥物。事實上，目前最好依照處方指示繼續穩定服用*。我知道對於很多患者，接受失眠治療的首要目標就是停止依賴藥物，我希望你知道這絕對能做到。我幫助過很多每晚

服用多種高劑量安眠藥的人慢慢減量。

　　第10章會教你怎麼做（要得到開立處方的醫療人員許可與支持），才能降低戒斷症狀並提高長期成功的機會。總之，**不要擅自更改劑量或停藥，一定要先徵詢處方醫療人員的意見**。根據我的經驗，醫師知道你想要停止服用安眠藥會很高興，不過在開始之前，一定要先確定醫師核可你的計畫，因為有些藥物太快減量會有危險，醫師可能也有其他理由希望你繼續服用特定藥物。

　　請繼續依照處方服用藥物，**但千萬不要當作緊急補救措施，也不要擅自調整劑量與次數**。我說的就是你每天晚上（或兩天一次、一星期一次）那種猶豫不決的想法：「要吃嗎？但是我昨晚已經吃過了。不然吃半顆？還是等到非吃不可？噢，不管了啦，現在已經凌晨三點，我快瘋了。」我知道你想盡可能少吃安眠藥，但這種對藥物愛恨交織的焦慮關係，反而會讓你在心理上更加依賴，可能會導致服用藥物的時間變得更長。

　　如果你想永遠不依靠藥物，就必須停止和藥物拔河。也就是說，你必須保持一致的安眠藥服用規律，無論是每天晚上九點吃一顆，還是只在週間晚上十點吃半顆，其他任何容易遵循的規律都可以。對自己誠實、寬容──設立一個你確定能夠保持的計畫，而且不會太想在凌晨三點為了「急救」而多吃半顆。在計畫好的時間服用計畫好的劑量，千萬不要服用不在計畫裡的量，即使你覺得真的很需要也不行。沒有藉口，更沒有特例。

　　在實行好睡計畫的期間遵守服藥計畫，無論睡眠變好或變差都不要更改。進行到第10章時，你將已經做好減量的準備。這種做法讓你不會因為安眠藥而感到徬徨、內疚、緊張，更排除那種愛恨交織的焦慮，最終將能幫助你更容易克服失眠。

該怎麼處理睡眠裝置

身為科學研究人員，看到 Fitbit、 Garmin、Apple Watch 之類的消費性睡眠監測產品問世，讓我非常激動。這些裝置讓流行病學家和睡眠研究人員能夠取得來自真實人生的大量數據，以前所未有的規模瞭解睡眠。但身為睡眠治療專家，尤其主治失眠症病患，我對這些裝置的看法很矛盾。看看下方的敘述，你是否也有同樣的狀況？

資料工程師凱蒂，她因為失眠而精神委靡，覺得自己像喪屍。她非常善於分析數字，想也知道，她用了睡眠監測器。她想研究數據，藉此破解密碼。每天早上，她所做的第一件事就是研究睡眠報告，和伴侶的做比較。有時候她會燃起一絲希望，因為監測器說她比平常睡得多。但她感到沮喪絕望的時候更多，因為她發現深眠只占9%。

我對於失眠患者使用消費性睡眠監測器持保留態度，理由有三：

- **評估可能不夠正確，說不定會因此導致你與睡眠的關係惡化**。這些裝置用來評估睡眠與睡眠階段的演算法，大多是以健康睡眠者為基礎。之前一直沒有人研究這些裝置用在失眠症患者身上的正確度如何，二〇二〇年才終於出現。結果發現，平均而言，Fitbit 會低估失眠患者深眠的時間（只捕捉到大約一半），並且高估淺眠的時間[1]。

- **這些裝置往往不會以合乎科學的方式闡述數據，也不會根據數據提供可行的建議**。有些裝置會給個籠統的「睡眠評分」，但並不符合任何醫學標準，也沒有任何實質上的意義。有些裝置會評估

* 作者註：有一個例外。如果你因為每晚服用睡眠輔助藥物而得到完美的睡眠，除非停藥，否則沒有進步空間。如果是這樣，你可以依照第10章所提供的方法逐步減少劑量，當然啦，必須得到開立處方的醫療人員許可與指引。

59

每個階段睡眠的長度，以及夜晚醒來的次數，但不會告訴你這些參數在怎樣的範圍才是健康的，更不會說明原因，同樣不會提供任何確實的建議。看到裝置顯示深眠百分比很低、分別醒來十二次，會讓人感到很喪氣，卻不知道其實這樣的數字代表完全正常的睡眠。

• **光是使用睡眠監測裝置這個行為本身，便可能導致你和睡眠的關係惡化。** 你是否曾經將自己的睡眠分數或統計資料與伴侶比較，然後因此感到難過？你是否曾經上網搜尋深眠時間不夠有什麼影響，並且因此煩惱？看到每晚睡眠狀況的報告，真的有助於讓你睡得更好，還是因此讓你更加認定自己就是睡不好？倘若如此，你可能得到了睡眠健康癡迷症（orthosomnia）[2]，這種病症是因為監測睡眠而導致罹患或加重失眠症。此行為是失眠症的持續因子，理由很多，其中一項是你會因此認為其他人（或東西）比你更瞭解你的睡眠，這樣絕對會嚴重妨礙你與睡眠建立良好關係。

這不代表以後都不能為了娛樂而使用睡眠監測裝置。當你不再受慢性失眠所苦、當你建立了與睡眠之間穩固的關係，就可以放心以單純娛樂為目的去察看這些數據*。但是現在，我強烈建議先關掉睡眠監測功能，或乾脆停止使用裝置。

如果我有其他疾病，實行好睡計畫是否會有風險？

若罹患以下疾病，我強烈建議與睡眠行為醫學專業人員配合，量身打造失眠治療。

• 躁鬱症，或高度躁鬱症風險；
• 廣泛精神性疾患（如精神分裂症）；

- 癲癇；或
- 導致容易摔倒的疾病（如行動不便、帕金森氏症）。

之所以特別提出這些病症，是因為突然改變睡眠模式可能會對患者造成風險。例如，顯著減少睡眠機會，可能會觸發躁鬱症患者躁症發作。對於行動不便人士，夜間起床可能提高摔倒的風險。因為接下來在第二部（大重置）裡，我們將學習如何改變睡眠時機與行為，因此，為求安心，請先諮詢醫師是否能進行特定改變。如果可以，最好與睡眠專業人員一對一配合。第三部（深入關係）的練習則適合所有人。

如果我有其他睡眠障礙，是否應該先行治療？

讀到這裡，你應該很清楚自己是否有失眠症。不過，除了失眠還有很多其他睡眠障礙；有些會導致失眠更嚴重，有些可能偽裝成失眠症。而有些疾病比失眠更需要優先重視，這時請先放下書，今天就聯絡醫師。看看以下這些描述是否符合你的狀況：

1. **白天總是非常睏。**因為太想睡，甚至會在不該睡的時候睡著，或是在危險的狀況下睡著，這個問題影響了你的學業、工作或社交關係。

2. **下列問題至少符合三、四種：打呼很大聲／很頻繁、睡到一半會突然用力喘氣或停止呼吸、體重過重、超過五十歲、男性、高血壓、脖圍粗。**除了這些之外，還有一些中度風險徵兆，包括睡眠磨牙、起床時經常頭痛、起床時口乾舌燥。

---

* 作者註：消費性睡眠裝置並非食品藥物管理局核准的診斷或治療工具，因此，根據製造廠商的說法，「娛樂」正是這種裝置的目的。

3. **夜晚發生過怪異的狀況**，例如夢遊、夜驚、睡眠癱瘓、幻覺、因為做夢而拳打腳踢，或是在睡夢中做出暴力行為。並且在發生這些狀況時無意間傷到自己或他人，或因為發生的頻率很高而煩惱。

4. **傍晚時常會忍不住想動雙腿**。而且不是因為情緒問題，也不是因為腿抽筋。單純是感覺不舒服，或雙腿有種「奇怪的感覺」，只有動才能減輕。

5. **經常做惡夢**。因為太嚴重而害怕做夢，或是惡夢對清醒時的生活造成持續性的負面影響。

6. **天生是夜貓子**。早晨沒事的時候會晚睡晚起，比平常晚很多。只要能過這種晚睡晚起的生活，就能解決失眠問題。

7. **夜班或輪班制工作**，或者因為頻繁長途旅行而經常受時差所苦。

若有第1、2項的狀況，你可能有睡眠呼吸中止症、嗜睡症，或是其他需要治療的睡眠障礙，請先就醫再嘗試失眠自救

多數的失眠患者白天並不會極度想睡。日間過度渴睡顯示患者有失眠之外的問題，例如睡眠呼吸中止症、嗜睡症（hypersomnia），或其他健康問題。請優先治療這些疾病，等到痊癒或控制得當之後再開始好睡計畫（第二部與第三部）。請盡快諮詢醫師。

若有第3項的狀況，你可能有異睡症。請諮詢睡眠專科醫師，並且謹慎進行本書的計畫

對於同時有異睡症（parasomnia）以及失眠症的人，這本書依然有幫助，不過，倘若在進行本書第二部（大重置）時異常睡眠症狀惡化，請停止限制在床上的時間，並且跳到第三部。另外，也必須諮詢醫師異睡症相關症狀。

░ **若有第4到7項的狀況，那麼，除了失眠症之外，你可能還有其他睡眠相關問題或晝夜節律障礙。建議在進行好睡計畫的同時諮詢睡眠專科醫師**

這幾個項目分別代表不寧腿症（restless legs syndrome）、夢魘症（nightmare syndrome）、晝夜節律睡眠障礙（circadian rhythm sleep disorder）。請注意，若是上述疾病狀況嚴重，可能很難自行徹底治癒失眠症。但好睡計畫依然會有幫助，所以不必放棄（而且這些睡眠障礙也都是可以治療的！）。

準備好開始了嗎？

下一章將帶領你轉變與睡眠之間的關係。全心全意投入第二部（大重置），將是減輕失眠症狀的最佳捷徑。第三部（深入關係）也非常重要，因為內容將帶你迎向長期不受失眠症所苦的人生，並且預防未來的慢性失眠。我即將傳授給你的概念與技巧，混合了以下這些方法：

░ **失眠認知行為治療**

失眠認知行為治療是現存經過最多科學研究的失眠療法。美國睡眠醫學會[3]將此視為第一線治療，超過七十五項高水準隨機臨床實驗已證實其效果。之所以如此有效，是因為這種療法針對慢性失眠症的持續因子——那些導致我們與睡眠之間的關係無法改善的思想與行為。事實上，重點不在於「正向思考」或「改善睡眠衛生」，而是獲取更正確的睡眠知識與感知，並改變睡眠行為以重設睡眠心理與生理時鐘。

⧗ 光照治療（phototherapy）、時相治療（chronotherapy）、行為活化（behavioral activation）

　　這三種工具都是實證方法，可以調整生理時鐘，改善日間運作及情緒。治療病患時我一定會納入這些方法，因為失眠症不只是夜晚的睡眠問題，而是二十四小時都會受到影響，所以也需要日間治療。既然要全方位改善睡眠健康，重建我們與睡眠之間的關係，這些工具都是不可或缺的。

⧗ 正念與接納實踐（mindfulness-and-acceptance-based practice）要素

　　這些技巧不只是以冥想 app 讓心情平靜那麼簡單。事實上，這種實踐的作用是與身體、思想、環境、睡眠建立關係，由根源改變你與你的腦部活動。我的許多患者都說他們已經嘗試過正念，但對睡眠沒有多少助益，透過好睡計畫，他們才發現原來是少了一些關鍵要素。一旦開悟之後，他們也將這些技巧運用在生活的其他層面，包括感情問題、壓力、面對慢性病，以及整體的身心健康。

⧗ 我自己的一套工具，依據臨床治療經驗加上創意所建立

　　這些招數與策略是無法只靠學術研究獲得的。我和患者都很喜歡，希望你們也喜歡。

作者有話說 ⋈ ⋈

有些新患者會很生氣，說他們已經試過失眠認知行為治療，努力了好幾個月卻沒有效果。光是「好幾個月」這個部分就能看出有問題。與資深睡眠行為醫療專科醫師配合的狀況下，應該只要四到八個療

程就能見效。這些患者之所以沒有感受到失眠認知行為治療的效果，原因很複雜，像是睡眠呼吸中止症或創傷後壓力症候群沒有得到治療，導致失眠行為治療的要素無法妥善發揮（請見第15、16章以瞭解在這種狀況下該怎麼辦）。也有很多立意良善的醫療人員真心相信他們在以失眠行為醫學治療患者，卻缺乏對於重要概念的理解。這些抱持懷疑的「畢業生」，最後都因為完整的失眠認知行為治療加上其他好睡計畫工具，而得到很大的好處。

要讓好睡計畫發揮最大功用，我建議以下的做法：

- **投入完整的六到十週進行好睡計畫**。將帶領自己離開失眠症的旅程視作物理治療，漸進式的練習在幾週的時間內會累積出效果。如果只花四週的時間匆忙結束，那麼，改變可能無法真正「沉澱」。超過十二週則會失去動力，導致無法得到那麼多的好處。第二部與第三部的每個章節建議都花一、兩週的時間完成。

- **花時間徹底完成第二部與第三部每個章節的練習**。如果是出於好奇，想要先看完內容或跳著看，儘管這麼做沒關係，但是對多數人而言，按部就班完成這兩部的章節以打好根基，可以帶來最大的效果。我建議每週固定安排兩個小時——例如，週六早上十點到中午十二點——作為「上課」時間，利用這段時間溫習功課，察看睡眠數據，對預設的躺床時間進行微調，或許也可以讀下一章。你會慢慢累積出一份小清單，列出每週要練習的技巧。

- **將第四部當作補充參考**。這幾個章節深入探討了隨著年齡增長而發生的睡眠變化，以及特定內科／精神科疾病、人生大事與睡眠之間的相互影響。隨時讀都可以，想依什麼順序讀都沒關係；如果沒興趣，乾脆跳過也可以。但是千萬不要跳過第二部與第三

部，那樣會像沒打地基就蓋房子。

- **不要卡在任何一個章節超過兩週。**那個章節可能其實對你沒有那麼重要，也可能你還沒有做好實行的準備。先前進到下一個基礎技巧，讓那一章卡住的觀念慢慢滲透。等到準備好，隨時可以回到卡住的那個章節。

開始好睡計畫之前，請一定要先做這件事

踏上健康睡眠旅程時，必須先進行一項關鍵步驟：**養成每天寫睡眠日誌的習慣。**睡眠日誌是一份小問卷，每天早上記錄前一晚的睡眠狀況，回答裡面的問題，例如：「你幾點上床？」、「你花了多長時間入睡？」

我要特別強調再強調：無論是自我引導或其他種類的失眠症治療，都一定要**每天**記錄睡眠日誌。接下來要談到的基礎技巧與概念，都得以睡眠日誌作為根據，因為這些技巧必須是為你量身打造的，否則不會有效。沒有日誌記錄為根據的睡眠治療，就好像網購鞋子卻不知道尺碼。因此，每天完成紀錄是最重要的功課，請從今天就開始。

記錄方式有以下兩種選擇：

- 傳統的紙本（請見第298頁的附錄，你可以拿去影印，在執行計畫的期間每天填寫）。
- 免費的通用睡眠日誌（Consensus Sleep Diary）網頁app（請見網站：www.ConsensusSleepDiary.com）。這是更加理想的選擇。比紙本容易使用，需要的時間比較少，也較不麻煩，不必煩惱計算錯誤，而且會自動將重要數據做成圖表，進步多少一目了然。你甚至不必下載，因為這個app在普通的網路瀏覽器上就能使用，你可以透過電腦、平板、智慧型手機取得。

通用睡眠日誌：吐司麵包問世之後最棒的新產品 >< ><

這是我唯一推薦的睡眠日誌網頁 app。由柯琳．卡尼（Colleen Carney）博士設計，她是非常傑出的睡眠學者，她（與團隊合作）整合所有睡眠行為醫學，在二〇一二年開發出通用睡眠日誌[4]。有史以來第一次，我們終於有了標準化的睡眠日誌格式，成為治療失眠症的利器。

這個 app 不但免費而且容易使用、設計精美，沒有擾人的花樣，不會給出錯誤建議（你絕對想不到有多少睡眠 app 會這樣亂來）。此外，這個 app 還會把重要睡眠變項展示出來，不但幫你計算好，甚至做成圖表，而且操作介面簡潔。另一個很好的選擇是智慧型手機 app「睡眠行為醫學教練」（CBT-I Coach），在「我的睡眠」（My Sleep）標籤下有個很棒的睡眠日誌功能。使用這種數位睡眠日誌可以省下時間、免除頭痛。

　　最理想的記錄時間是**一醒來趁記憶猶新便立刻進行**。必須累積至少一週的睡眠日誌，才能開始計算你的躺床時間長度（第4章會進一步說明為何這個數據很重要）。另外還有一件重要的事，填寫睡眠日誌中的「半夜醒來的時間長度與次數」時，務必記錄自行評估的數字就好。**千萬不要看時鐘或用智慧型手機記錄確切時間與次數，因為這樣做絕對會讓你睡不著。**最好把你的智慧型手機放在拿不到的地方，用衣服蓋住時鐘。夜裡醒來時，不能有任何可以看時間的東西⋯⋯也不需要知道時間，設定好起床鬧鐘之後，就完全沒這個必要了。這樣很自由吧？睡眠日誌不需要精準、不需要百分之百確實，而是你對睡眠的感知。這樣的感知將引導你進行必要的行為改變。

　　準備好了嗎？嗨起來吧，接下來我們要進入「大重置」。

重 點 整 理

◆ 為了達到失眠治療的最佳效果，請先諮詢睡眠內科醫師，排除其他可能造成影響的睡眠障礙。日間嗜睡是特別嚴重的警訊，必須最優先進行診斷。

◆ 若目前正在服用安眠藥，我強烈建議預先安排好固定的服藥制度（也就是不要當下決定是否服藥、何時服藥、服用多少劑量）。若要對服藥進行任何改變，請先諮詢開立處方的醫療人員。

◆ 若目前正在使用睡眠監測裝置，我強烈建議暫停使用，直到慢性失眠症痊癒。使用這類裝置看似沒什麼，但其實會造成失眠症惡化。

◆ 開始實行好睡計畫不需要完美的條件。但是我建議用六到十週的時間持之以恆，完成第二部與第三部的練習，每週指定兩個小時作為「上課時間」，每天至少用幾分鐘完成作業。一般而言，依照計畫順序實行效果會最好。

◆ 你必須先做一件非常重要的事：完成睡眠日誌。每天都要完成紀錄，至少在好睡計畫的前四週不能懈怠。睡眠日誌的數據，將成為失眠症治療關鍵步驟的基石。

◆ 夜晚將手機放在拿不到的地方，蓋住鬧鐘。停止看時鐘，填寫睡眠日誌時，只要大致估計就好。

第 二 部

大重置

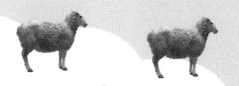

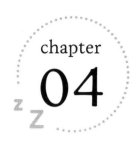

chapter

04

空的睡眠撲滿
為何你無法入睡（或保持睡眠狀態）

任何時候，你是否能入睡這件事，端看兩股力量的拉鋸戰：**睡眠驅力（sleep drive）與激發（arousal）**。如果此刻你的睡眠驅力大於激發，那麼很快就會睡著。如果激發大於睡眠驅力，就不會睡著。

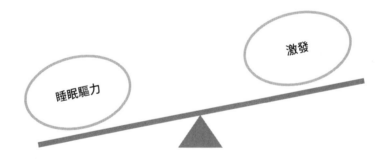

睡眠驅力是什麼？

睡眠恆定驅力（homeostatic sleep drive）[1]是你對睡眠的「飢餓」。就好比越久沒吃東西，（對食物的）飢餓就會逐漸累積，同樣地，越久沒睡覺，睡眠恆定驅力就累積越多。如果你剛吃完感恩節大餐，就不會有飢餓的感覺。如果你一夜好眠，就不會有睡眠驅力。此時，你的睡眠驅力撲滿是空的。

　　白天的時間只要醒著，就會儲蓄越來越多的睡眠驅力＊。當你清醒做事的時候，每分鐘都在將睡眠驅力硬幣放進撲滿。如果進行體力活動，就會儲存更多。到了要睡覺時，倘若撲滿已經有足夠的硬幣，就能買來一夜好眠。

　　萬一沒有存到足夠的睡眠驅力呢？大部分的成年人要得到一夜好眠，必須清醒十六到十八小時才能存到足夠的睡眠驅力＊。你很可能花了不少時間思考要睡多久才能在白天精神充足，**但你從沒想過白天要花多少時間活動才能一夜好眠**。當然，所需的時間也會隨著年紀變化，人的發育階段與當前的生活方式也會有所影響。青少年游泳選手不用花那麼多時間就能存滿，喜歡在昏暗圖書館閱讀歷史書籍的退休人士，則要花更長的時間才能存滿。

　　那麼，有哪些事會阻礙你存滿睡眠驅力呢？

阻礙 ❶：太早上床

　　我的失眠症病患有一個最常見的共通點：太早上床。當然啦，其實不難理解，他們前一晚沒睡好，所以想要彌補；也可能是因為「晚上十點半」上床睡覺才健康；或者因為「我一直都是這個時間上床」。如果你上床的時間是基於意志決定，例如配合伴侶的時間、沒有其他選擇、以前都這樣，那麼你的撲滿可能沒有存夠睡眠驅力。

　　我的病患往往認真相信自己存夠了睡眠驅力，因為他們**真**的好累，只能去睡覺。然而，**累與睏有個重要差異**。

＊ 作者註：雖然這樣解釋過度簡化，但是在生理層面上，睡眠恆定驅力反映出大腦累積腺苷（adenosine）的程度。腺苷是一種神經化學物質，基本上是消耗能量時的副產品。有些病人會問能否服用腺苷膠囊增加睡眠驅力。很可惜，這是不可能的。睡眠驅力不能用買的，要靠自己爭取。

＊ 作者註：如果你是雷霸龍・詹姆斯就不需要這麼長的時間，因為他從事高強度體能消耗，如此一來，大概只需要十二小時就能存到足夠的睡眠驅力。

累的意思是感到精疲力竭、耗盡力氣、枯燥無聊、能量低落,「受夠這一天了」……這是身體與心靈在要求休息、恢復,有時候只是需要換個環境。像這種時候,解決的方法可以是伸展一下、喝杯茶放鬆、去公園散步。

睏的意思則是你快睡著了。就這樣。如果你眼皮沉重、不由自主點頭,或是看電影時一直搞不清楚在演什麼……表示你睏了。在這種狀況下,解決的方法是睡覺。

很可能你累了但不睏,如果在這時候上床,很可能撲滿裡還沒有足夠的睡眠驅力,無法買到一夜好眠。反而只會換來整夜翻來覆去,動不動就醒來,最後弄得心情沮喪。當然,這不代表就算累壞了也不用管——聆聽身體的需求並做出回應,這非常重要。問題在於,睡覺並非解決疲累的好辦法。甚至可能造成反效果,導致撲滿無法存到更多睡眠驅力,讓你難以入睡或保持睡眠狀態。

阻礙❷:早晨賴床

我的一些病患早上喜歡賴床,其實我能體會。忙亂的一天開始之前,在床上多窩一下,還有比這更愜意的事嗎?然而,有些人之所以不起床,並非因為貪戀舒適。可能他們的撲滿在早晨鬧鐘響之前就空了,他們不肯起床,是希望還能再多睡一下。最後,他們可能擠出足夠的睡眠驅力斷斷續續多睡一個小時,但只是掠過睡眠的表層。但這麼做,**等於預支今天撲滿裡的存款,並且延後開始儲存的時間**。最終,他們依然對睡眠品質不滿意,並且陷入持續性睡眠驅力不足的惡性循環。

阻礙❸:有時多睡、有時少睡

另一個常見的模式,則是睡眠驅力一下飽死、一下餓死。有的人連

續兩、三天晚上翻來覆去，最後只睡了一點點時間，接著以暴睡作為「補償」，連續一、兩天在床上躺十個小時，勉強睡上八、九個小時，但睡得很不安穩。有時這樣做會讓他們覺得精神很好，因此相信自己應該每晚睡八、九個小時*；但有時起床後反而狀況更差。無論是哪一種，這下他們的睡眠驅力存款真正進入了紅字狀態，因為他們不只前一晚睡太多，白天也沒有足夠的時間儲存今晚所需的睡眠驅力，於是又接連幾天睡不好，然後再度暴睡……周而復始。

有時當我們觀察患者一、兩週長度的睡眠日誌，會發現平均起來的睡眠量相當不錯——或許比他們所想的更充足。然而，他們還是會說：「如果我能**每天**晚上熟睡六個半小時，而不是有時睡四個半小時、有時睡八個半小時……那該有多好。」

他們的想法沒錯！即使一週的平均值相同，但**一致的睡眠清醒模式加上一致的優質睡眠，確實比一下餓死、一下飽死來得健康許多**。然而，為了補償晚上沒睡好而早晨不起床，這樣就永遠無法擺脫極端擺盪的睡眠模式。

阻礙❹：白天不動

以下描述是否符合你的生活：一整晚睡不好，醒來時感覺完全沒休息到，甚至比昨晚上床時更疲憊。你覺得心情不好、體力不佳，所以今天乾脆認輸。你可能為了休息而取消計畫，也可能盡量躺著不動，為了必須做的事而「節省能量」。不做不會死的事你一概沒力氣理會，也不想出門和朋友聚會。

---

* 作者註：這就好像絕食抗議之後，一口氣吃掉三塊牛排配整條麵包非常痛快，然後因此相信每餐都該吃三塊牛排配整條麵包才對。

上床時間逐漸接近，你在心中告訴自己：「昨晚那麼慘，我一定夠累了吧？今晚肯定可以好睡。」沒想到一碰到枕頭，身體就突然精力充沛。你翻來覆去，感覺好累，但又無法放鬆。

究竟是怎麼回事呢？呃，上述資訊不足以判斷為何前一晚如此慘烈。但是，第二天躺在沙發上不動，避免體力／社交活動，這樣做可能會妨礙當天儲存睡眠驅力。這樣的日子不但體力消耗太低，無助於賺取睡眠驅力，而且心智與社交刺激也太少，會讓人感到無聊、提不起勁；非常諷刺地，這樣反而會讓人感到疲憊。結果造成雙重打擊，不但沒有存夠睡眠驅力，**也**感到體力與情緒低落。你認為這樣的組合，能夠讓人心滿意足地一覺到天亮嗎？

若將這樣的情境擴大到日復一日、週復一週、年復一年，或許你沒有每天都賴在沙發上，然而，過去一年有多少日子讓你真正感到充實——無論是體能、心智、社交方面？你浪費了多少日子躺在沙發上追劇，身體完全沒有動？雖然不必整天忙個不停……本書稍後將會說明，白天休息也是健康睡眠必要的一部分。但即使是優質休息，例如散步、消遣，也是需要活動身體與頭腦的。

讓我來告訴你一個違反直覺的秘密：**白天疲憊無力並非結果，而是原因。**或許你會覺得是失眠導致白天不想動，但其實恰恰相反。

別擔心，你不必為了在白天儲存睡眠驅力而去鍛鍊鐵人三項。一般人就算不是運動員，也能把撲滿存飽飽。不過呢，如果你通常都賴在沙發上不動，你會很驚訝地發現，光是每天在家附近走一走、和朋友吃個午餐，就能帶來很大的改變。當你發現自己以失眠為藉口而不去做某件事，就表示你應該特別去做那件事。

自我反省 ⋎⋎

白天你有沒有儲存足夠的睡眠驅力？如果不確定，檢查一下至今的睡眠日誌，問問自己：

- 我上床的時候覺得睏嗎（不是累，是睏）？
- 我如何決定什麼時間上床？因為我睏了？還是其他原因（例如，這是我的習慣、因為我的伴侶去睡了、因為我認為應該這個時間睡）？
- 每晚我在床上的時間多久？平日與週末差距很大嗎？
- 每天我不在床上的時間有多長？這段時間裡我做了什麼？

多花一點時間好好思考這些問題。一定要參考睡眠日誌，如果是用紙本，記得拿計算機，因為我們對上床與起床時間的大致印象，往往無法掌握全局。你絕對想不到，有多少人信誓旦旦地說：「我每天都 6:57 醒來，一秒不差。」但其實他們之所以記得這個有趣的巧合，只是因為上週連續三天都這樣……其他四天他們 7:30 才醒，7:45 才下床。上床時間也一樣——我們通常只記得昨晚與特別慘的夜晚，其他幾乎沒印象。

這些對我的睡眠究竟有什麼影響？

我們知道了睡眠驅力撲滿以及會阻礙儲存的因素，現在可以來列出慢性失眠的持續因子：

- 太早上床。
- 在床上待太久。
- 每隔幾天就「暴睡」，企圖彌補沒睡好的夜晚。
- 白天太靜態。

如果有上述任何一項，難怪你會睡不好。沒有足夠的睡眠驅力卻想一夜好眠，就好比只加一半的油，卻期望車子跑油箱全滿的距離。雖然我們每個人都有不同的整體睡眠需求，年紀、生活方式、其他因素都會造成影響，但有一件事大家都一樣：**每個人都有各自不同的睡眠驅力撲滿，而白天的行為會影響存量**。無論你是二十歲的校隊選手，還是住在安養院的九十歲長輩──這些持續因子都會阻礙你的睡眠驅力儲存，導致你難以與睡眠建立良好關係。

不要因為無法達到理想睡眠長度而責怪睡眠，畢竟希望車子跑多遠就必須加多少油。也不要怪罪睡眠沒有好好表現，我們換個想法，看看自己能幫什麼忙，對睡眠說：「嗨，我的好朋友，要怎麼做才能提升你所需要的睡眠驅力？」

如何提升睡眠驅力（睡眠固化）

你可能已經猜到了，要提升睡眠驅力最好的做法，就是**減少在床上的時間，我們稱之為睡眠固化（Sleep Consolidation）**[2]。這樣做有兩個好處：

- 你不在床上的時間變長，可以儲存睡眠驅力。
- 不躺在床上，就不會過度耗費睡眠驅力。

如果加上每晚在一致的時間上床，在床上躺一致長度的時間，得到的好處還會增加一項：

- 培養出固定的作息，你的生理時鐘會很開心。它越能夠分辨日夜差異，也就越能夠幫助你睡與醒。

幾十年來，我們一直都知道睡眠固化是減輕失眠最有效的方法。最

近的研究[3]確定為期四週的睡眠固化治療，能達到預期中的效果——提高睡眠驅力、降低激發。因此，我們以大重置展開睡眠固化——這是最有效的工具，能夠為睡眠贏得優勢。

正確的躺床時間是多久？

　　沒有每個人都適用的「正確」躺床時間長度，因為我們都有不同的睡眠需求。慢慢地，你將學會聆聽身體的需求，本能地知道屬於自己的答案。至於現在，希望你已經累積了至少一整週的睡眠日誌（如果有兩週會更好）。裡面應該記錄了每晚上床的時間、過了多久才入睡、夜裡醒來多少次，諸如此類。利用這些紀錄，你可以計算出幾個重要變項，接下來幾週我們會經常用到。因此，現在就花一點時間來瞭解吧。

▨ 步驟❶：瞭解睡眠日誌的數據（請見第299頁附錄範本）

◆ 躺床時間

　　即昨晚在床上的時間長度。更正確地說，是從身體躺上床鋪，到第二天身體離開床鋪、開始日間活動的這段時間。假設昨晚11:00你的身體躺到床上，立刻關燈培養睡意，花了一點時間才入睡，半夜起床上廁所，清晨5:30貓咪狂叫吵醒你，匆匆餵貓，然後回到床上想要繼續睡一下（但沒睡著），7:00放棄，下床洗澡。昨晚你在床上的時間一共是8小時（從晚上11:00到早上7:00）。不用在意起床餵貓那5分鐘——依然包含在你想要睡覺的那段時間裡，半夜起床上廁所也一樣。

◆ 入睡耗費時間

　　意思是從開始培養睡意到真正入睡的時間（坐在床上看電視或其他活動都不算）。如果晚上11:00身體躺到床上，閱讀15分鐘，然後關燈，11:15開始醞釀睡意，大約11:45入睡……你耗費了30分鐘入睡（從晚

上11:15到11:45）。

◆ 夜間醒來時間加總

　　這是你一開始睡著之後，夜晚醒來的時間長度。如果晚上11:15熄燈，30分鐘後入睡，最後在早上7:00被鬧鐘吵醒，就要計算從11:45入睡，到早上7:00起床之間醒來的時間總長。或許你半夜起床上廁所花了5分鐘，後來再次醒來睡不著，醒著90分鐘。將這兩段時間加起來（5分鐘＋90分鐘＝95分鐘），如此一來，「夜間醒來時間加總」就是95分鐘。

◆ 睡眠總長

　　這是你實際睡覺的時間。先計算睡眠機會的時間總長（從熄燈到早上醒來），然後減掉入睡所耗費的時間，再減掉夜間醒來的時間，這樣就能算出睡眠總長。晚上11:15熄燈，早上7:00被鬧鐘吵醒……睡眠機會的時間總長7小時45分鐘。扣掉入睡所用的30分鐘，再扣掉半夜醒來的95分鐘，最後剩下5小時40分鐘的睡眠總長。（7小時45分 － 30分鐘 － 95分鐘＝5小時40分鐘）。

◆ 睡眠效率

　　這是最有意思的變項。睡眠效率也就是你在躺床時間當中睡著的百分比。換言之，也就是夜晚你躺在床上的那段時間當中，有幾成是真正在睡覺？以上述例子來看，你在床上躺了8個小時（從晚上11:00到早上7:00），但睡眠總長只有5小時40分鐘。你的睡眠效率是71%（5小時40分鐘 ÷8小時 ×100％＝71%）。很難得，這次我終於可以給出一個特定的數字（或範圍）：**健康的平均睡眠效率通常落在85% 到95%**。也就是說，在床上的時間絕大部分都在睡覺。但也不該是百分之百，因為這表示一躺下就立刻睡著，一整夜不省人事，直到第二天才終於被叫

醒。如果這種狀況不只是偶爾發生，那就該注意了，可能代表你沒有足夠的睡眠機會，也可能有其他睡眠障礙（除了失眠症之外的問題）而導致你睡太多了。

當一個人的睡眠效率大概一致，維持在85%到95%之間，代表沒有失眠症。但如果經常低於85%，或是一整週的平均睡眠效率低於85%，就代表有失眠症。接下來幾章最主要的任務，就是留意每週平均睡眠效率──這將成為量身打造「大重置」的重要指引。

使用通用睡眠日誌！ヽヽ ヽヽ

如果你還在用紙本的睡眠日誌或其他睡眠日誌／記錄app，我強烈建議改用通用睡眠日誌（www.ConsensusSleepDiary.com）或是CBT-I Coach app。其他app可能問題表達不當、變項計算方式錯誤、給予錯誤建議，將你帶往錯誤方向。劣質設計可能導致你因為睡眠更加焦慮，這可不是鬧著玩的。

如果你仍然依賴穿戴式睡眠監測裝置（如Fitbit*）計算睡眠變項，我真的會很難過，因為你將無法得到這本書完整的助益。書裡的所有練習都必須以你自己的睡眠體驗為根據，而不是動態偵測儀器對你的睡眠所做的推斷。今天就立刻停止使用穿戴式監測裝置，直到慢性失眠症痊癒為止。

◎ 步驟 ❷：計算新的躺床時間

如果使用通用睡眠日誌app，你應該已經知道重要的睡眠變項了

---

*作者註：穿戴式裝置用在失眠患者身上往往數據不甚正確，即使正確，也無法反映出你對睡眠長度／品質的感知，而你的感知才是我們需要改變之處。另外，我沒有和任何睡眠監測裝置生產廠商合作，包括Fitbit。

（請見「睡眠數據」〔Sleep Data〕標籤）。如果你不得不用紙本睡眠日誌，請見本書附錄瞭解如何計算躺床時間、睡眠總長、睡眠效率——這些是會用到的睡眠變項。

現在呢，好玩的部分開始囉！我們要來做芝加哥深盤披薩（也就是固化你的睡眠）。容我說明一下：手工製作披薩的時候，必須揉麵糰做餅皮。如果做得太大，麵糰會不夠用，最後變成皮太薄而且坑坑洞洞。這樣不是好披薩，也不是我們想要的睡眠型態。所以要做小一點（也就是減少躺床時間），這樣就有足夠的麵糰，可以做出厚實平均的餅皮（足夠的睡眠驅力讓你一夜好眠）。

1. 注意過去一週的平均睡眠總長。假設是6小時15分鐘。
2. 這個總長時間再加上30分鐘。以範例計算：6小時15分鐘＋30分鐘＝6小時45分鐘。
3. 這就是新的躺床時間，也就是每晚你可以真正在床上的時間。以範例而言，就是可以在床上6小時45分鐘。
4. 注意：躺床時間不要短於5小時。例如，如果你的平均睡眠時間是4小時，直接將躺床時間訂為5小時。

重要！平均值不能有錯 ㅇㅇ ㅇㅇ

如果你沒有至少一週的睡眠日誌可以用，千萬不要自行憑空猜測平均躺床時間和睡眠總長。即使是有知識、有理性、記憶絕佳的失眠患者，往往也只會記住最糟幾夜和最近幾夜，導致平均值不正確。在這個階段平均值不能有錯，因為會直接決定接下來一、兩週的睡眠安排。爆雷：如果過度低估平均睡眠總長，接下來一週將會痛苦無比。

步驟❸：決定躺床時間何時開始

　　首先，**要決定每天起床的時間，然後倒回去計算幾點上床**。這很重要，因為相較於入睡時間，起床時間比較容易控制。此外，多數人早上必須起床上班或照顧小孩，這些事會左右需要起床的時間。請記住，接下來至少兩週都必須在這個時間起床，包括不用工作的日子。我建議下列做法：

- 如果可能，請以自然醒的時間為準。倘若不用鬧鐘，你會在早上7:30醒來，那就用這個時間。

- 若是必須在自然醒之前醒來（例如必須送小孩上學），那就選擇能睡到最晚的時間。調整一下早上固定的習慣，給自己更多睡眠時間。

- 不要因為你相信好人就該早起，或企圖「提升生產力」，就刻意選太早的時間。早起不一定比較好或比較有生產力。配合身體的自然喜好，而不是對抗，才是對你個人最好的做法。

- 不要選太晚的時間，這樣時間還沒到就會先自然醒。例如，假設你通常都在早上7:00之前自然醒，那就不要選8:00作為起床時間。

- 假使目前你沒有固定的起床時間，或是不清楚在有選擇的條件下，身體偏好自然醒的時間，那就選一個最容易做到的時間。

選定每日起床時間之後，接下來：
- **每天將鬧鐘設定在這個時間**。即使你不習慣用鬧鐘，現在也要開始用。很多人在「大重置」階段會睡超過預設起床時間，或是因為擔心會睡過頭而醒來好幾次。

- **計算出最早可以上床的時間**。舉例來說，假使你的躺床時間是6小時45分鐘，而你選擇在上午6:45起床，那麼，你最早可以上床的時間就是午夜12:00。倘若你選的起床時間是上午6:00，那麼最早可以上床的時間就是晚上11:15。

總結，以下是這週的功課：

- 固定的起床時間：【　　　　　】，每天都要在這個時間起床。
- 最早可以上床的時間：【　　　　　】，不要早於這個時間上床。也可以等到睏了再上床，選比較晚的時間。
- 不要小睡，也不要為了「彌補」昨晚沒睡好而延後起床或提早上床。總而言之，無論你睡得好不好，都要在設定的時間起床；在最早可以上床的時間之前，不准上床。

「上床時間」和「起床時間」的定義是什麼？

　　上床時間是指晚間身體躺上床鋪的時間，起床時間則是離開床鋪的時間。如果真的需要，可以賴床五分鐘，讓頭腦清醒、啟動身體引擎，但「起床」真正的意思，是離開床鋪開始白天的活動！

那麼，就連週末也完全不能多睡？

　　最好要大致遵守「大重置」規範，放假時可以有一個小時的耍賴時間。如果你平日固定在早上6:00起床，那麼放假時可以把鬧鐘改設7:00，但不可以更晚。如果假日將鬧鐘設為7:00，結果在鬧鐘響之前半小時就自然醒，你必須立刻起床，這樣你今天就多了半個小時可以儲存睡眠驅力呢，真是開心。

▧ 我已經睡不飽了，難道不會變成更加睡眠不足嗎？

在第2章我們已經戳破了迷思，解釋失眠症與睡眠不足是不同的兩件事。在此簡短重溫一下：有失眠症的人大致上不太可能睡眠不足，因為睡眠不足的人會非常想睡覺，不可能失眠！別擔心，你一開始就沒有睡眠不足的問題。不過在「大重置」階段，確實可能出現睡眠不足的狀況（暫時性、很輕微），因為你的大腦無法立刻學會用優質睡眠填滿85%到95%的躺床時間。沒關係。事實上，這就是重點。我們要強制重新啟動你的睡眠驅力系統，教導你的大腦和身體認識睏的感覺。別怕，你不必永遠遵守這套時間表。

▧ 假使還沒到最早上床時間，但已經非常、非常累了，該怎麼辦？

首先，不要忘記：累和睏是兩種截然不同的感覺。累代表你辛苦了一天，你覺得無聊，你承受了很大的壓力，你需要休息，諸如此類。睏代表你快睡著了。天黑之後我們往往就很想爬上床，渴望結束這一天，逃離邪惡的世界，好好休息一下。晚上七點半我就會有這種感覺，因為家裡的幼童終於去睡覺了！儘管如此，並不代表我在這個時間睏了。晚間請儘管休息，盡情享受讓你感到輕鬆愜意的活動，但除非真的睏了，否則不要上床。

如果還沒到最早上床時間而你真的睏了……很好！這表示開始有效果了。「**大重置**」階段的重點在於讓你上床時很睏，**超乎必要的程度**。記住，你不必永遠遵守這套時間表。一旦你能夠妥善分辨真正的睏與「假警報」，你的大腦就能重新學會如何一夜好眠。你應該聆聽身體的需求，在睏的時候上床睡覺。至於現在，先撐住，等到最早上床時間再去睡。

可是，萬一晚上錯過愛睏時段，很可能精神又會變好，再也睡不著

　　我經常聽到這種現象，就連沒有失眠症的人也會這樣。不過「錯過愛睏時段」這種想法，其實是誤解了狀況。晚上九點覺得睏，不代表你的身體準備好要睡上一整夜。這只是進化殘留的一點遺跡，因為我們的老祖先太陽下山之後很快就去睡。但他們也習慣天一亮就起床，在不算太久之前的歐洲前工業化時代，他們甚至會半夜起床做家事、交際。如果你喜歡這種生活方式，願意持續黎明即起，凌晨一點煮飯，一整天做辛苦的體力活，那麼，你當然可以晚上八點就開心上床。因為你存夠了睡眠驅力，可以安睡一整晚。

　　不過，如果你喜歡當個工業化時代的現代人，那晚上九點的「愛睏時段」就是假警報。假使你在這段時間上床，會難以入睡或是凌晨兩點耗盡睡眠驅力醒來，一點也不奇怪。即使今晚沒發生，明晚也會發生。九點過後，你在晚上十點感受到的「精神又變好」，其實是身體度過了這次假警報，察覺其實你還沒有準備好要上床睡覺。

真的完全不能小睡？

　　我愛小睡，小睡是我最愛的詞。長期看來，等你不再受慢性失眠症所苦，我很鼓勵小睡（甚至乾脆養成午睡的習慣！）。但是現在呢，我們希望暫時避免小睡，以便將睡眠固化的效果發揮到極致。在這個階段，小睡等於每天從睡眠撲滿偷走一點儲蓄，因此，最好還是設法抵抗睡意，期待上床時可以更睏。

　　然而，假使為了安全考量需要小睡一下，例如開車時精神不濟，那麼請儘管小睡片刻。倘若午餐後感覺眼睛睜不開，要是不舒緩一下沉重的瞌睡感，一整天都會昏昏沉沉，那麼，即使沒有開車，也可以小睡

片刻（罹患其他內科與精神科疾病者，這方面的規定也不一樣，請見第15章）。設定計時三十分鐘，這樣可以振作精神，但也不會偷走太多睡眠撲滿的儲蓄。如果你白天經常這麼想睡，失眠症恐怕不是你最大的問題，請務必就醫確認是否有其他睡眠障礙（請見第16章）。

假如你心裡想：「只能睡半小時？可是我根本沒辦法在半小時內就入睡。」或是：「計時器響的時候我才剛睡著耶。」那麼，你其實沒有睏到需要小睡。只有當下真的睏到受不了，到了會發生安全風險的程度，才能動用這項緊急措施。

萬一我晚上特別慘，或是隔天有重要大事，可以通融一下讓我晚起或早睡嗎？

簡單的答案是，「不行」。還記得嗎？不是餓死、就是飽死的模式讓你陷入失眠惡性循環。如果想要避免餓死，唯一的辦法就是不要飽死。在固定的時間起床，保持清醒直到上床時間，安慰自己今晚（或明晚）有充足的睡眠驅力，一定會睡得特別香。豐厚的睡眠驅力積蓄將給予回報，讓你接下來幾天都睡得比較好。在「大重置」階段恪守時間表，也有助於調節晝夜節律（第6章將進一步說明），這是睡眠健康很重大的力量，但很多人都忽略了。

特殊狀況的例外：倘若白天在不恰當的狀況下打瞌睡，或是開車時必須用盡力氣保持清醒，而且你平常不會這樣，那就可以在下午小睡片刻，或是稍微提早上床（大約三十分鐘）。假使你白天經常這麼睏，請諮詢醫師是否有除了失眠症之外的睡眠障礙。

我可不可以在床上看書或做其他事？

現在這個階段，只要不超過許可的躺床時間，想在床上做什麼都可

以。如果你想將躺床時間的一部分用來在床上看書、看新聞、用平板玩遊戲……都可以！但無論你在床上做什麼或什麼都不做，絕對不可以在上床時間之前讓身體躺上床鋪，而且起床時間一到，便必須下床。

▨ 我是否應該隨著每週進度調整躺床時間？

請堅持預定躺床時間至少一週。下一章將會教你如何利用睡眠日誌數據來微調躺床時間。你必須累積至少一週分量的數據，因此，持續每天做紀錄非常關鍵。

▨ 感覺好慘。需要永遠這樣嗎？

當然不是。這個方法沒有要你一輩子都這麼做，這本書的重點是以幾週的時間，帶領你抵達一個境界，讓你不必像士官長一樣緊盯著睡眠時間表。現在之所以要「大重置」，是因為失眠症讓你遠離與睡眠的自然關係，你甚至不知道該從何著手。這只是暫時性的手段，讓身體明白睏的感覺是什麼——之前無法自然產生的感覺——教導大腦如何以優質睡眠填滿睡眠機會，而不是以坑坑洞洞的劣質睡眠消磨整夜。一旦睡眠品質改善，長度也會跟著進步。

最終的目標是與睡眠和諧共處，再也不必遵守嚴格規定、不必在腦中做各種計算。按下「大重置」按鈕之後，要得到這樣的關係會容易很多、很多。

▨ 咖啡因會影響我的睡眠驅力嗎？

會有暫時性影響。第11章將進一步探討咖啡因如何運作，以及對人產生的影響。簡單地說：咖啡因分子會占據睡眠驅力化學物質腺苷在腦中的受體，因此，攝入太多咖啡因會妨礙腺苷與受體結合，導致大腦無

法得知已經累積了許多睡眠驅力，這種招數會讓大腦覺得不睏，但其實已經很睏了。因此，最好不要在晚間喝咖啡，整體攝取量也不宜太多。然而，很難定義出可以攝取的量，是因為每個人對咖啡因的敏感度差異非常大，在身體裡停留的時間長短也不一樣。如果你還是不放心，可以減少咖啡量，或改喝無咖啡因咖啡（要循序漸進，否則會有嚴重的戒斷症狀）。

思緒奔騰該怎麼辦？

非常好的問題。接下來幾章將解釋「過度激發」，失眠症常見的思緒奔騰現象便與此相關。至於現在，請先記住，光是提高睡眠驅力，便能夠減少腦中思緒奔騰的時間。

================== 重 點 整 理 ==================

◆ 睡眠需求與能力奠基於「睡眠驅力」與「激發」的平衡。這個章節主要在瞭解睡眠驅力,清醒時睡眠驅力會存進睡眠撲滿,入睡時則會消耗。

◆ 睡眠撲滿可能儲蓄不足,原因如下:

　》 太早上床,來不及存到足夠的睡眠驅力。

　》 早上賴床,減少了白天儲蓄睡眠驅力的時間。

　》 白天小睡,從睡眠撲滿偷錢。

　》 不是飽死、就是餓死的睡眠模式,造成睡眠驅力用太多與用太少的惡性循環。

　》 白天活動量太少,無法累積足夠的睡眠驅力。

◆ 為了增加睡眠驅力,減少在床上的時間,遵守「大重置」時間表。

◆ 使用每日睡眠日誌(至少要累積一週份之後,才能開始這個步驟)計算「大重置」時間表:

　》 睡眠總長加上三十分鐘,這就是躺床時間。

　》 決定起床時間(每天都要遵守)。

　》 從起床時間倒推,算出最早可以上床的時間。

　》 注意:不一定要在計算出的時間上床,但絕不可以提早。

◆ 越是嚴格遵守新時間表,持續每天早上在固定時間起床、只在躺床時間待在床上,大腦就能越快開始讓夜晚充滿優質睡眠。一旦品質改善,長度也會增加。

◆ 下一章將要討論平衡等式的另一端──激發。

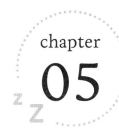

流口水的狗
為何你的大腦在夜晚開機

　　上一章介紹了睡眠驅力，也就是白天存在睡眠撲滿裡的睏倦，夜裡可以此換取一夜好眠。必須保持清醒、離開床鋪夠長的時間，撲滿才能有足夠儲蓄。但有時候，就算在花園做了一整天苦工、比平常晚睡、精疲力盡爬上床，沒想到卻依然難以入睡，或保持睡眠狀態。這究竟是怎麼回事？

　　睡眠驅力只是等式的一半，且是比較直觀、容易解釋的那一半，所以「大重置」才會從那裡開始。現在該是時候看看另外一半了：激發。

　　激發基本上就是激動起來的意思——生理、精神、情緒等等方面，會抵銷掉睡眠驅力。這是好事。即使你整天狩獵、採集，賺到很多睡眠驅力，但是夜間發生緊急事件時，例如看到老虎偷偷接近，還是會希望能夠不睡，對吧？在那一刻，恐懼造成的激發喚醒身心，準備反擊或逃跑。在這一瞬間，激發是救命的好朋友。然而，太多好事也會造成問題——**過量激發是失眠症的關鍵要素。**

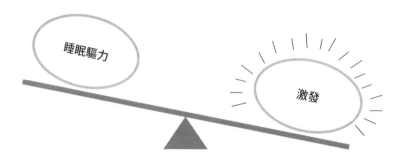

現在，你已經很熟悉清醒激發了——舉例來說，躺在床上思緒奔騰的那種經驗，即使睡了卻沒有休息到的那種感覺。即使精疲力盡，卻依然毫無睡意，讓你凌晨三點醒來之後不停翻來覆去。這樣的感受並非幻覺，而是反映出失眠症患者的大腦活動。

二〇〇四年，睡眠醫學專家艾瑞克・諾夫辛格（Eric Nofzinger）與同僚一起出版了關於這項主題的功能性大腦造影，帶來決定性的突破[1]。他們找來二十位參與者，連續三晚在實驗室接受監測——其中七人有慢性失眠症，十三人沒有睡眠問題。每天晚上，研究人員都會測量參與者的腦波，以獲取他們睡眠的精準圖像。他們也做出參與者睡眠時的大腦新陳代謝（基本上就是大腦使用了多少燃料）圖像，然後早上再做一次。結果，他們的發現非常神奇。

首先，兩組參與者的睡眠驚人地相似，例如，入睡耗費的時間只差四分鐘。淺眠與快速動眼期睡眠的比例，以及整體睡眠總長，兩組人在統計上也幾乎一模一樣。然而，這不代表兩組人在夜晚的體驗相同。失眠組的大腦顯示夜間葡萄糖新陳代謝整體比較高——他們的大腦運轉得更勤奮，狀態更清醒。很不可思議，他們的大腦在日間依然更勤奮。種種跡象顯示，**失眠症患者的大腦無論日夜都處在過度激發狀態，即使他們的睡眠參數乍看之下很健康。**

　　因此，你才會覺得累得要命（大腦一直過度操勞），卻依然無法入睡（且大腦始終處在過度激發狀態）。

　　過度激發也可以解釋為何即使大腦其實在睡眠狀態，失眠症患者也會覺得自己沒有睡。我之前有位病患，麗文，她聰明又理性。她認為自己快瘋了，因為妻子說她肯定睡了幾個小時，因為她打呼，而且就算喊她的名字也沒有反應。麗文原本不相信，但後來妻子拍了影片，證明她半夜睡到流口水──她甚至為了拍攝而打開燈，但第二天早上麗文完全沒印象。她沒有發瘋。她的狀況稱為睡眠錯覺（sleep misperception），在失眠症患者身上相當常見[2]。減輕日夜的過度激發之後，她睡得更安穩了，終於能真正享受到大腦製造的睡眠。

　　那麼，是什麼造成清醒激發如此失控？請見下列各種現代世界的「老虎」，看看是否符合你的狀況：

- 慢性壓力。
- 煩惱與思緒。
- 創造性激動*。
- 社會不公造成的義憤填膺。
- 隔天一早要趕飛機（或面試、開學）。
- 存在焦慮。
- 因為失眠而沮喪。
- 擔心身上的痣是不是比去年更大了（或之類），因此感到徬徨。

　　這份清單可以一直列下去，因為有無數的原因會造成激發，無論是正面或負面意義。但不管激發的源頭是什麼，總之，太超過就會在夜間

---

* creative excitement，指在從事創造性活動時，人們所感受到的高度熱情、激情和靈感。

抵銷睡眠驅力，讓人難以入睡或保持睡眠狀態。最棘手的問題是不能以毒攻毒。**如果你已經有太多清醒激發，企圖用強硬的辦法得到睡眠，就好像對著焦慮的人大喊：「真是的，快放鬆呀！」**只會造成反效果。

為什麼不能強迫自己放鬆？最主要的原因是我們往往誤解了激發的來源與運作方式。為了幫助你瞭解在失眠症脈絡中的過度激發，我將許許多多的源頭簡單整理成三大類：

- **制約激發**：大腦太擅長將兩樣東西連結在一起，以致於我們只要反覆在床上醒來（並且感到沮喪、焦慮等等），便足以產生制約。這就是狗流口水現象，本章節將會探討。

- **節律激發**：「晝夜節律」是我們體內的時鐘，要讓身體／大腦如此複雜的系統保持流暢運作，這是關鍵。這個時鐘的工作包括在白天需要清醒時，讓我們保持清醒。如果時鐘搞不清楚「白天」是什麼時候，就會讓人在不想清醒的時候清醒（例如，夜晚、凌晨）。後面的章節將更深入探討。

- **其他激發**：其他所有原因，從激動、咖啡因到壓力，全都屬於這個大範疇。爆雷：這個部分與你白天時看待各種事物的態度有關，包括休息、玩樂、思想、壓力、感情、身體，最重要的則是你如何看待失眠症。

好消息是倘若你正在執行第4章的睡眠固化，那麼，就已經在學習降低這三類激發了！當天秤往睡眠驅力那一邊傾斜，便會自然讓另一邊的激發減輕。繼續努力吧。

不過，我們要幫助天秤更加傾斜——這週我們就要來探討制約激發。之所以特別花費一章的篇幅，是因為這種力量真的很強大，而且在失眠症患者中非常普遍，必須先瞭解之後才能繼續前進。倘若以下幾項

符合你的狀況，就代表有制約激發：

- 晚上坐在沙發上差點睡著，但等真的上床（非常小心翼翼）後，卻好像啟動大腦中的開關，突然間整個人無比清醒。
- 夜裡醒來時，你的大腦會在三秒間從稍微清醒，變成「來規畫未來十年的財務吧，還要煩惱所有不順利的事」。
- 沙發、汽車後座、飯店、別人家，在這些地方你都睡得很好，但在自己的床上就不行。
- 想到要上床你就怕，或是接近上床時間，就開始認定自己又要為失眠所苦*。

　　究竟是什麼可恨的力量，造成這種讓人迷亂又痛苦的失眠體驗？我們用小狗狗來說明如何減輕你的痛苦。

制約激發是什麼？

　　如果你上過基礎心理學這門課，一定聽過帕夫洛夫的狗。一八九○年代，俄國生理學家伊凡・帕夫洛夫（Ivan Pavlov）進行了一項非常有名的實驗，研究狗流口水。只要看到肉，帕夫洛夫的狗就會流口水，這一點也不奇怪。這是理所當然的吧！有趣的是，他開始在每次餵肉的時候搖鈴，幾次之後，光是搖鈴便足以讓狗狗興奮流口水。

　　我們就像帕夫洛夫的狗，生來就會受到所謂的**古典制約**（classic conditioning）[3]──在這樣的過程中，大腦學到假使鈴聲和肉總是一起出現，那麼，聽到鈴聲就可以期待有肉吃。對於失眠症患者而言，床就是

---

* 作者註：最近有位病患如此形容：「有時候，晚上我站在房間裡看著床鋪，心裡滿是怨恨。我好想哭。」

鈴聲。床代表失眠症又要來折磨，因為床（以及上床時間、床的概念、睡眠的概念，諸如此類）往往與睡不著這件事攜手出現（以及沮喪、焦慮，一堆亂七八糟的情緒，總之不會睏）。換言之，**你在床上翻來覆去好幾個小時，其實是在制約大腦清醒、難過……，一看到床就會這樣。**

　　難怪你一上床大腦就自動開機，即使一分鐘前還睏到受不了，一躺下卻思緒奔騰。大腦看過這樣的上床過程無數次，於是告訴自己：「噢，嗯，我知道這個地方是做什麼的！現在要來呆望著眼瞼內側並思考明天該做什麼。這裡也很適合反覆思考失眠問題，一一叫出所有負面情緒——沮喪、絕望、憤怒、恐懼、焦急——確認一下全都運作正常。沒問題喔，我馬上開始處理！」

　　假使你入睡沒有困難，但是半夜醒來之後就很難重新睡著，你也同樣落入了古典制約[4]。你的大腦可能將睡前習慣與睏倦、放鬆產生連結，但也經歷過太多次在凌晨三點醒來，努力想睡又睡不著，於是很熟悉這套模式——一旦稍微有點醒的感覺，就要調到最大強度，持續添加激發因素：煩惱、激動的想法、洗腦歌、憤慨責怪伴侶打呼吵醒你。

　　有時候，這樣的制約激發會延續到白天。就連只是看到床鋪或想到睡覺，就會唉聲嘆氣，因為你的身體與心靈學會痛恨這個地方。我之前的患者法蘭克說過，在他眼中，床鋪和牙醫診療椅差不多。他說得沒錯！想像一下，有人被綁在老式牙醫診療椅上，眼神狂亂地看著擺滿銳利器具的拖盤在日光燈下閃耀寒光，背景鑽頭的聲音越來越接近。經過多年的制約激發之後還想安睡，就好像期待接受根管治療的病患能夠安穩睡著。

　　床鋪是安心的天堂，失去實在是太可惜了！倘若你在床上不但無法安睡、逃離塵世，反而被迫進行虛幻的戰鬥，只因為之前在這裡發生過太多次，可想而知，白天你肯定感到疲累煩躁。永遠無法放下防備，真

的會讓人累垮。

我們要學習重新在床上覺得睏。這是第二個重要策略，僅次於睡眠固化（請見第4章），並可以藉此重新設定與睡眠的關係。我們已經開始提供睡眠所需的東西——更多的睡眠驅力，現在呢，則是要幫助睡眠感到安心、放鬆，邀請睡眠在床上共度良宵。

如何解除制約激發？

要學會在床上覺得睏其實很簡單，床只用來睡覺——不做其他事。換言之，如果把床當作單純睡覺的地方，其他活動去其他地方進行，大腦終將學會上床就是要睡覺，除了睡覺什麼都不做。

也就是說，這些大家喜歡在床上做的事，必須換地方：

- 看電視。
- 滑手機看新聞或社群媒體。
- 講電話。
- 打電動。
- 和伴侶吵架。
- 吃東西。
- 工作或念書。

第一個改變就是：**不要在床上做睡覺以外的事**。把電視搬出臥房（睡前還是可以看電視，只是換個地方）。在家上班的視訊會議換個地方進行，廚房流理臺是個好選擇，如果需要隱私，躲進衣櫥也可以——總之不要在床上工作，甚至最好不要在臥房。要和伴侶抱抱或吵架都換到沙發上，不要在臥房。如果需要用手機當鬧鐘而必須帶進臥房，或者因為某些原因必須隨時接電話，最好轉到勿擾模式，並且放在房間另一頭。

> **小建議：給需要負擔照顧責任，或必須隨時接電話的人** ᵔᵕᵔ ᵕᵔᵕ
>
> 如果因為各種狀況而不能遠離手機，例如要等孩子的電話、確認你
> 所照顧的長輩安危、值班時的緊急呼叫，那麼可以改變手機的設
> 定，只接聽特定號碼的電話、特定 app 的通知，其他全部過濾掉。
> 這樣大腦就不必當下決定哪些通知要看、哪些不用，你也不必擔心
> 會錯過重要通知。

　　如果你會想：「太好了，我從來不在床上做這些睡覺之外的事……前
進下一章。」等一下！我敢說你在床上一定會做這件睡覺之外的事：**設
法睡覺**。

　　是的，設法睡覺不算真的睡覺。希望能睡著，等著睡眠來臨，追
逐、哀求、用呼吸技巧哄勸、計算還剩多少時間可以睡……這些全都是
睡眠以外的活動。事實上，「設法睡覺」是在床上所進行的活動當中最
糟的一種。這種行為會帶來最強大、最難纏的制約激發。第二個改變非
常重要：**無法入睡（或無法重新回去睡），就起床做別的事**。

　　這個概念在睡眠行為醫學術語中，稱之為刺激控制（stimulus
control）[5]，但我比較喜歡想成放下繩子。既然這場拔河比賽，你越努力
拉反而越難獲勝，不如乾脆放下繩子，找點愉快的事做？即使你最終
「贏了」這場拔河，也會付出慘痛代價，不但會產生大量焦慮，甚至會
養出更多制約激發，因為你持續這場拔河比賽的每一刻，都在教大腦更
多床上的制約激發。很諷刺，如果你乾脆放棄拔河，說不定反而能快點
睡著。即使不能也無所謂，反正你本來就睡不著！如此一來，至少可以
解除制約激發，多享受一點屬於自我的時間。

關於制約激發的常見問題

░ 離開床鋪之前要等多久？

雖然不必一有清醒的感覺就立刻下床，但也不要等到因為睡不著而焦急沮喪。我不會告訴你確切要等幾分鐘才能下床，因為我不希望你躺在床上數時間。此外，重點並非醒來的時間有多長，而是你的感覺：你是愉悅地半夢半醒，還是完全清醒？你是因為夢境的餘韻而微笑，還是惱怒地檢討最近睡得多差？你是覺得又快要睡著，還是知道再也無法入睡？如果是前者，儘管繼續窩在床上。如果是後者，就該放棄拔河而離開床鋪。

「睏」究竟是什麼感覺？ ﹀﹀ ﹀﹀

倘若你罹患失眠症已經有一段時間，或許很熟悉那種「幾乎就要睡著了」的感覺。要如何判斷你夠睏，可以繼續待在床上；還是夠清醒，應該下床？下列是睏的感覺：

- 身體感覺沉重、放鬆。
- 眼睛睜不開，無法聚焦。
- 心思渙散，無法集中。
- 如果在聽有聲書或 podcast，注意力會時有時無，不確定究竟有沒有聽進去。

下列是不睏的感覺，即使很累也一樣：

- 身體無法安靜下來，再輕微的刺激你也能清楚察覺。
- 輕輕鬆鬆就能保持眼睛睜開，專注閱讀。
- 頭腦清晰，能夠集中；可以順利進行邏輯思考。
- 在此當下因為睡眠而感到沮喪或焦慮。

░ 離開床鋪之後該做什麼？

　　喜歡做什麼都可以，重點是「喜歡」。不要為了想讓自己無聊到睡著，而看枯燥的電視節目或讀枯燥的書⋯⋯你只會因為浪費時間而感到煩，很快又開始為了失眠而焦躁。去看你一直想看的節目，讀你愛不釋手的書。不要安靜坐在黑暗中，希望能誘騙大腦入睡⋯⋯沒用的。這樣做只是另一種版本的「設法睡覺」，只會把睡眠推得更遠。你應該拿出畫筆、火車模型、聽新的 podcast⋯⋯任何讓你感到愉快的事*。

░ 可是我以前也做過，根本沒用。下床只會讓我更清醒！

　　沒錯，下床可能讓你更清醒，但是下床的重點本來就不是為了讓你想睡覺。**離開床鋪的目標是為了防止頭腦再次產生連結，一看到床就想到清醒與辛苦。**雖然留在床上或許能讓你稍微觸碰一點點睡眠表層，但也只是教大腦在夜晚進行半生不熟的睡眠。

　　假使之前你就試過在睡不著時離開床鋪，相信應該沒有立刻改善失眠，那是因為要消除制約激發需要時間與堅持。持續改變行為並不容易，原因是好處可能看不見，而且發生得很慢，但一定要相信這麼做能夠汲取強大的力量。

　　此外，離開床鋪不只能幫我們擺脫制約激發，也可以降低其他類型的激發：胡思亂想、過度努力、灰心沮喪、焦急絕望、煩惱擔憂、不斷數時間直到鬧鐘響。反正都睡不著，不如利用這段時間讓自己開心！所以啦，儘管去看你一直想看的那部電影吧。

░ 看電視或其他螢幕不會帶來太多刺激嗎？
　光線不是會妨礙睡眠嗎？

　　首先，相較於制約激發所造成的刺激（也就是「設法睡覺」的行

為），電視、Kindle閱讀器、手機所造成的刺激其實比較弱。務實地想——反正醒都醒了，與其在床上奮力拔河，刺激腎上腺素分泌，不如來點光線享受電視節目。儘管如此，最好還是不要看恐怖片或玩「俠盜獵車手」（Grand Theft Auto）系列電玩。半夜故意讓自己進入危機模式相當不智*，除此之外，任何其他活動都沒問題，重點是避免設法睡覺。

其次，睡眠科學家之所以如此在意夜間暴露在螢幕光線下，是因為螢幕的藍光（短波長光源）可能會影響晝夜節律，因而破壞睡眠（第6章將進一步討論）。解決的辦法很簡單：降低螢幕亮度，轉到夜間模式，或是晚上起床時配戴抗藍光眼鏡。就算忘記也無所謂。只要白天暴露在大量光線下，內在時鐘就依然能分辨日夜。

﹨﹨﹨ 不過，離開床鋪不會使大腦學會夜裡起床嗎？

你的大腦本來就已經會在夜裡醒來了。留在床上無法防止，離開床鋪也一樣。不過，這樣做可以讓你的大腦知道醒來並不可怕，也不需要沮喪。如此一來，當你在夜晚醒來，你的大腦／身體就能學會放鬆，而不是進入高度緊張狀態。

﹨﹨﹨ 但是，離開床鋪我會失去睡眠機會，如此一來就變得更加睡眠不足！

朋友，反正你都已經睡不著了。要是你能睡著，就不會有這個煩惱！留在床上設法入睡有任何幫助嗎？或許待在床上一小時（甚至更

---

* 作者註：記住，不要選太過刺激的活動。寫這個註解讓我覺得自己有點傻，因為一般人應該不會在凌晨三點賭馬、打暴力電玩。如果你不確定這個活動是否太過刺激，不必太煩惱。只要做你喜歡的事，若是有必要，下次再調整。

* 作者註：寫這本書時，我個人如果睡不著，會起床讀間諜小說或寫作。我非常喜歡這兩件事，因此，無論我是睡著或多一段時間可以享受閱讀／寫作，都不會有損失。

久）可以讓你慢慢入睡，但是設法入睡無論是否成功，週復一週、年復一年，累積起來的時間都在火上加油，讓慢性失眠症無法改善。

別忘記，失眠症與睡眠不足是兩回事。如果是內在力量讓你無法入睡（例如思緒奔騰），而非外在力量（例如，窗外有人一直放煙火），就表示你可能並非睡眠不足。**睡眠不足的問題與失眠症截然相反！你會在不該睡的時候睡著，而不是在該睡的時候睡不著。**

▨　什麼時候才該回床上再試一次？

絕對不要。絕對不可以回床上設法睡著。別忘記，睡眠是一種不由自主的過程，在多數時候，你可以**允許**，但不能**勉強**。當你完全接受這個事實，就會知道何時可以回床上（提示：睏的時候）。

▨　假使我沒有別的地方可去，或者身體無法離開臥房，該怎麼辦？

有人可能家中空間有限，尤其是住在小套房、宿舍，或家裡人口眾多無法獨占臥房。有人可能行動不便，獨自離開床鋪／臥房會有危險或困難。

無論任何原因，假使你晚間無法離開床鋪／臥房，不用擔心——你依然可以解除制約激發！**關鍵在於改變睡眠模式與清醒模式之間的脈絡。**睡不著的時候，不要在黑暗中躺在原處繼續任由思緒奔騰。這麼做等於停留在睡眠模式卻沒有睡覺，如此一來會增加制約激發。你可以轉換到清醒模式，打開燈，坐在椅子上、移動到床尾、躺到被子上，做一點愉快的事（閱讀、看電影，諸如此類）。最重要的就是避免躺在床上設法入睡。假如你整夜無法離開床鋪／臥房，手邊準備一本有趣的書，以免受不了誘惑又設法入睡。

▧ 可以在床上做愛嗎？

在家裡的任何時間、任何地方，想做愛都儘管做。不必避免在臥房做愛，因為制約激發不是制約激情，真的很可惜*。

▧ 可以在床上閱讀嗎？

剛開始從事失眠行為醫學治療時，我會揮舞教鞭嚴格禁止，「不准！想看書去別的地方。床鋪只能用來睡覺。」不過這樣太誇張。如果你是為了哄騙大腦睡覺，而故意讀枯燥無聊的書，請立刻停止。你努力過度了。相反地，如果你是為了樂趣而閱讀，單純只是睡前的愉快活動，儘管盡情享受吧！不要讀上好幾個小時，因為那樣又會進入制約激發的領域了。但是在床上閱讀十五到三十分鐘感覺不錯，久而久之，睡前閱讀甚至能夠變成要睡覺的提示。

▧ 睡不著就離開床鋪……一輩子都要這樣？

遲早有一天這個問題將不再重要，因為晚上很少會再出現長時間清醒的狀況，就算又發生了，也不會感覺如此痛苦。到了那個時候，或許就在幾週之後，你最好還是遵循這個道理：「不要在床上清醒太久。」不過，就算你不想離開床鋪，也不會造成大災難。為了以後可以拋開規定，現在就要先遵守規定——越是認真遵守，越能盡早拋開制約激發。

---

* 作者註：不過呢，如果需要嘗試新花樣的藉口，可以告訴伴侶你不能在床上做睡覺之外的事，所以只好換去廚房流理臺了。天曉得呢，說不定這本書能發揮另類效果，重燃你的性生活。

回到大重置

　　先放下制約激發，檢查一下大重置的進度。如果你已經進行第4章的睡眠固化練習至少一週，並且勤奮記錄睡眠日誌，你已經踏上大重置的路途啦！甚至做好準備可以開始微調躺床時間了。倘若你還沒開始做第4章的練習，請停止閱讀，回到前面。一定要做好第4章、第5章的基礎建構，才能繼續好睡計畫，否則就像蓋房子還沒建好一樓，就先做二樓陽臺。先檢討過去一週的狀況，然後再來討論如何前進到下一階段，以調整出新的躺床時間。

▨ 1. 睡眠固化進行得順利嗎？

　　檢查睡眠日誌評估進度。注意下列變項：

- **睡眠效率**：希望已經提升，逐漸接近目標的85% 到95% 範圍。倘若你乖乖遵守好睡計畫，但睡眠效率卻沒有進步這麼快，請不要慌張。大腦往往需要兩週的時間，才能完整領略我們在做什麼。
- **躺床時間總長**：應該要非常接近你在第4章計算出的躺床時間長度。如果長度超出很多，就表示你太早上床或太晚下床。
- **入睡所需的時間**：有沒有縮短？還是沒變化？不必急於打分數——只要觀察是否有任何模式。如果入睡所需的時間比上週短，是因為你上床時儲存了比較多的睡眠驅力嗎？如果所需時間變長，若沒有差太多（三十分鐘左右相當正常），那就不必太在意，或許只是剛好，也可能是大腦還沒完全領略我們在做什麼。在這個階段，所有狀況都是正常的。
- **夜間醒來的時間總長**：和上一項一樣！

- **睡眠總長**：目前這是最不重要的變項。可能變長、變短或沒有改變──這些全都不必太在意。這個變項可能是最慢改變的，對於和睡眠建立健康關係這個目標，也是最不穩定、意義最小的變項。因此，現在不必煩惱這一項。

▨ 2. 睡眠固化過程遭遇的困難與解決方法

若無法嚴格遵守睡眠固化的指引（例如，過去一週的躺床時間比計畫中長很多，或是你經常還沒到規畫的最早上床時間就上床），你並非特例。許多人都很難做到，尤其是第一週。可能會有一些困難，例如：

◆ 誤解說明

睡眠治療的這個部分可能會讓人容易混淆，尤其是在沒有治療師帶你一步步進行的狀況下。重新閱讀第4章，使用通用睡眠日誌網頁 app 或 CBT-I 教練 app。不用急！

◆ 環境無法配合

你無法比平常晚上床，可能是因為怕吵醒枕邊人。也可能是你的鬧鐘不可靠，導致你感到焦慮。這些常見的環境問題並不難解決：

- **如果可能，和伴侶分開睡**。我知道很多人認為，既然是伴侶就該睡在同一張床上，分開睡表示兩人的感情有問題。這種想法很傻。如果分開睡讓雙方都能在時間與動作上有更多自由，何樂而不為？附加的好處包括減少雙方受到的噪音／溫度干擾、減少吸入二氧化碳、擁有更多個人時間。你們依然可以抱抱、做愛，以各種方式享受彼此的陪伴，到了睡覺時間就去各自的地方睡。這種安排不必持續到永遠。一旦解決了慢性失眠症的問題，就可以重新評估怎樣的做法最適合你們雙方。

- **用耳塞、眼罩**。如果被家中的聲響吵到睡不著，可以用簡單又便宜的方法隔絕噪音與光線。請善加使用這些工具。

- **如果必要，設兩個鬧鐘**。若你擔心鬧鐘響了沒聽見，可以設兩個時間——一個是該起床的時間，另一個稍晚幾分鐘作為緊急備用。或許一個用手機，另一個用傳統鬧鐘。兩個鬧鐘都要先測試過以求安心。

◆ 欠缺動力

即使一開始動力十足，但是在一週的過程中洩了氣，這也是完全可以理解的。很多人會乾脆放棄，尤其是當你依然夜間醒來之後長時間睡不著。記住以下這幾點，或許會有所幫助：

- **需要一點時間才能看出改變**。雖然以你受失眠症所苦的整體經驗來看，這段時間不太長，但也需要兩週以上才能看到效果。這樣可能會讓人灰心，但一定要撐住，將這幾週的時間當作投資，賺取未來與睡眠的良好關係。畢竟睡眠是最親密的體驗，占據了我們在世上至少四分之一的時間。

- **我們的初期目標是改善品質，之後長度自然會增加**。發現睡眠時間沒有比以前長，甚至整體睡眠時間還變短了，你可能會因此感到沮喪。在大重置階段這樣很正常，因為長度必須建立在品質的基礎上。因此，我們必須先讓大腦學會更有效率的睡眠，然後再期待時間增加。

- **提醒自己為什麼而做**。倘若現在改變太困難，什麼時候才適合？這不是反話喔。或許現在不是改善與睡眠關係的好時機。也許你與睡眠之間的問題，還沒有嚴重到必須做這樣的努力。這些都是停止的好理由！你依然可以隨興讀完本書的內容，而沒有做練習

的壓力。只要給自己設一個門檻，等狀況夠嚴重時再試一次（例如，「一週有四個晚上睡不好」，或「當失眠導致我無法好好照顧孩子時」）。不用急。

3. 更新躺床時間

現在來到大重置的第二週。該來微調躺床時間了，請跟我這樣做：

- 觀察上一週的平均睡眠效率。
- **如果超過90％，這週就可以在床上多待一點時間。**很簡單，將原本的躺床時間增加15到30分鐘。這表示你可以選擇提前15到30分鐘上床，或延後15到30分鐘起床，也可以隨你的喜好將起床與上床時間都一併調整。記住，即使起床時間與上週不同，還是要堅持一週每天在同一時間起床。
- **如果在85％到90％之間，就先不要改變第4章算出來的時間。**再試一週，加上降低制約激發的練習，認真鞏固優秀的睡眠效率。
- **如果低於85％，請見前述的困難與解決方法，看看需要改變什麼。**你可以繼續用第4章算出來的時間，或者以最近兩週的睡眠日誌數據為根據，以第4章的方式重新計算躺床時間。也可能只是需要再多等一週左右的時間，讓大腦能夠跟上睡眠固化計畫。

這一週的功課

持續「大重置」，但現在加上兩個重要成分：睡眠固化與降低制約激發。整體而言，你要做的事如下：

- 起床時間：【　　　　　　】（填寫新的起床時間）每天固定在這個時間起床。
- 最早上床時間：【　　　　　　】（填寫根據新起床時間計算出的

新上床時間）一定要等到這個時間才能上床，或是睏了再上床，選比較晚的那個。

- 不要因為沒睡好就白天小睡，也不要提早上床作為「補償」。換言之，無論睡得好不好，都不可以在上床時間之前上床，而且必須在起床時間起床。若是出於安全考量，短暫小睡（二十分鐘左右）是可以接受的。
- 在床上只能睡覺，不要做其他事。不過，做愛和睡前為了樂趣而閱讀則可以接受。
- 假使無法入睡（或醒來之後無法重新入睡），起床做點有趣的事。不要待在床上設法入睡。

＝＝＝ 重 點 整 理 ＝＝＝

◆ 激發會抵銷睡眠驅力。也就是會讓身體或大腦興奮起來。

◆ 失眠症患者有過度激發的問題，可以從日夜間的腦部活動看得出來。

◆ 激發的來源有很多，但我們要先從制約激發開始解決，因為這是失眠症之謎當中很重要的一環。

◆ 制約激發就是大腦學會在床上自動醒來，因為過去你花太多時間在床上醒著，使得床鋪變成無法感到睏的地方。

◆ 要逆轉制約激發：

　》 在床上只能睡覺，不要做其他事（做愛與短暫閱讀例外）；

　》 無法入睡時（或醒來之後無法重新入睡），起床做別的事。重點並非讓你能回去睡，而是這樣做，久而久之可以降低制約激發。額外的好處是有更多清醒時間可以享受。

◆ 這一週，根據上週的睡眠日誌數據重新計算躺床時間，繼續「大重置」，並且開始逆轉制約激發。

◆ 一定要每天記錄睡眠日誌！

要有光
疲憊的真正解決方法（提示：不是睡更多）

　　開始接受睡眠治療幾週之後，我發現克里斯的睡眠數據改善許多：固定只花十五分鐘就能入睡，夜間醒來的時間平均只有二十分鐘。之前他幾乎每天會在夜裡醒來一、兩個小時，相較之下這是很大的進步。表現很好，克里斯！但有個奇怪的現象——每天早上，他依然將睡眠品質評估為「差」。當我問起這件事，克里斯解釋說他覺得自己的睡眠品質一定很差，因為他白天總是很累。「早上我好像在爛泥裡拖著腳步走，到下午就精疲力盡了。要不是一直覺得累，我應該會認為睡得很好！」

　　我敢說你已經厭倦了疲憊。

　　疲憊——感到累、精疲力盡、頭昏腦脹、精力耗竭，身體沉重——這是失眠症最常見的症狀。相較於罹患其他睡眠障礙的病患，失眠症患者更容易感覺累*。也就是說，數百萬人能夠理解你和克里斯的感受。這些人有如喪屍大軍，很累卻又無法放鬆，想盡辦法要在白天稍微有精神，因此為星巴克貢獻了兩百億美金的生意。經常有患者對我說類似這樣的話：「要是我能再多睡一點，就不會一直覺得好累……」假使每次聽到都能拿到一塊錢……呃，不會暴富啦，不過，至少我可以在高級生機

飲食超市買有機食品。

　　然而，倘若這樣的心願其實是基於錯誤的假設，那又會怎樣呢？如果「睡不飽」並非導致疲憊的原因呢？多數的失眠症患者都認定狀況是這樣：

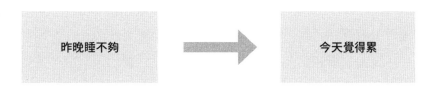

但我要來宣導一個新概念，不但有科學證據，而且還更能減輕疲憊：

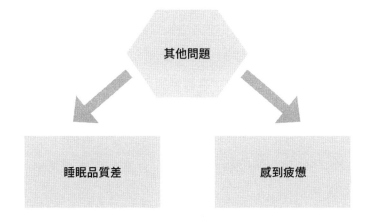

　　看到了嗎？在第二個圖當中，睡眠品質差並非導致疲憊的原因。相反地，兩者都是其他問題所造成。我知道現在你一定覺得很空泛，不過等讀完這個章節，你就會清楚知道這些問題是什麼。首先，我來說明一下為什麼第一個圖（「睡不夠」直接導致「覺得累」）並不正確。事實上，

---

* 作者註：小小提醒一下，疲憊（感覺累）和睏不一樣。睏是快要睡著了。累是其他各種感覺。

這種想法不但不正確，甚至有害，因為當你秉持那種想法，會導致你錯失解決疲憊的真正方法，而且錯怪睡眠並施加太多壓力，會導致你與睡眠的關係更加惡化。

客觀的睡眠參數無法預測疲憊

睡眠很難評估。你可以問問別人他們昨晚睡了多久──答案反映出的，往往是個人對睡眠的主觀評估，或對睡眠的感知與記憶。不過，我們已經探討過主觀睡眠感知不一定正確，失眠症患者更是如此。評估睡眠的客觀方式要靠睡眠多項生理檢查（PSG）。這是測量睡眠最精準的方式，在睡眠當下做出逐秒報表。

說了這麼多，重點在於，如果想知道睡眠是否真的會影響白天的表現，最好的方法即是以 PSG 測量睡眠狀況，看看客觀的睡眠參數是否能夠預測日間的感受。結果發現，**客觀睡眠參數無法預測疲憊**。

二〇一九年，金錫朱（Seog Ju Kim）與團隊[1]（韓國成均館大學與美國史丹福大學合作）找來五百九十八位失眠症患者進行整夜的 PSG 檢查，並測量他們的客觀睡眠狀況。而那些以客觀方式測量出來的參數，與疲憊全部無關：

- 睡眠總長。
- 睡眠效率。
- 入睡後清醒（也就是夜晚醒來時間總長）。
- 淺眠、深眠、動眼期睡眠百分比。

沒錯，那些看似與疲憊最相關的原因……其實無關。會不會只是（將近六百人同時）在那天晚上發生特別的狀況？研究學者佛提布羅許（Fortier-Brochu）與團隊[2]讓參與實驗的失眠症患者連續三晚進行 PSG

檢查，發現同樣的結果：這三晚的睡眠量無法預測隔天的疲憊程度。事實上，當兩項研究縮小範圍，詢問大家的習慣性睡眠總時數（也就是平常一天睡幾個小時），他們發現，習慣性睡眠總時數越長的人越會感覺疲憊。

這並不表示睡越多會越累。在這項發現中，無法確認何者為因、何者為果，很可能反映出的，其實是有個共通的因素造成習慣性睡眠總時數長**以及**疲憊——可能是內科疾病或憂鬱症。至於現在，我們從這兩項研究中可以清楚看出一件事：當我們以毫無偏頗的方式測量真正的睡眠，**就會發現睡眠總時數與疲憊程度無關。**

睡不好的隔天感到特別累，這只是幻想嗎？

不是。你感受到的疲憊經驗非常真實。那麼，為什麼科學研究的結果如此天差地遠？不是說睡眠總時數與疲憊無關嗎？但你的經驗卻顯示出晚上睡不好隔天會特別累，這是怎麼回事？

▨ 1. 過度激發確實會導致更加疲憊

在第5章，我們第一次介紹了「過度激發」這個概念，也就是身體或大腦太過亢奮。我提到過諾夫辛格與團隊所做的劃時代腦部造影，顯示出相較於健康睡眠人士，失眠症患者的腦部新陳代謝更高。即使兩組人的睡眠時間相同，失眠症組的大腦在夜間更奮力運轉——因為受到過度激發。當然啦，受到過度激發的人會比沒有的人更容易覺得累。雖然你感到疲憊不見得與晚上睡眠時間長短相關，但非常可能與受到過度激發有關。

⁂ 2. 對睡眠的錯誤知覺可能導致更加疲憊

這一點同樣與過度激發有關。記得嗎？第2章我介紹過「睡眠錯覺」的概念——感覺到的睡眠長度比實際要短，幾乎所有失眠症患者都有這個問題。這是過度激發所造成的，讓大腦將第二階段睡眠判斷為沒有睡，即使這個階段是真正的睡眠，而且應該要占整夜時間的50%。這個發現不是什麼大新聞，但我察覺，在佛提布羅許的研究中，感受到嚴重疲憊的失眠患者，也是誤判睡眠時間最嚴重的人，而比較不疲憊的人誤判睡眠時間的程度則比較低。事實上，這些參與者當中，一些客觀睡眠數據最差的人，甚至會誤以為睡眠時間比現實長，反而只感覺到輕微疲憊。這顯示出相較於真正的睡眠總時數，**睡眠的主觀認知更能預測疲憊程度。**

⁂ 3. 不規律的睡眠導致更加疲憊

失眠症患者研究過睡眠日誌之後，往往會很驚訝地發現，平均睡眠總時數比他們想像中長。這並不奇怪，因為我們的記憶往往會被睡最差的夜晚給扭曲。不過，每天都睡上六個半小時是一回事，有時睡八個半小時、有時睡四個半小時又是另一回事，失眠症患者的經驗可能比較傾向後者。多倫多大學（University of Toronto）的一項研究中，哈里斯（Harris）與團隊[3]發現，在這種每晚睡眠時數不一致的狀況下，最差的夜晚之後第二天確實會格外疲憊。但他們也發現，若以個人作為比較，那麼，無論是平均睡五小時或八小時，都無法預測哪個人整體比較累。換言之，**重要的並非睡眠總時數，而是一致性。**

░ 4. 睡眠與疲累之間的關係往往有循環論證、自證預言的狀況

倘若你非常堅定地相信白天很累是因為晚上沒睡飽，那麼，當你覺得累的時候，就會斷定是因為昨晚沒睡飽。當有人問你睡不飽有什麼影響，你就會說：「第二天我會很累。」

哈里斯的研究探討思考方式如何導致重度失眠與重度疲憊掛勾。他們發現，失眠症越嚴重的人越會去思考疲憊（也就是經常會想自己好累，沒有力氣撐過這一天，或以其他方式思考疲憊），並且對睡眠抱持「阻礙信念」（dysfunctional beliefs）*（例如，得失眠症是世界末日）。如此一來，**經常思考疲憊這件事加上負面的睡眠信念，將導致更加疲憊**。很合理，為了疲憊與睡眠問題而心情煩躁真的很累人！經常強調你有多累，更是讓疲憊成為人生中過度重要的存在，會放大不舒服的感覺，令你無法享受樂趣，於是對睡眠的感覺更差。如此一來，就會造成更多的過度激發，以致於睡得更不好。預言成真。

那麼，究竟是什麼害你這麼累？

現在，我們知道「其他問題」包括過度激發、睡眠錯覺、睡眠不規律，以及我們思考睡眠／疲憊的方式。這些因素全都會讓我們夜間失眠、白天疲憊。好消息是，如果你已經開始實行好睡計畫（也就是實行睡眠固化、逆轉制約激發），那麼，你已經開始解決這些問題了。現在，就來探討導致我們疲憊的「其他問題」。

要知道，疲憊的潛在原因有非常、非常多種。這裡列出幾個嫌犯，沒有特別順序：

---

* 毫無根據的負面思想，可能導致憂鬱、負面情緒或對人生目標裹足不前。

113

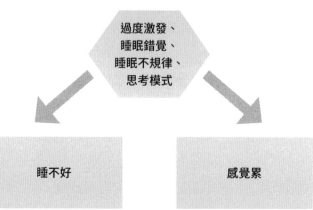

- 晝夜節律失調。
- 生活太靜態。
- 憂鬱症。
- 工作或家庭壓力。
- 種族歧視或其他歧視造成的壓力。
- 身為女性*。
- 高 BMI 值。
- 發炎。
- 貧血。
- 荷爾蒙變化。
- 停經、懷孕、生產（以及產後幾個月）。
- 藥物治療（化療、洗腎等等）。
- 藥物副作用（包括安眠藥）。
- 疼痛或外傷。
- 心理創傷、創傷後壓力症候群。
- 眼睛疲勞。

- 營養不良。
- 濫用物質（包括菸草、酒精、咖啡因）。

　　如果你符合上述任何一項，睡不好可能並非疲憊的原因，你怪錯對象了。如果符合好幾項，幾乎可以確定睡眠並非讓你疲憊的主因，也不是解決方法。上述每個原因都值得單獨寫成一本書（或一整座圖書館），而且大多超出了本書的主題範圍。第四部將探討創傷後壓力症候群、停經、疼痛這些問題。至於現在，讓我們先把注意力放在其中三項最容易導致疲憊的原因。

晝夜節律失調

　　還記得嗎？第1章我們談過晝夜節律？先稍微回顧一下：身體的所有生理過程，幾乎都遵循大約二十四小時的模式，包括我們睡覺、清醒的時間。這個複雜的系統由視交叉上核主導，就好像大腦裡的指揮，讓大型交響樂團裡的每一個樂器在正確的時間和諧演奏。視交叉上核知道時間的時候最開心，因此能夠保持一切按時運作，包括睡／醒節奏。

　　「晝夜節律失調」是個非常廣泛的詞，當視交叉上核對於外界時間或白天多長感到混亂，因而引起的所有狀況，都用這個詞涵蓋。這種狀況很常見，會在下列時候發生*：

- 夜班或必須輪班。

---

* 作者註：研究量不夠，因此無法確認「身為女性」會導致更加疲憊的原因，可能是生理差異，也可能是女性所受到的性別歧視、無償勞務，或更常擔任照顧角色。研究人員只簡單寫了一句「身為女性」，彷彿這件事本身就是造成疲憊的疾病，讓我有點厭世。

* 作者註：值得注意的是，其中多數都比較常發生在少數族裔與低收入的人身上。這是產生睡眠健康差異很重要的原因，少數族群或貧困族群有睡眠問題的比例較高，如此一來，又會造成其他生理與心理健康問題的比例較高。

- 跨時區旅行。
- 一整週都在不同的時間清醒或入睡。
- 用餐時間不規律，或是在非常規的時間用餐。
- 不分時間想小睡就小睡。
- 生理夜貓子被迫生活在晨型人的世界（或相反）。
- 白天長時間待在室內。
- 白天太過靜態。

當視交叉上核因為這些情況而混亂，就會難以讓你在夜間感到睏，以及在白天頭腦清醒、精神充沛。這種時間混亂、穴居生活的影響很重大，也是造成疲憊的重要因素，卻常常遭到忽視。我的許多患者——尤其是自認並非晨型人的那些——**一旦他們在白天多接觸光，讓晝夜節律重回正軌，就會變得非常有精神**，這往往讓他們十分驚訝。

打造快樂健康的晝夜節律 👁 👁

史前人類白天經常光照，夜晚則幾乎不可能有光，頂多只有暖色調的營火，這種光不會刺激視交叉上核。到了現代，我們的白天總是太昏暗、夜晚又太明亮，光照治療[4]可以刺激我們的史前腦，改善許多睡眠／清醒等健康相關問題，包括疲憊。要善加利用這種（大致上）免費的資源，你可以：

- **白天多光照，尤其是一大早**：這並非要你坐在開了很多燈的室內——人工光源沒有陽光所能帶來的好處。在理想的狀況下，要多走出戶外。英國一項超過四百人參加的研究發現，人在室外的時間越多，晚上睡得越好，越不會感到疲憊，情緒狀況也比較好[5]。一大早就接受光照，而且量夠大（例如，至少白天直接曬太

陽幾分鐘），對睡眠的好處特別大！事實上，這麼做會在夜晚帶來更多深眠[6]。如果你每天在戶外的時間加起來不到一小時，而且生活／工作的地方沒有大窗戶、不夠明亮，那麼，可以用含藍光波長的白光燈箱或光照治療眼鏡，在早上使用二十分鐘。

- **晚間保持昏暗，降低亮度。**某些地區晚上戶外燈光非常亮，住在這種地方的人往往睡眠時間比較短、品質比較差[7]。有些情況你無法控制，但還是有其他的解決辦法，例如夜間保持室內燈光昏暗。一般而言，我建議在平常上床的時間前兩個小時將燈光調暗。例如，將手機與平板轉到夜間模式，關掉廣譜（broad-spectrum）光*頂燈，或戴上抗藍光眼鏡。重點在於夜間環境要模仿營火，而不是太陽。時型非常晚的人（夜貓子）更是要試試。

- **關鍵在於晝夜對比。**即使喜歡在晚上看電視或滑平板也不必太擔心。不需要在太陽下山後完全停止使用螢幕。其實只要白天光照夠多，螢幕的光便不會影響夜間新陳代謝或睡眠。事實上，白天環境越明亮，夜間燈光的影響就越小[8]。這是因為晝夜對比是讓大腦分辨的關鍵。最重要的依然是在白天多接受光照。假使你整天在昏暗的環境工作，沒有機會外出或使用燈箱，那麼，晚上就要將螢幕光線調低或配戴抗藍光眼鏡。

- **額外加分：每天早上在相同的時間起床，規律進食。**選一個可行的時間，整週維持在那個時間起床（如果想要睡晚一點，就發揮創意調整早晨的例行公事，爭取睡覺的時間）。不要跳過早餐，不要跳過午餐，每天在大致相同的時間吃晚餐。重點在於要下床吃早餐，讓身體知道早晨開始了。

---

* 在沒有紫外線的情況下，最接近全光譜照明（為了模仿自然陽光而製造的光）的燈光。

靜態生活

　　一九八七年的古典研究中[9]，羅伯·賽耶（Robert Thayer）給一組參與者巧克力棒，叫另一組參與者散步十分鐘，然後要求他們記錄接下來兩個小時的精力、疲憊、緊繃等感覺。猜猜哪組的感受比較好？在日常生活中，我們確實可能會吃含糖的零食以提升「能量」，但研究結果發現，吃了零食的那一組感覺比較緊繃、疲憊。相反地，去散步的那一組感覺更有精神，比較不累。

　　造成緊繃與疲憊的凶手不見得是糖，也可能是吃零食的人錯失了散步的好處。數十年來，許多研究都證實靜態生活與感覺疲憊相關，而增加體能活動會讓人更有精神[10]。

　　雖然這麼說，但你不必去跑馬拉松或練混合健身（Cross Fit）。許多研究發現，**低到中等強度的運動最適合提升精力、降低疲憊**。例如，二〇一六年的一項研究發現[11]，原本靜態生活的大學生連續數週、一週三次進行低強度走路／跑步（強度低到可以邊跑邊聊天）之後，疲憊（包含「情緒疲憊」）的感覺降低了。研究者特別要求他們**不要**在意速度或時間長短，而是專注在「感覺愉快」。即使你不是像這些參與者一樣青春無敵也不必擔心，其他以中老年人所做的實驗也發現類似結果。

動起來！規畫體能活動 ⋎⋎ ⋎⋎

1. 一週選三天運動：【　　　　　】、【　　　　　】、
　　【　　　　　】。

2. 選擇有趣的活動（戶外或團體活動則會有額外的好處！）。
   - 散步。
   - 慢跑。

- 騎自行車。
- 園藝。
- 游泳。
- 舞蹈。
- 瑜伽或太極拳。
- 當保母。
- 組裝 IKEA 家具。
- 逛街。
- 其他：【　　　　】。
- 其他：【　　　　】。

3. 為你的三次運動時間設定手機提醒，或是現在就拿起電話約朋友下週去運動。

4. 選擇性：買獎勵圖表和貼紙，用來追蹤運動進度。小朋友可以得到貼紙獎勵，大人當然也可以。

▨ 憂鬱症

　　即使你沒有憂鬱症，也請讀完這一段。我有一位患者名叫修（Hugh），是位退休喪妻的老先生，但兒孫承歡膝下，他也總是積極樂觀。他的睡眠狀態很快便得到改善，但依然覺得很累。進一步探索他的日常生活體驗之後，我發現他罹患了憂鬱症，這是他人生第一次，所以自己也不知道。我委婉告訴修這件事，他說：「我不是懷疑妳，但我不是那種陰沉悲觀、自怨自艾的人！」

　　然而，憂鬱症不是那麼簡單。這並非人格特質或是世界觀的問題，而是大腦的生理狀況，嚴重時甚至可以歸類為腦部疾病。憂鬱症對每個人的影響都不相同。有些人會改變人生觀，有些人的改變則比較出現在

生理上——感覺身體沉重、動作遲緩……容易疲憊。

　　二〇一九年史丹福大學與成均館大學合作的一項研究發現，相較於輕度疲憊的失眠患者，重度疲憊的失眠症患者憂鬱症比例高達兩倍。因為研究中的兩組人都有失眠症，因此可以確定影響疲憊程度的並非失眠症——而是憂鬱症。在佛提布羅許與團隊針對加拿大人所做的研究中，相關程度更明顯。在十二項從疾病、焦慮到職業的因素中，除了年齡之外，憂鬱症是唯一能夠預測疲憊程度的。

　　你可能會想：「但我沒有憂鬱症！」呃，研究中的參與者基本上也沒有。研究人員刻意排除了臨床診斷出各種程度的憂鬱症患者。但憂鬱症並不是非黑即白，每個人偶爾都會出現憂鬱症狀，包括：

- 感覺缺乏動力。
- 感覺低落、消沉，好像一切都沒有意義。
- 感覺煩躁。
- 感覺孤獨。
- 自信或樂觀低落。
- 受挫之後難以恢復。
- 對喜好的活動興趣降低。
- 感覺罪惡感或憎恨增加。
- 感覺社交或創造能力降低。
- 對性愛興趣降低。
- 食欲降低或過度增加。
- 難以集中精神或做決定。
- 睡眠時間比平常少。
- 感覺比平常累。

　　若你像我的患者一樣，符合其中幾項敘述，那麼，你可能正在經歷輕度憂鬱症。這種狀況極為常見，可能只是應對一些因素產生的正常反應，例如：冬季白日較短，天氣較陰、造成壓力的事件或疾病、工作過勞或無聊、感情難關、荷爾蒙變化（包括月經），以及其他許多生理、心理、環境、社交變化。憂鬱症可能持續文火慢燉，也可能突然嚴重發作維持數週。若你認為自己有持續性或超過輕微程度的憂鬱症，我強烈鼓勵你請家醫轉介精神科醫師、心理師，或其他專精於情緒障礙的精神健康專業人士。

　　至於現在，無論你的憂鬱症多嚴重，依然有兩種非常有效的方式可以改善情緒與活力──光照[12]與活動[13]。沒錯。剛才做的日間活動與光照計畫，正好也是憂鬱症的良方。

　　那位退休喪妻的修老先生，採用了光照與活動混合療法。他開始在早上出門散步。他修好腳踏車，週末出門騎車。他也自願照顧孫子，甚至去附近的流浪狗收容中心擔任志工，增加離開家的時間。我很高興告訴各位，之後他真正開始綻放光彩。他很開心，因為多年來第一次感到如此活力充沛，睡眠也更加改善。

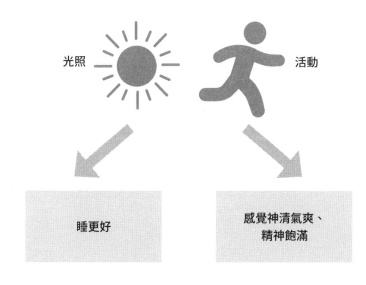

繼續大重置

這個部分很類似第5章結尾，不過還是請仔細閱讀，因為針對你目前的旅程階段有些小改變：

▨ 1. 睡眠固化與逆轉制約激發的進度如何？

- **睡眠效率**：希望已經提升，逐漸接近目標的85%到95%範圍。若是你規律遵守睡眠固化時間表（等到最早可以上床的時間才上床、每天在固定的時間起床）連續兩週，應該在睡眠效率這一項可以看到變化。

- **躺床時間總長**：應該要非常接近你在第5章計算出的躺床時間長度。倘若長度超出很多，就表示你太早上床或太晚下床。

- **入睡所需的時間**：一般而言，如果平均低於三十分鐘，或是大部分的夜晚都低於三十分鐘，那麼，你入睡的速度和健康睡眠的人一樣。如果沒有，可能代表你太早上床；試著延後十五到三十分鐘。記得也要每天在相同時間起床！

- **夜間醒來的時間總長**：假使你可以順利入睡，但是夜間醒來的時間很長，這是制約激發所造成的。千萬記住，夜間一旦感覺完全清醒，或開始「思緒奔騰」，就要立刻離開床鋪。

- **睡眠總長**：目前這是最不重要的變項。可能變長、變短或沒有改變——這些全都不必太在意。這個變項可能是最慢改變的，對於和睡眠建立健康關係這個目標，也是最不穩定、意義最小的變項。因此，現在不必煩惱這一項。

2. 逆轉制約激發遭遇的困難與解決方法

下列是逆轉制約激發過程中常見的困難：

• **沒有電視睡不著**。或許你習慣長時間在床上看電視，甚至感覺電視有助於入睡。然而，我依然建議去別的房間看電視，如果能改成在沙發或床上讀實體書會更好。如果認真試了一週之後真的不行，那就繼續在床上看電視吧，但是盡量將螢幕調暗，也要記得設睡眠時間，不要超過一個小時。倘若要看電視超過一個小時才能入睡，就表示其實還沒有到該上床的時間。

• **夜裡很難離開床鋪**。我知道，床鋪很誘人，你想繼續待在床上，不只舒服，而且說不定可以重新睡著。雖然醒著躺在床上可以稍微打個盹，輕輕掠過睡眠表層，但無論這樣的時間有多長，依然會伴隨著「思緒奔騰」或煩惱失眠所造成的焦躁，不值得用這一點睡眠換來長期的制約激發。假使你覺得清醒、焦躁的程度不足以讓你離開床鋪，而且打盹讓你覺得有休息到，很可能其實你正在經歷淺眠，那麼記錄日誌時，這段時間不該算進「夜裡醒來的時間」。

• **很難不在床上做其他事**。如果你的空間有限，我能理解只在床上睡覺有難度。這時，請盡可能製造「睡眠模式」與「活動模式」之間的差異。舉例來說，假使你的室友在客廳打電動很吵，你不得不在臥房念書，那就盡可能坐在書桌前（懶骨頭、單人沙發、地板之類的都可以），如果真的只能在床上，那就把頭對著床尾。或活動時間打開頂燈，準備睡覺時換成床邊的檯燈。如果在床上陪小孩玩，可以播放節奏輕快的音樂，準備睡覺時再換成柔和的音樂。

▨ 3. 調整躺床時間

現在來到大重置的第三週，該來微調躺床時間了。請你跟我這樣做：

• 觀察上一週的平均睡眠效率。

• **如果超過90%，這週就可以在床上多待一點時間。**很簡單，將原本的躺床時間增加15到30分鐘。這表示你可以選擇提前15到30分鐘上床，或延後15到30分鐘起床，你也可以隨喜好將起床與上床時間都一併調整。記住，即使起床時間與上週不同，還是要堅持一週每天都在同一時間起床。

• **如果在85%到90%之間，請先不要改變第5章算出來的時間。**再試一週，加上本章節的晝夜區別技巧，看看是否有所改變。

• **如果低於85%，請見第5章的困難與解決方法，看看需要改變什麼。**先繼續保持第5章算出來的時間表。一定要撐住！你已經為失眠症所苦那麼多年了，多花兩、三週堅持改變不算什麼吧？

這一週的功課

持續「大重置」，但現在加上三個重要成分：睡眠固化、逆轉制約激發、開始光照＋動起來。整體而言，你要做的事如下：

• 起床時間：【　　　　　】（填寫新的起床時間）每天固定在這個時間起床。

• 最早上床時間：【　　　　　】（填寫根據新起床時間計算出的新上床時間）一定要等到這個時間才能上床，或是睏了再上床，選比較晚的那個。

• 不要因為沒睡好就白天小睡，也不要提早上床作為「補償」。換言之，無論睡得好不好，都不可以在上床時間之前上床，而且必

須在起床時間起床。若是睡眠效率超過90％，中午如果覺得睏，可以小睡二十分鐘。

• 在床上只能睡覺，不要做其他事。不過，做愛和睡前為了樂趣閱讀則可以接受。

• 假使無法入睡（或醒來之後無法重新入睡），起床做點有趣的事。不要待在床上設法入睡。

• 使用本章的練習表（請見第116-119頁）開始光照＋動起來計畫：

　▪ 製造白天明亮、夜晚昏暗的對比。

　▪ 白天動起來，最好能去戶外。頻率為一週三次。

重 點 整 理

◆ 疲憊是失眠症最普遍的症狀，往往也是最惱人的。

◆ 雖然出乎意料，但整體睡眠時間與白天疲憊的程度無關：

　》 日間與夜間受到過度激發確實會使人疲憊；

　》 睡眠品質／長度經常變化也會；以及

　》 睡眠錯覺與反覆思考睡眠／疲憊問題（失眠症患者極為常見）也會導致更加疲憊。

◆ 造成日間疲憊的因素很多，包括下列常見的三種：

　》 晝夜節律失調：由於生活不規律或白天缺少光照，導致晝夜節律時鐘發生混亂。

　》 靜態生活：身體活動不足導致覺得更累。

　》 憂鬱症：即使你認為自己沒有「真正」的憂鬱症，但就算只是輕度的憂鬱症狀，也會造成精力不振。

◆ 要治療這些疲憊因素，最有效的做法有兩種：光照與運動。

　》 光照：白天盡量多照光，夜晚則要大幅減少；記住，要讓環境的晝夜對比盡可能明顯。

　》 運動：動起來！就算只是二十分鐘低到中強度運動（如散步），也能改善疲憊（以及憂鬱症和失眠）。

◆ 這一週，根據上週的睡眠日誌數據重新計算躺床時間，繼續「大重置」，同時也要持續逆轉制約激發，並且開始光照＋動起來計畫。

◆ 一定要每天記錄睡眠日誌！

心理貓砂盆

以及其他白天進行的技巧，停止夜晚思緒奔騰

　　失眠症患者當中，最最普遍的現象就是「思緒奔騰」——有如在夜晚活起來的怪物，長出會黏人的觸角，黏力非常強，一旦被抓住，無論如何哀求、威脅都無法掙脫。「思緒奔騰」的內容囊括各式各樣的念頭——正面、負面、不正不負、詭異、無趣、焦慮等等。但所有人都有一個共通的心願：想要關機。要是知道怎麼讓頭腦關機，肯定不會再受失眠症所苦了，對吧？秘訣是洋甘菊茶嗎？放慢呼吸？想像快樂的地方？拚命專心讓頭腦放空？（你還試過什麼技巧？）

　　很抱歉——這本書不會教你怎麼把頭腦「關機」，因為那是不可能的。同樣不可能「清理頭腦」。來試驗一下吧：絕對不可以想像有紫色圓點的粉紅大象，想了就會死。千萬不可以！你是不是正在想啊？就像你無法告訴自己「不要去想考試成績」，或「不要在意十年前說過的丟人蠢話」，或「給我閉嘴啦，大腦！」

　　既然無法關機，難道我們只能認命，永遠忍受過度活躍的大腦突如其來的無情攻擊？沒有這麼慘。雖然不可能以蠻力將大腦關機，**但可以教導大腦分辨「努力模式」與「放手模式」，這樣夜裡不必費太多功夫就能順利轉換**。簡單地說，有三種辦法可以幫助大腦在夜晚「放手」：

- **提升睡眠驅力。**一般而言，並非思緒奔騰讓你清醒——而是因為清醒所以思緒奔騰。換言之，只要夠睏，大腦根本不會有思緒奔騰的空間，因為你的頭腦充滿了睡意。透過第4章的練習，你已經開始提升睡眠驅力了。
- **降低制約激發。**如果大腦不會一看到床就覺得應該要忙起來（制約激發），那麼，偶然出現的念頭聚集大量動能之後變成思緒龍捲風的機率，也會大為降低。透過第5章的練習，你已經開始降低制約激發了。
- **降低其他類型的激發。**這個「其他」包含了我們清醒時發生的所有事，也是接下來的重點。在這個章節中，我們將會開始一一消除那些特別擅長讓大腦在夜晚活躍的日間激發來源。

白天的行為如何造成夜晚思緒奔騰？

當這個社會談論睡眠時，通常只著重在夜晚——怎麼做才能入睡、保持睡眠狀態、睡得更熟等等。但白天發生的事更是失眠症這鍋湯的重要食材，而且占比不只一半。以下三種日間／晚間的行為會造成阻礙，導致夜間失眠：

- 日間缺乏休息。
- 日間缺乏「整理」思緒的機會。
- 上床之前缺乏轉換期。

░ 阻礙❶：日間缺乏休息

我是媽媽也是專業人士，同時還擁有太多興趣，我很清楚一整天都處在「努力模式」的感覺——規畫、安排、學習、解決問題、一心多用、危機管理。即使讓你衝衝衝的原因並非子女或事業心，但我敢說你經常

有股火燒般的急迫，覺得必須做有生產力的事。讓我們來做個小小的思想實驗：想像一下，從此刻開始，整整一個小時，不准做任何有生產力的事——甚至不能讀書、摺衣服。你當下會有怎樣的情緒反應？

如果你當下的反應是放鬆或開心，恭喜，你沒有被「奮鬥文化」（grind culture）*綁架。不過，我主持企業工作坊時來參加的那些人，九成會因此感到焦慮或內疚（「什麼都不做」是什麼意思？我沒事該做什麼？看吧，又來了——你還是想做點什麼，無法放手）。你也是這樣嗎？

這和睡眠有何關聯？想想我們的遠古祖先，我們遺傳到他們的生理特質。假使他們整天都在忙碌奔波，代表什麼意義？是有老虎對他們垂涎嗎，否則為什麼不能停下來休息？當他們完成早上的狩獵工作，一切平安無事，他們會悠閒休息、吃東西、畫洞穴壁畫、互相理毛。當我們對生產力上癮，會傳達什麼訊息給長期處於過度激發狀態的身體與大腦？「有隻老虎永遠在後面盯著我們！」即使後面根本沒有老虎，睡著依然是一件危險的事。可想而知，你的身體和大腦在夜間會難以轉換到「放手模式」。

現在，請誠實面對自己——你什麼時候休息？我說的是真正休息——不是在電視前面放空，被動接受誇張情節刺激，也不是在客戶會議之間為了釋放壓力而失神大吃洋芋片，不是邊洗碗邊聽最新的政治評論 Podcast。什麼時候你才能真正餵養身體與靈魂？

---

* 作者註：奮鬥文化的意思是，在資本主義的助燃下，認為必須時時刻刻生產或消費的文化。每個人、每件東西的價值，都由其製造出的經濟輸出／潛力所定義。

簡單說明一下電視（電玩、社交媒體等）的問題 〳〵 〳〵

不要誤會──媒體消費並非萬惡。我個人很愛看電視和電影，曾經一口氣追完幾季的《絕命毒師》（Breaking Bad）──沒錯，是幾季，不是一季。但這不見得是真正的休息。問問自己有沒有下列的狀況：

- 我已經連續看電視三小時了，是為了真正能讓心靈恢復活力？還是因為我覺得很累又無聊，所以一直看下去？連續看電視幾個小時，真的讓我比較不累、不無聊嗎？
- 打電玩是否影響到我在現實生活的人際關係？伴侶是否希望我多花點間陪伴？我的身體是否希望我多花點時間照顧、保養？
- 花一整個小時滑手機看推特、抖音或 Instagram 讓我的身心靈愉快嗎？
- 這個 YouTube 影片真的是我想看的嗎？還是我看完別的影片之後自動播放的？

給自己一個挑戰，將使用被動媒體的時間撥出四分之一來和自己獨處，看看會產生什麼不一樣的感受、思想、欲望、交流。

∭ 如何改變

　　珠蒂是企業家，也是三個青少年的媽媽（好慘），她正在接受失眠治療，療程當中她和幾個姊妹淘一起去旅行。她回來之後一臉迷惑地問我：「我和姊妹去查爾斯頓（Charleston）的時候睡得好香，但是一回來幾乎立刻重新開始失眠。」我問她怎麼會知道旅程中睡得比較好，她篤定地說：「因為白天我覺得神清氣爽、精神飽滿，一定是因為我睡得比較好。」從第 6 章的內容，我們知道她的假設錯了──昨晚睡得好不好，很可能並不會影響今天的感受。事實上，翻開她的睡眠日誌就會發現，她

度假時的睡眠數據（睡眠總長、睡眠效率、半夜醒來次數等等）幾乎和在家時一樣。她在度假時甚至還睡得稍微少一點，為了和姊妹淘一起狂歡而晚睡。

如果不是因為睡得比較多，那麼，是什麼讓她在查爾斯頓感覺精神這麼好？原來她和朋友在一起的時候經常歡笑、遊玩、聽音樂、在市區逛街、搭乘帥哥船長駕駛的帆船……過程中，完全沒有看工作的電子郵件，也不用幫家人收拾爛攤子。簡單地說，她休息了。

真正的休息是身心恢復活力，並非目標取向，而且最後的成果往往無法量化。即使不能去遠方旅行，你依然可以休息。方法很多：

- 散步。
- 做白日夢。
- 閱讀。
- 賞鳥。
- 聽音樂。
- 玩樂器。
- 伸展操。
- 編織。
- 聊天。
- 泡澡。
- 做指甲、做頭髮。
- 建造鳥屋。
- 與伴侶依偎。
- 塗鴉。
- 把玩草葉。
- 坐在門廊上喝咖啡。

- 裝飾杯子蛋糕。
- 看懷舊老照片。

　　如果依然不確定真正的休息是什麼？回想一下童年。你假扮海盜、和娃娃玩扮家家酒、在地上挖洞，你為什麼做這些事？不是因為應該做。如果你問小朋友，他們會說：「不知道耶，沒有為什麼。」而能讓成年的你有那種感覺的活動，可能就是休息。

　　無論現在你做多少休息的活動……都請增加兩、三倍。你可能會抗議說：「可是我根本沒時間休息！我每天都忙得團團轉。」我能夠體會，但我相信你一定能發揮創意，說不定可以將晚餐後看電視的習慣改成聽音樂或做伸展操。不然也可以少安排一點小孩的課外活動，省下接送的時間去散散步。或者可以一週選一天偷懶不煮飯，吃好市多的冷凍千層麵，把工作交給烤箱，並趁這段時間陪狗狗玩。只要是有優先地位的事，我們就會去做；**我們被教導休息沒有優先地位**，彷彿休息沒有意義，只是追求「生產力」之間的無用空白。事實上，休息就像是大陸之間的海洋——生命誕生的地方。試著學習愛上休息，給予優先地位，即使一開始需要強迫自己也沒關係。

▨ 別害怕休息！規畫休息時間表

- 上班日選一段五到三十分鐘的休息時間：【　　　　　】。
- 非上班日選一段五到三十分鐘的休息時間：【　　　　　】。
- 你要從事什麼休息活動？（盡可能不要選放空追劇或滑手機看社交媒體）
  - 【　　　　　　　　　】。
  - 【　　　　　　　　　】。

・【　　　　　　　　　　　】。
・【　　　　　　　　　　　】。

現在立刻在手機上設每日提醒，按照計畫的時間進行。

給「A型人格」* 的你 ٠٠ ٠٠

倘若一整個小時什麼都不做讓你感到緊張，那麼，先花一週的時間做下列的戒斷練習：

- **安排每天休息一小時，但是當成工作會議看待**（在小組行事曆上輸入這個事項，然後將自己標註為「忙碌」）。你不會錯過，因為那是「工作會議」。沒有人需要知道你究竟在忙什麼，但你知道這段時間要用來休息。
- **設立嚴格的界線分隔「工作時間」與「非工作時間」**（例如，工作時間是上午九點到下午五點）。關掉手機的工作郵件提醒。在「非工作時間」不要打開筆電。去發呆玩手指。撐過戒斷症狀。
- **每天拒絕一項要求**，無論公事或私事都可以。對著鏡子練習以委婉但堅定的方式拒絕，或者事先寫好拒絕郵件範本。
- **擁抱無聊。**熟悉這種感覺。不要自動填滿「有生產力」的事。等到真的很無聊的時候，看看你會做什麼。或許塗鴉，或許在公園觀察人，就算只是呼吸也行。

---

* 這裡的A型並非血型，而是一九五九年美國心理學家邁耶・弗里德曼（Meyer Friedman）以及雷・羅森曼（Ray H.Rosenman）醫學博士合著的《A型行為與你的心臟》中提出的一項理論；A型人格的人有著急躁、沒耐心、認真、責任感強烈、不服輸且追求完美的人格特質。

░ 阻礙 ❷：日間缺乏「整理」思緒的機會

日常當中，你會在什麼時間整理思緒？換個說法好了，你在什麼時間做這些事：回想重要或開心的事，回憶懷念的地方或時間，與那些你無法控制的煩惱和解，幻想美好未來，或是任由好奇心與創意帶你走上天馬行空的思路？如果你習慣每天寫日記，或者遵從心理師的囑咐每天做功課，那麼，你已經在進行這種「整理」了。

但我猜想，許多人只是以自動導航模式過完每一天，即使停下來思考，也只限於工作需要或規畫未來的工作事項。也或許你的大腦時時刻刻都在整理，總是毫無目標地原地打轉……一整天，你腦中都充滿嗡嗡嗡的背景雜音，但你很難得全心全意去想那件最有趣或最煩惱的事。同時，你的思緒不斷想喚起你的注意，像小孩拉扯你的衣袖，單純想給你看一樣重要的東西。但你一次次推開，叫他們等一下，你分心去做其他事，直到……

夜裡你關燈躺在枕頭上。萬籟俱寂，一片漆黑。一整天第一次，終於沒有任何事物讓你分心。突然間：耶！那些不耐煩的思緒好不容易等到出場的時機。終於輪到我了！快點來釋放所有想法、煩惱，發洩所有不滿，用最高速播放隨機出現的回憶！於是乎，思緒開始奔騰。

░ 如何改變

只要在白天或晚間給自己充足的機會整理思緒，夜裡就不會在腦中那麼活力充沛地跳來跳去。解決的辦法很簡單：**在白天留一段時間，專注整理思緒**。以下提供一些選擇：

- **寫日記**。不要期待自己能寫出什麼曠世鉅作，這樣只會害你遲遲無法下筆。只要把日記當作丟出意識流（也就是文字嘔吐）的地方。如果你嫌自己寫得太糟，再也不想看到，那麼寫完就燒掉也

沒問題。

- **獨自祈禱**。如果祈禱原本就是你性靈生活的一部分，讓你有機會誠實思考自己的念頭、恐懼、歡喜、希望……那就多多祈禱吧！團體祈禱雖然很不錯，但這樣的環境不見得能夠讓你完全抒發內心的想法，所以每天都要有獨自祈禱的時間。

- **長時間散步**。讓心靈跟隨腳步移動。也可以邊走邊說出自己的想法。如果可能，最好超過二十分鐘。

- **準備心理貓砂盆**。這種方法特別適合容易煩惱或想太多的人。有養貓的人都知道，家裡一定要有貓砂盆，以免貓咪到處亂排泄。為容易想太多的心靈準備貓砂盆，指的是教導心靈只能在一天當中指定的地方便便，而不是隨時隨地一有感覺就開始胡亂煩惱。你會很驚訝地發現，心靈就像貓咪一樣，會很感激能有這樣的限制。這招不見得適用於所有人，但對於適用的人，效果會像魔法一樣。請見下列的步驟。

如何打造心理貓砂盆 ⌒ ⌒

倘若一整個小時什麼都不做讓你感到緊張，那麼，先花一週的時間做下列的戒斷練習：

1. **每天選一段三十分鐘的時間**：從早上／晚上【 　　　　】到【 　　　　】。假使很難每天擠出一段專屬的時間，那麼，也可以利用雖然在做事、但不需要動腦的時間（例如下班通勤、洗碗時）。

2. **在這段心理貓砂盆時間裡，盡情煩惱**。不要說服自己放下煩惱，也不要告訴自己「保持正向」。放肆煩惱吧，沉溺於那些糾纏你的各種杞人憂天。

3. 當這半個小時結束時，告訴自己：「煩惱，明天見。」然後將心思專注在接下來的其他活動（例如煮飯、陪小孩／寵物、工作）。

4. 除了這指定的半小時之外，其他時間都將煩惱留到下次的心理貓砂盆時間。溫和提醒自己現在還不是煩惱的時間，等到晚一點／明天就可以盡情煩惱了。

也可以這麼做：在心理貓砂盆時間寫下煩惱，整理成兩大類：「可控」與「不可控」。在「可控」那一欄寫下接下來要怎麼做（例如，今天就打電話預約）。至於「不可控」的項目，就任由心靈盡情煩惱這些事，直到三十分鐘結束。刻意去煩惱感覺好像違反直覺，但重點在於要在這段指定的煩惱時間，讓「不可控」的問題發洩出來。

提示：可以把「煩惱」換成其他任何思緒。利用心理貓砂盆時間胡思亂想、自我懷疑、自我指責、過度規畫、懊惱後悔、雖然事過境遷但還是想狠狠反嗆的話、不斷重複播放洗腦歌——那些沒有好處又無法在夜間輕易關機的念頭，全都可以。

▨ 阻礙❸：上床之前缺乏轉換期

　　如果你在高速公路上以時速一百二十公里狂飆，這種高速是不可能在下交流道後立刻停止的。你必須在距離停止標誌還有一段距離時先逐漸減速，否則會直接從標誌前面衝過去，直接開進十字路口。同樣地，**你必須在上床前的一段時間轉換到放手模式，讓身體和心靈能夠減速準備睡覺**。如果你的身體和心靈無法安靜下來，將那樣的過度激發帶到床上，等於讓大腦學到更多制約激發。

▨ 如何改變

　　有許多方法可以讓身心減速，不過，在打造個人習慣之前，請先參

考下列原則：

◆ 給自己明確的信號表明「努力模式」結束了

晚上八點痛快地「啪」一聲闔上筆電是個好信號，接下來就拋開工作，也不要上網瀏覽新聞，連想都不要想。晚上九點關掉屋內的大燈也是個好信號，只留下心愛的檯燈閱讀或做每日護膚。晚上十點手機提示聲響起同樣是好信號，告訴你該結束正在忙的雜務、換上睡衣，接下來還沒做完的事都留到明天。只要你規律地遵守，大腦就會學起來，以後只要一得到這個信號，便會自動開始全身放鬆的過程。

◆ 在差不多一致的時間遵守信號就好

請不要太精準、嚴格！這並非上床前的操練，而只是為了在上床時間前一個小時左右能有一致的信號，讓大腦學會自動進入解除激發的過程。或許你每天晚上所做的事都不一樣，但都以五分鐘伸展操、梳頭髮作為一天的結束。也可以準備好明天的便當，然後去和伴侶卿卿我我一下。關燈前閱讀、禱告，也是不錯的選擇。

◆ 在這段放鬆時間裡，從事本質令人愉快的活動

如果你把睡前放鬆活動列入待辦事項，做完之後劃掉，那就太目標導向了。找些沒有生產力又能讓你愉快的事來做，例如聽音樂*、泡腳、吸貓、擦潤膚乳液。以五感享受當下。從忙碌轉換到存在。

◆ 不要勉強

這是最重要的原則。例行的放鬆活動絕對不是能打扁激發的大鎚子，而是溫柔邀請睡眠來到。有時即使邀請了，睡眠也不會來，沒關

---

* 作者註：研究發現，聆聽柔和音樂有助於減少夜間醒來的時間。難得出現符合直覺的結果！

係。發脾氣或硬是想抓住，只會讓睡眠逃得更遠。假使做完睡前放鬆活動之後依然沒有睡意，那就繼續讀書、做伸展操、看電視，或從事其他愉快的活動（但不要在床上），直到覺得睏。

　　我的一些患者都會問到底能不能運動。你可能聽說過睡前一小時做運動會造成過度刺激，反而睡不好。不用在意。除非你在睡前來場綜合格鬥，否則不太可能造成過度刺激。事實上，**運動對睡眠有好處，像是可以增加深眠**[1]。此外，現代人的生活已經夠靜態了，我寧願你在方便的時候運動，而不是煩惱時間是否合適。

規定就是要打破的

　　有時候，不可能做到「完美」的睡前習慣，這時就需要靈活調整，如此可能更有好處。例如，我的睡前習慣大致是這樣：

晚上7:30：送幼兒上床睡覺，感覺大大放鬆，癱倒在沙發上裝死。

晚上7:45：開著電視做復健運動、做家事。

晚上8:30-10:30：寫書／文章。

晚上10:30：個人清潔時間。

晚上10:45：關燈，躺在床上聽有聲書。

　　你大概發現了，晚上三小時十五分鐘的時間當中，寫作占了兩小時，這是非常目標導向的活動，基本上違反了我自己的「規定」。但我熱愛寫作！要是不寫我反而會焦躁，想法在腦子裡到處亂飛，還不如寫下來比較好。我以自己的方式遵守原則：我的「一天結束」信號是送小孩去睡覺，接下來的一致習慣包括做家事、寫作、個人清潔，這樣的放鬆活動幾乎總是能讓我感到愉快。

　　重點不在於製造出「完美的」減速習慣，嚴格將放鬆這件事做到極致，而是要享受晚間時光，告訴大腦一切平安祥和。

設計晚間放鬆習慣 ︾ ︾

1. 「努力」的一天在晚上【　　　　　】結束。到了這個時間，轉換成「存在」模式的信號是【　　　　　】（例如，手機的溫和提示音）。

2. 收到信號之後，我的放鬆習慣包括：
   - ☐ 個人清潔。
   - ☐ 護膚或護髮。
   - ☐ 喝花草茶。
   - ☐ 閱讀。
   - ☐ 陪伴侶／小孩／朋友聊天。
   - ☐ 抱抱寵物。
   - ☐ 準備明天要穿的衣服。
   - ☐ 聽音樂。
   - ☐ 冥想。
   - ☐ 伸展操。
   - ☐ 輕鬆的雜務。
   - ☐ 其他：【　　　　　】。

3. 覺得睏了就上床，但如果又清醒過來，或是發現自己在努力設法入睡，就離開床鋪。

繼續大重置

　　現在，你應該很熟悉這個部分了。來看看這一週的大重置進度如何吧！

▨ 1. 睡眠固化與逆轉制約激發的進度如何？

- **睡眠效率**：若是你規律遵守睡眠固化時間表，並且認真執行逆轉制約激發（床只用來睡覺、睡不著就離開床鋪）超過兩週，睡眠效率應該會進入85%到95%這個範圍，或是很接近。

- **躺床時間總長**：應該要非常接近你在第6章計算出的躺床時間長度。如果長度超出很多，就表示你太早上床或太晚下床。

- **入睡所需的時間**：一般而言，如果平均低於三十分鐘，或是多數的夜晚都低於三十分鐘，那麼，你入睡的速度和健康睡眠的人一樣。如果沒有，可能代表你太早上床，試著延後十五到三十分鐘。記得也要每天在相同時間起床！

- **夜間醒來的時間總長**：同前。夜間一旦感覺完全清醒或開始「思緒奔騰」，就要立刻離開床鋪。持續這麼做。

- **睡眠總長**：目前這是最不重要的變項。可能變長、變短或沒有改變——這些全都不必太在意。這個變項可能是最慢改變的，對於和睡眠建立健康關係這個目標，也是最不穩定、意義最小的變項。因此，現在不必煩惱這一項。

▨ 2. 光照＋動起來計畫遭遇的困難與解決方法

有時即使真的很用心了，卻還是會在執行光照＋動起來計畫時遇到困難。以下是常見的問題：

- **忘記按照計畫活動**，或者找不到時間。計畫好的活動時間很容易忘記，尤其當你原本習慣了靜態生活，或環境原本就不適合有光。試試看設定獎勵（例如，喜愛的電視節目、甜點、泡泡浴），每次完成計畫便獎賞自己。更好的辦法是增加社交責任，和朋友相約一起活動（例如散步）。

- **沒有動力**。惰性是非常真實的問題，尤其還可能有任何程度的憂鬱症在偷偷沸騰。關鍵在於不要等到有動力再動──可能會等到地老天荒！你必須先動起來，感覺改善之後就更能激起動力。在剛開始的階段先逼自己動，接著逐漸就會進入良好的循環。

- **白天無法外出**。沒關係，真有必要也可以調整。在工作臺或廚房流理臺放個燈箱，如果白天能用光療眼鏡（light goggles）就更好了。每天早上二十分鐘，就能帶來長遠的改變！

▨ 3. 調整躺床時間

前進！現在來到大重置的第四週。該來微調躺床時間了。請你跟我這樣做：

- 觀察上一週的平均睡眠效率。

- **如果超過90%，這週就可以在床上多待一點時間**。很簡單，將原本的躺床時間增加15到30分鐘。這表示你可以選擇提前15到30分鐘上床，或延後15到30分鐘起床，也可以隨你的喜好將起床與上床時間都調整一下。記住，一整週都要在固定時間起床，就算想「耍賴」也不能超過一個小時。

- **如果在85%到90%之間，先不要改變第6章算出來的時間**。……加上一項新任務，如果還沒到計算好的上床時間就感覺非常睏，那麼可以提早上床。當然不是兩個小時那種程度，頂多提早大約半小時，而且只限於真的非常睏的時候。

- **如果低於85%，請見第5、6章的困難與解決方法，看看需要改變什麼**。先繼續保持第6章算出來的時間表。如果你持續堅守計畫的練習，應該下週就能進步到85%以上。這是我最後一次要求你「撐住」，接下來就要放下睡眠固化，將重點放在其他方法。

這一週的功課

　　持續「大重置」，但現在加上四個重要成分：（一）睡眠固化、（二）逆轉制約激發、（三）持續每天的光照＋動起來計畫、（四）日間降低其他激發。整體而言，你要做的事如下：

- 起床時間：【　　　　　】（填寫新的起床時間）每天固定在這個時間起床。
- 最早上床時間：【　　　　　】（填寫根據新起床時間計算出的新上床時間）一定要等到這個時間才能上床，或是睏了再上床。
- 不要小睡也不要賴床。若是睡眠效率超過90%，或者因為外部因素而嚴重縮短睡眠時間（例如凌晨四點要開車送伴侶去機場），中午如果睏了，可以小睡三十分鐘。
- 在床上只能睡覺，不要做其他事。不過，做愛和睡前為了樂趣閱讀可以接受。
- 假使無法入睡（或醒來之後無法重新入睡），起床做點有趣的事。不要待在床上設法入睡。
- 使用第6章的練習表開始光照＋動起來計畫：
  - 製造白天明亮、夜晚昏暗的對比。
  - 白天動起來（最好能去戶外），一週三次。
- 使用第7章的練習表開始降低日間激發的計畫：
  - 心理貓砂盆（如果沒有幫助，試試看散步或寫日記）。
  - 規畫休息。
  - 放鬆習慣。

重 點 整 理

◆ 「思緒奔騰」經常是最令失眠症患者沮喪的問題。提高睡眠驅力、降低制約激發的練習，已經開始幫助你讓奔騰的思緒安靜下來。

◆ 要進一步擺脫思緒奔騰，記住日間要做下列改變：

　　》 日間給大腦整理思緒的機會。

　　》 日間給自己適當的休息。

　　》 睡前給自己一段適當的放鬆時間。

◆ 這一週，根據上週的睡眠日誌數據重新計算躺床時間，繼續「大重置」，同時也要持續逆轉制約激發，並且開始光照＋動起來計畫，再用這一章的練習表（例如心理貓砂盆）幫忙讓心思在夜間停止奔騰。

◆ 一定要每天記錄睡眠日誌！

第 三 部

深入關係

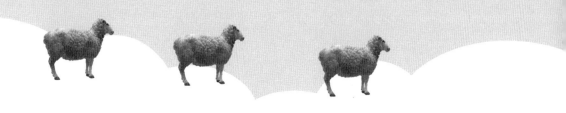

自證預言
你對失眠症的想法如何助長失眠症

　　阿楷（Kai）經常在夜裡醒來之後難以重新入睡。他會躺在床上，想盡辦法放鬆，但依然不停看時鐘，計算還有多少時間可以睡，想著明天一定會慘兮兮。他在絕望中問黑暗：「只睡這麼少，明天我要怎麼做事？」最終他會飄回睡夢中，但感覺鬧鐘立刻就響了。他拖著沉重的身體下床，想著失眠症遲早會要了他的命。失眠阻礙了所有事，例如規律上健身房，因為他認為自己擠不出力氣。他的心情暴躁、怨恨、絕望。可想而知，他很累。

　　凌晨三點，你莫名其妙醒來。此刻，你知道自己不只是模糊察覺周遭的狀況……你真的醒了。此時，你心中的第一個念頭是什麼？

- 「噢，不……」
- 「又來了。」
- 「我到底有什麼毛病？」
- 「明天我一定什麼都做不好。」
- 「真煩。我超討厭在夜裡醒來。」
- 「可是今天我有乖乖遵守所有規定！為什麼還是醒來？」
- 「為什麼我這麼命苦，其他人都不用受這種折磨。」

- 「只要能在十五分鐘內重新入睡，就還能再睡3.75個小時，如此一來，今夜有2.75加3.75個小時，等於6.5小時的總睡眠時間，比我應該要睡的長度少18.75％。這樣很糟，因為我連續兩天晚上都只睡6.75小時，如此一來，我的睡眠債就是（8-6.75）× 2 +（8-6.5）……」

當你照這個路線思考時，心裡有什麼感覺？有時念頭只是一閃而過，可以輕易甩開。但假使你像我在失眠診所遇到的大多數患者一樣，那麼，這些念頭常常會讓你感到：

- 沮喪。
- 焦慮。
- 怨恨。
- 憤怒。
- 絕望。
- 喪氣。

這些感受能幫助你重新入睡嗎？能讓你第二天感到精神奕奕、心情愉快嗎？還是只會引出更多不快的感受，更多盤旋的思緒，即使你終於飄回睡夢中，也只是煩躁地半睡半醒，最慘的時候，你會整夜陷入失眠症的深淵？這就是失眠症想法的自證預言。在這個希臘悲劇風格的殘酷命運中，**我們對失眠症的想法，會成為讓失眠症不斷持續的最佳燃料。**

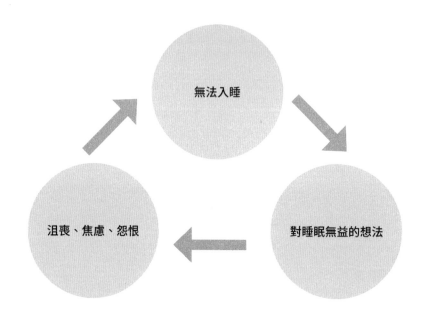

而且不只是夜間的想法而已。白天你是否有過下列想法？

- 「我的人生被失眠症害慘了。」
- 「失眠症正在一點、一點殺死我。」
- 「我不能繼續這樣下去。」
- 「睡眠永遠不會改善。」
- 「身體（或大腦、睡眠）背叛了我。」
- 「生小孩（或其他人生大事）讓我的睡眠永遠沒救了。」
- 「要不是失眠，我早就能去【　　　　　】了。」（填入極度渴望的活動）
- 「我不該參加這次的旅程（或舞會、企畫等等），因為我睡眠這麼差，想必狀況會很不好，沒辦法樂在其中。」

這些想法是否有助於讓你和睡眠的關係溫暖親密？還是造成壓力、

助長沮喪、增添焦慮，讓你每天背負的心理重擔更加沉重？最重要的
是，這些想法有讓你的人生更充實嗎？還是在你的內心與情緒空間都塞
滿焦躁？

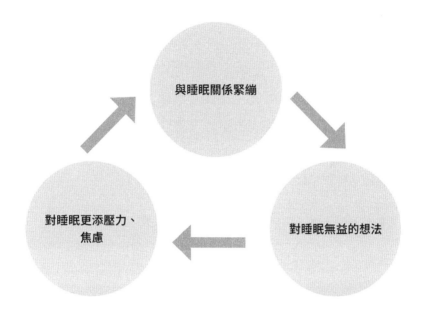

　　我們一次次回到過度激發，這是持續助長失眠症最主要的因素，而
且一天二十四小時、一週七天持續不停。你已經開始練習降低制約激發、
休息不足激發、晝夜節律失調激發，以及其他幾種激發。現在，應該來
看看激發的另一個重要來源——**對睡眠無益的想法**。

　　我們往往低估了想法的力量。一個念頭就能將我們從昏昏欲睡變成
瞬間清醒，而習慣性的思考更會將睡眠從朋友變成敵人。畢竟，假使我
們不停對睡眠施加壓力，要求睡眠拿出優秀表現，將所有問題都怪在睡
眠身上，總是想得那麼不堪，這樣睡眠怎麼會想要和我們相處？若是想
要和睡眠做朋友，讓它接受我們夜間的邀約，就需要重新檢視我們對睡
眠與失眠的想法。

　　阿楷來看診時，我們最主要的工作就是這個。他自己形容，他有種「會將小事越想越大」的毛病。過去，當他企圖「將頭腦關機」，或把負面念頭扭轉成正面時，總會發現自己在內心原地打轉，反而搞得更沮喪。有時他會突然驚覺，自己上班通勤的途中一直在想失眠的事，以致於比剛起床的時候更加痛苦。不過，那些自動化思考（automatic thoughts）*產生的念頭，只會帶他走上對睡眠無益的道路，注意到這一點之後，他開始以更有意識的方法應對這些念頭[1]。經過練習，發展出有益的觀點已經成為他的第二天性。阿楷說身邊的人甚至表示他整個人都變得放鬆很多！如果你可以像阿楷一樣，以更有彈性的方式應對想法，在改善與睡眠的關係這方面將有長遠的好處。

步驟 ❶：覺察關於睡眠的自動化思考

　　要改變之前一定要先瞭解。下圖是自動化思考的流程：

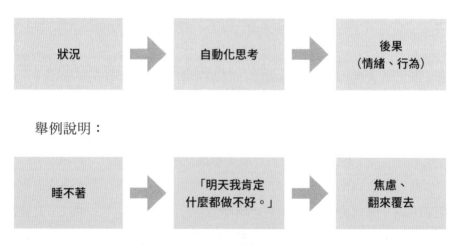

　　有沒有看到，自動化思考（「明天我肯定什麼都做不好。」）像一座橋，連結狀況（睡不著）與後續行為（感到焦慮、在床上翻來覆去）？我們之所以稱之為「自動」，是因為這種思考發生得很快，而且往往無

法察覺，以致於我們根本不知道自己有這種念頭。我們很可能只體會到「無法入睡」與「感覺糟糕」之間的直接關聯，彷彿半夜醒來必然會造成這種結果。我已經可以聽到你抱怨「可是半夜醒來當然會感覺很糟糕！」這是你過往的體驗。然而，倘若半夜醒來不一定代表焦慮與掙扎呢？假使是像以下這樣：

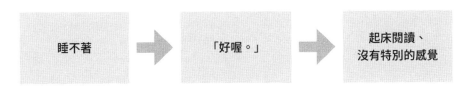

無論你是否相信，但其實你可以掌控這整個過程，而且比你想像的更容易，只是需要練習。不必急。要達到這種境界，首先要覺察關於睡眠的自動化思考*。要做到這一點，請用第152頁的表格做一週的紀錄。

▨ 假使我難以分辨自動化思考的念頭呢？

自動化思考真的很難抓住！如果它不是自然而然地出現，也不要擔心，你並不孤單。以下是兩個幫助你注意到自動化思考的步驟：

1. **反向思考**。如果你發現自己對睡眠感到焦慮、沮喪、怨恨，先在第152頁的表格第三欄（後果）寫下來，然後問：「為什麼我會有這種感覺？我在想什麼？這個狀況究竟有什麼特別的，竟讓我感到這麼糟糕？」即使你想到的答案太明顯（例如，「我睡不飽。」），還是在第一欄（狀況）寫下來。

---

* 自動化思考是大腦感知到壓力後所產生的自動反應，在腦海中自動蹦出來，並未經過篩選。

* 作者註：而且必須不帶批判，因為我們不希望罪惡感與自責來攪和！要是你抓到自己在想：「我不該有這種念頭」或「這個想法超蠢」，提醒自己，這只是大腦想要幫忙而已。責備自己等於在焦慮／沮喪這鍋湯裡加上更多原料。要教導大腦分辨有益與無益的想法，就要持續給予溫和的回饋（例如，「這個想法真有趣。來看看對目前的狀況是否有益。」）。

狀況	自動化思考	後果（情緒、行為）
已經很晚了 還是睡不著。	「明天我一定 什麼都做不好。」	沮喪、絕望、 拚命設法休息。

2. **問自己「那又怎樣？」**。假使你察覺一個本質上無益的念頭（例如，「都已經凌晨四點了。」或「我又醒來了。」），那就問自己：「就算已經凌晨四點了又怎樣？就算醒來又怎樣？」你會發現真正導致焦躁的自動化思考就藏在那裡。可能是：「如此一來，我就只剩兩個小時可以睡了，這樣不夠。明天我一定什麼都做不好。」

▨ 假使我的自動化思考已經很確實、正向呢？

沒問題！我們的目的並非批判那些念頭。無論真假、正負都無所謂。重點在於要理解自己對睡眠的想法，而這些想法又導致什麼結果。很可能你對睡眠的想法其實苦甜參半。

▨ 假使我的自動化思考非常含糊呢？

有時，人們能清楚表達出的只有「噢，不」或「又來了」。不過請盡量延伸，因為我們需要更多內容才能處理。究竟是什麼讓你講出「噢，不」？「又來了」？說不定是：「噢，不，我又要醒來好幾個小時了」或「又來了，我又得拚命想辦法入睡……每次都好辛苦。」

◎ 假使我的自動化思考是以提問的方式出現呢？

人的想法往往會充滿各種問題，例如：「我為什麼會這樣？」、「為什麼我睡不著？」、「明天我要怎麼做事？」**找出這些問題背後的陳述句非常重要**，因為當我們動手拆解這些想法，需要陳述句才有著力點。所以，試著回答你自己提出的問題。例如，你真正的想法或許是「只有我這樣真是太沒天理」、「我無法預料或控制我的睡眠」、「明天我一定什麼都做不好」。

步驟❷：檢視關於睡眠的自動化思考

記住，不必急。慢慢做完第一步，確定你至少覺察到一些自動化思考，下次再出現時有信心能分辨。第一步很可能要花上一整個星期，沒關係。等你準備好，就可以開始檢視這些想法了。第一次開始練習這個技巧時，最好等到白天，不但頭腦比較清晰，也比較不會在凌晨兩點陷入失眠沮喪的泥淖時，開始過度分析。等到漸漸熟悉這個技巧，不論無益的念頭何時冒出，都可以在當下進行。至於現在，從腦中的紀錄找出一個想法範例，然後問自己：這個想法有益嗎？如果答案是「有」，太好了！表示無論那個想法是什麼，你感到愉快並且有助於睡眠。如果答案是「沒有」，就繼續問自己以下的問題。

◎ 1. 這個想法是基於事實還是出於恐懼？
是否符合本書所提到那些關於睡眠的科學事實？

有時候，之前聽說過關於睡眠的資訊會偷偷溜回腦海，並且說：「要是每晚睡不到八小時，我一定會失智。」或「我睡眠不足。」請回頭翻翻第1、2章，重溫一下關於睡眠與失眠的事實。你會發現，那些思緒的正確答案或許是：「我可能不需要睡八小時。」或「我有失眠症，不是睡眠

不足。睡眠不足造成的可怕後果不會發生在我身上。」

▨ 2. 這個想法是預測嗎？以前有沒有未實現的時候？
　 我的預測是否有反例？

　　例如：「明天我一定什麼都做不好。」你是否有過晚上睡眠很差，但第二天依然表現不錯的時候？或是反過來，你是否有過明明睡很多，但第二天諸事不順的情況？一天的狀況順不順利，是否還有其他影響因素？如果有，那麼今晚的睡眠確實和明天的表現掛勾嗎？

▨ 3. 假使我的預測確實成真了，最糟糕的狀況會是什麼？
　 成真的機率有多大？我能夠解決嗎？

　　舉例來說：「明天我一定會很累。」那麼，最糟糕的狀況應該是你表現非常差，在公司闖大禍被開除。你睡不好的日子非常多，而這種狀況發生過多少次？明天會發生嗎？以前你採取什麼對策，以補救或解決後果？

▨ 4. 我是不是對睡眠施加太多壓力？
　 我是不是錯怪了睡眠或期望太高？

　　舉例來說：「我的身體背叛了我。我應該要像以前一樣好睡才對。」只要自動化思考裡出現「應該」這個詞，就表示你很可能對睡眠施加太多壓力。只要你覺得睡眠虧欠了你什麼，就表示你很可能不公正。

▨ 5. 那要以怎樣的態度思考這個狀況才是公正、平衡、正確的？

　　請注意，我沒有要求你找出更正向的想法。單純戴上玫瑰色眼鏡通常不會有好下場，因為當我們愚弄自己的時候，自己最清楚。我們只要求務實公正。有時簡單到只要把句子說完就能做到。例如：「失眠症折磨

我好久……」可以變成：「失眠症折磨了我好久……有夠慘！但現在我開始建立與睡眠的良好關係。我可以看到希望。」

口袋蘇格拉底 ⌒⌒ ⌒⌒

蘇格拉底喜歡用提問作為教導的方式，借用他的方式，可以讓你更瞭解自己關於睡眠的自動化思考。請把這些問題抄在提示卡上帶著走，或放在床頭櫃上，方便你隨時諮詢口袋蘇格拉底：

- 這個想法是根據事實而來？還是基於恐懼？
- 如果這個想法是預測，那麼，之前實現過多少次？
- 如果我的預測成真，最嚴重的狀況會是什麼？我能解決嗎？
- 我是不是對睡眠施加太多壓力？是不是對睡眠不公正？
- 該以何種方式思考這個問題才公正、平衡、正確？

步驟 ❸：練習轉換成有益的觀點

　　檢視自動化思考的時候，你便已經開始練習以有益的態度走近睡眠。來看看阿楷是怎麼做的，並瞭解如何進一步練習。首先，我和他一起覺察關於睡眠的自動化思考，以辨識出最常出現的三種，然後我們想像自己穿上古希臘長袍，化身蘇格拉底，模仿他和學生的對話。

自動化思考 #1：「要是不快點睡著，明天一定什麼都做不好。」

阿楷：要是不快點睡著，明天一定什麼都做不好。

蘇格拉底：你之前有沒有像這樣睡不好的日子？

阿楷：有，失眠症糾纏我很多年了。我經常半夜醒來一個小時，有時甚至兩、三個小時。

蘇格拉底：之前睡不好的時候，你還能做事嗎？

阿楷：應該吧。我總是能設法撐過去。

蘇格拉底：明天你能不能也撐過去呢？

阿楷：嗯，我應該可以。只是睡不飽的時候，我會犯錯或忘東忘西。

蘇格拉底：以前睡得好的時候，你是否也曾經犯錯或忘東忘西？

阿楷：嗯，應該有。

蘇格拉底：那麼，睡好這件事是否完全左右了你的表現？

阿楷：不是，還有其他很多影響因素，例如有沒有吃早餐、工作有多忙。

蘇格拉底：假使你真的犯錯或忘東忘西，會發生最嚴重的狀況是什麼？

阿楷：我會道歉然後改正。萬一真的闖了大禍，我會丟飯碗。

蘇格拉底：你多常闖大禍丟飯碗？

阿楷：從來沒有。

蘇格拉底：一開始你說要是不快點睡著，明天一定什麼都做不好，你認為這個預測有沒有更正確、公正的表達方式？

阿楷：明天我可能會覺得很累，無法拿出最好的表現，但我應該還是能做得不錯。即使不完美，也不會太差。世界不會就此毀滅。

　　你認為阿楷和蘇格拉底聊天之前與之後的感受有什麼變化？你認為哪個版本的阿楷今晚剩下的時間會睡得比較好？哪個版本以後會睡得比較好？

自動化思考 #2：「失眠症正在一點、一點殺死我。」

　　阿楷：失眠症正在一點、一點殺死我。

蘇格拉底：嗨！又是我。你怎麼知道失眠症正在殺死你？

阿楷：我在文章中看到睡眠不足對心臟、大腦、內臟都有害，對整個身體都不好。

蘇格拉底：回想一下你之前在這本書讀到的內容，失眠症和睡眠不足是一樣的嗎？

阿楷：不一樣。睡眠不足是外力（如，夜班工作）讓人無法睡覺。失眠症是有充足的機會睡覺，但大腦不讓我睡。

蘇格拉底：那麼，你認為你的想法是基於事實還是恐懼？

阿楷：我好像只是擔心會因為失眠症死掉。所以是基於恐懼。

蘇格拉底：覺得失眠症會害死你，這種想法目前對你有益嗎？

阿楷：沒有，只會讓我更焦慮。

蘇格拉底：針對這個想法，有益的回應是什麼？

阿楷：失眠症會害死我這件事，我不知道是不是事實。我不喜歡，但說不定失眠不會像睡眠不足造成那麼大的傷害。無論如何，我已經在練習改善睡眠了，至少方向正確。

和蘇格拉底聊過之前與之後兩個版本的阿楷，你認為哪個版本和睡眠的關係會比較好？哪個在增加激發，哪個在降低？

自動化思考 #3：「要不是因為失眠，我一定可以固定上健身房。」

阿楷：要不是因為失眠，我一定可以固定上健身房。

蘇格拉底：今天你沒有去健身房的確切原因是什麼？

阿楷：因為我昨晚沒有睡好，今天太累了。

蘇格拉底：有沒有其他原因讓你覺得累？

阿楷：我最近壓力也有點大，心情鬱悶。加上我家那個青春期的孩

子又特別難搞。

蘇格拉底：將疲累、無法去健身房完全怪罪睡眠問題，這樣公正嗎？

阿楷：有時候只是藉口吧。單純是因為我心情低落、沒有幹勁。

蘇格拉底：上健身房會不會有助於改善你的心情，感覺更有活力？

阿楷：會，所以從前我好愛去。真希望現在還是可以固定去。

蘇格拉底：你最近有沒有試過即使睡不好也去健身房？

阿楷：我已經很久沒去了。

蘇格拉底：你真的確定沒辦法去？這是事實嗎？最嚴重的後果會是什麼？

阿楷：我應該可以試試看。最嚴重大概是只能完成一部分的鍛鍊，感覺精疲力盡之後回家。

　　哪個版本的阿楷比較可能會去健身房，收穫運動帶來的好處？哪一個會有比較多的睡眠驅力、比較好的心情、比較少的壓力？造訪你內心的蘇格拉底，親身體驗一下！這裡提供一個進階版的思考紀錄加以追蹤：

狀況	自動化思考	後果（情緒、行為）	比較正確、公正或有益的想法	後果（情緒、行為）
半夜醒來，枕邊人還在給我打呼。	明明全家我的睡眠衛生習慣最好，卻只有我一個人失眠，真是太沒天理了。	覺得沮喪、怨恨。感覺伴侶打呼更大聲了。	只有我一個人失眠，這樣很孤獨，我不喜歡，但這不是別人的錯。我正在練習修復與睡眠的良好關係，而且引以為榮。	心情稍微好一點。起床聽自己喜歡的Podcast。

狀況	自動化思考	後果（情緒、行為）	比較正確、公正或有益的想法	後果（情緒、行為）

　　記得，我們的終極目標並非批判思緒。我們不是來和大腦吵架的！**不要太在意真假（這種二分法本來就不合理），把重點放在何者有益、何者無益**。我們可以繼續保有這樣的想法：沒錯，全家只有你一個人失眠真的很慘，家人根本無法理解你受到怎樣的折磨。這樣**確實**很沒天理。不過，深夜不停反覆想這件事，有什麼好處嗎？乾脆起床聽喜歡的Podcast，享受一下屬於自己的時間，這樣不是更好？

　　給自己多一點耐心。模仿蘇格拉底拆解無益思想是一種技巧，需要練習，就像騎腳踏車一樣。試著每天捕捉一個自動化思考，花幾分鐘練

習口袋蘇格拉底問題，看看是否能夠得到不一樣的觀點。如果你很少有睡眠相關的自動化思考，恭喜！你還是可以練習覺察並檢視關於其他事的無益思想，例如：因為工作交期逼近而焦慮，或是因為小孩不吃花椰菜而煩惱。這個工具可以應用在任何情況。

這週的功課

如果現在你的大重置已經進行到第4週，應該從睡眠日誌上看得出變化，包括睡眠效率大多超過85%（整週平均高於85%），平均入睡所需時間減短（如果一開始要花超過三十分鐘才能入睡），平均夜間醒來時間也減短。希望你因此對睡眠更有信心、更加滿意。

如果你符合以上的描述——恭喜！太棒了。現在不必像大重置階段那麼嚴格了。例如：

- 真的很睏的時候，可以比計畫好的時間提早上床。
- 起床時間也可以更有耍賴的彈性，但還是不要超過一個小時。
- 如果中午覺得睏，而且睡一下會很舒服，那麼，可以為了享受而小睡（不超過三十分鐘）。
- 無論是在剛躺下的時候或半夜，倘若感覺完全清醒或無法入睡，依然要離開床鋪。不過，假使你覺得舒服愉快，而且可能會重新飄回睡夢中，那麼，儘管待在床上。

我們正在朝終極目標邁進——不必硬性遵守睡眠相關規定，也不再把睡眠視作一項計畫。我們已經成功利用大重置提升睡眠驅力、降低制約激發，你和睡眠的關係一切歸零、重頭來過。現在，你可以將注意力放在這段關係中比較瑣碎、情緒的面向，包括聆聽自己的身體，相信身體告訴你的話。

▒ 大重置沒效。這是怎麼回事？

如果以上描述的改變沒有發生，可能的原因如下：

- 你可能需要再堅持一週。有些人會連續幾週都沒有改變，但突然就生效了。假使你認為是這個原因，那就再試一週，倘若還是不行，那就告訴自己已經盡力了，放手前進第三部的技巧。

- 失眠症持續因子主要是你對睡眠的想法，而不是做法。你會注意到第二部（大重置）主要在改變做法，而第三部（深入關係）則主要在改變想法。試試第三部的技巧，看看會不會產生更多共鳴。

- 身體需要更多光照＋動起來計畫，或日間休息計畫的幫助。這兩個計畫都是不久前才開始的，可能需要多一點時間，也可能需要更大的劑量。我們的身體和大腦不見得會在一夜之間就做出回應，幫助我們達成目標。繼續加油，投資會有回報的！

- 你可能有造成激發的重大來源，只是我們還沒有發現，例如：攝取過量咖啡因、創傷歷史、持續性的強大壓力、嚴重干擾睡眠的床伴。這些因素的影響可能非常顯著，以致於降低其他激發的效果被掩蓋了。請見第三部與第四部，確認是否符合你的狀況。從這裡開始，即使不照順序進行也比較沒關係了。

- 可能有其他睡眠或晝夜節律失調、內科疾病（或藥物作用）嚴重影響睡眠，以致於失眠症治療難以發揮作用。請諮詢醫師是否有這種可能，包括檢視正在服用的藥物，檢查是否有其他疾病的症狀，例如阻塞型睡眠呼吸中止症或週期性肢體抽動障礙（Periodic Limb Movement Disorder）（請見第16章）。

無論如何，進行光照＋動起來計畫，並且在白天保留休息時間，這

樣做絕不會有壞處，希望這些練習已經能順利融入你的日常生活。整體上，這週的功課包括：

- 每天在固定時間起床：【　　　　　　】。
- 感覺睏之前不要上床。
- 床只能用來睡覺（做愛與閱讀依然可以接受！）。
- 如果覺得完全清醒或心情沮喪，那就離開床鋪。不要試圖強迫睡眠來臨。
- 優先保持光照、活動、休息。
- 用本章的練習表（第152頁與第159頁）覺察並檢視關於睡眠的自動化思考。練習轉移到更公平、正確、有益的觀點。

重 點 整 理

◆ 我們思考睡眠的方式，對我們與睡眠的關係影響重大。

◆ 那些關於失眠症的無益自動化思考，不只會讓我們在當下更難入睡，也會造成失眠症長久糾纏。

◆ 要擺脫這種自證預言，可以採取下列三個步驟：
　　》 覺察關於睡眠的自動化思考，以及所造成的後果。
　　》 利用口袋蘇格拉底問題檢視這些想法。
　　》 練習以更加公平、正確、有益的觀點思考睡眠相關狀況。

◆ 假使大重置改善了睡眠日誌的數據，太好了！現在不用嚴格遵守上床時間，多聆聽自己的身體，找出想睡的信號。

◆ 繼續記錄睡眠日誌！

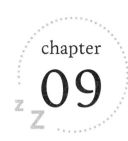

可惡，快睡啊！
為什麼努力設法睡覺反而會助長失眠症，
以及該如何放手

　　下週你打算為睡眠投入多少時間？明年呢？餘生呢？一天當中有多少比例要用來進行睡眠計畫？一個人如果活到九十九歲，會花二十五到三十三年的時間睡覺或設法睡覺。你打算花費多少年管理、誘導、策畫睡眠？你願意為此深夜加班到什麼程度？

　　若你想了很久也說不出答案，或許是因為你沒有想過最明顯的那個：零。可能你連想都不敢想——竟然可能不花任何時間為睡眠努力。畢竟，假使真有這麼簡單，你就不必讀這本書了。不過呢，先放下懷疑，和我一起想像。如果：

- 夜裡你不需要知道現在幾點，也不必計算還剩多少時間可以睡？
- 你不必檢討最近睡得有多差，計算自己累積了多少「睡眠債」？
- 即使明天有重要發表會，在凌晨 3:38 醒來時，你也不必急著重新入睡？
- 受邀去露營時，也不必煩惱有多少時間能睡覺？
- 不必思考為何明明你的睡眠衛生比較好，卻總是睡不著，但伴侶卻一碰到枕頭就睡死？
- 不必在黑暗中內心嘶吼：「可惡，快睡啊！」……永遠不必？

你可能會想：「唉，當然啊，能這樣就太棒了。只要我能睡好，就不會覺得這麼辛苦了。」但是，假使反過來才對呢？**如果你能立刻放下睡眠努力，並因此得到更好的睡眠呢？**

睡眠努力是什麼？

睡眠努力（Sleep effort）包含所有為了引發睡意或睡得更好，而刻意進行的行為與思想[1]。下列這些敘述是否符合你的狀況？

- 研究最好睡的枕頭或床墊。
- 夜間拚命試圖清空思緒或將頭腦關機。
- 想找出最好睡的姿勢或完美的睡前習慣。
- 為了能有充足的睡眠時間而特別提早上床。
- 夜間上床之後或早晨起床之前，你都會要求家人安靜。
- 夜裡醒來會看時間。
- 琢磨該吃多少安眠藥（今晚要吃半顆還是一顆？）。
- 睡前特地鼓勵自己要對睡眠抱持正面態度。
- 晚間避免攝取水分，盡可能降低起床上廁所的頻率。
- 利用特殊的睡眠冥想、助眠音樂專輯或雙耳節拍音樂（binaural beats）＊以促進睡眠。
- 購買宣稱能促進睡眠的產品（如薰衣草香氛）。
- 上網不停「研究」關於睡眠與失眠的資訊而陷入混亂。

我們之所以在乎睡眠努力，是因為這是慢性失眠最大的持續因子。畢竟，如果一味努力沒有玩樂，怎麼可能和睡眠建立良好關係？睡眠努力是一個格外狡猾的問題，因為和一般人直覺相悖。人生中的其他事都會因為努力而改善，對吧？訓練鐵人三項時要刻意並且自律地安排運

動。如果要學西班牙語，就必須用功、練習。我們從小就學到努力是一種德行。

　　然而，**在睡眠這方面，努力往往會造成反效果。**我的患者丹妮絲非常勤奮，睡眠變成她的兼職工作。她經常思考她睡了多長（或多短），想方設法得到更多睡眠，上網找一大堆資料致力於讓睡眠習慣更加完美。有一陣子，她深信冥想是解決睡眠問題的不二法門。但當她全心投入冥想──參加週末冥想營隊、買冥想 app、搜尋最佳睡眠冥想音樂等等──她發現自己在夜裡更加沮喪。有時冥想似乎有用，讓她窺見一絲希望，但她越是認真冥想，睡眠卻往往離她越遠。當她在夜裡醒來，總會忍不住看時鐘。我問她為什麼，丹妮絲說：「呃，我想知道時間。」

　　「很難入睡」這件事甚至漸漸滲透而成為她人格的一部分，於是她開始拒絕社交邀約。例如，朋友邀她週六晚上去喝酒，她不去，因為她不想在外面待到太晚，導致睡覺時間更短（她計算過，通常她要花一個半小時才能入睡，因此，最好晚上9:30就要上床，希望能在11:00成功入睡）。一個人在家讓她更覺得無聊淒涼，因為她錯過了玩樂的機會。

　　丹妮絲搜尋、策畫、努力冥想，以睡眠為優先考量，花了大量心思想要解決這個問題。這些睡眠努力的行為有什麼共通之處？全都造成過度激發。有些讓她對睡眠更加焦慮，或更經常因為睡眠不足感到恐懼，而有些讓她對睡眠更感沮喪。現在我們已經知道了，過度激發是失眠症最強的燃料，而丹妮絲不知道她正在親手火上加油。

---

* 一種音樂或聲音，宣稱可以藉由聲音的頻率改變人的腦波，進而達到舒壓、助眠等功效；其原理是於左右耳播放頻率有落差的聲音，兩個頻率的落差就能改變腦波的頻率。

如何放下睡眠努力

小時候愛看卡通的人，肯定很熟悉流沙*。如果你發現自己陷在流沙坑裡不停往下沉，這種時候最不該做什麼？沒錯——掙扎。應該怎麼做才對？沒錯——靜止不動躺下。

對付失眠症也一樣。**當你發現自己深夜陷入清醒，最不該做的事就是掙扎**——怒氣沖沖抱怨沒有天理、拚命設法放鬆（可惡）、思考睡眠應該怎樣才對。這樣掙扎只會啟動戰或逃系統，助長制約激發，讓你更深陷失眠症之中。

這種「停止掙扎」的概念（以及流沙比喻），都是從接納與承諾治療（Acceptance and Commitment Therapy）[2]借來的，這種實證基礎的精神療法，是由內華達州立大學教授史蒂芬・海耶斯博士（Dr. Steven Hayes）所開發，並且由許多作者推廣，例如羅斯・哈里斯博士（Dr. Russ Harris）的書《快樂是一種陷阱》（*The Happiness Trap: How to Stop Struggling and Start Living*）[3]。**這種療法的核心在於心理彈性（psychological flexibility）**，我認為也是戒除睡眠努力的核心。或許你每次夜裡醒來都會奮力掙扎想回去睡，但說不定可以試試不同的做法，多一點彈性，換個比較反直覺的方式回應？我們先回到一開始的流沙比喻：對睡眠而言，怎樣才是「靜止不動躺下」？以下就提供幾種停止掙扎的有效方法。

░ 停止掙扎秘訣 ❶：接受現實（大聲說出來）

有沒有發現？**陷入流沙時安靜躺下是順應現實，而不是反抗？**你必須先體認到，沒錯，我在流沙裡，事情已經發生了，即使你拚命揮舞四肢，真的、真的很希望現實能夠改變，流沙也不會突然變成不是流沙。當你在夜間徹底清醒，同樣必須體認到，沒錯，現在我醒了，事情已經

發生了,即使你的大腦拚命掙扎,真的、真的很希望現實能夠改變,也不會因此神奇地睡著。

換言之,你可以選擇接受現實。**也就是覺察當下所發生的事,不加以分析、評估,也不努力設法解決**。只要單純地體認狀況。接受現實與不接受現實的差異如下:

掙扎、抗拒現實	接受現實
有沒有搞錯啊,大腦,竟然給我在這種時候莫名其妙醒來?	我醒了。
拜託,快點放鬆啊,可惡!	我的身體現在不睏。
我沒有做錯任何事。 沒理由在這時候醒來。	天花板上有光線折射的圖案。
真是沒天理。真是折磨人。	我聽見冷氣的嗡嗡聲。
放空頭腦。放空頭腦。放空頭腦。	我的皮膚感覺到床單的觸感。
為什麼這種放鬆練習沒用?	我覺察腦中的意念。
要是不能在【 】分鐘內睡著,我一定會氣死。	
什麼?已經凌晨3:47了?	
要是能睡好,人生一定輕鬆多了。	
我不能繼續這樣下去。	

---

* 作者註:我小時候住在中國,但看的都是美國卡通,因為太常出現流沙,以致於我以為美國到處都是流沙坑。長大之後移居美國,竟然從來沒看過,害我大失所望。

在我的專業與私領域中，都很少看到有人能戰勝現實。我們全都知道這件事，但有時卻依然想要嘗試。從掙扎轉換到接納並不容易！但只要問自己：「現在我陷入流沙了嗎？」便足以提醒你停下腳步（大聲）說：「看來我睡不著了。好吧。」這是個很好的開始。

⧄ 停止掙扎秘訣 ❷：好睡的人會怎麼做？

當睡眠努力悄悄開始作祟，舉例來說，變形成對旅行計畫的糾結煩惱（「這麼晚才到飯店，會不會毀了那一晚的睡眠？」），先停止，然後問自己：「假如我沒有失眠症會怎麼做？」通常答案是：「我不會煩惱睡眠問題，甚至不會思考它。」

找個行為典範很有幫助——也就是你認為可以輕易好睡的人。然後問自己：「如果是他，在這個狀況下會怎麼做？」丹妮絲進行這項思想實驗時，我幾乎可以看到她頭頂的燈泡點亮。她說：「我姊姊克萊爾是全天下最好睡的人。我超嫉妒的。換做是她，一定會去朋友家喝雞尾酒聊八卦，根本不會考慮睡眠。因為就算她晚一點上床睡覺也不會怎樣。」

那麼，她會怎麼看待冥想？丹妮絲略微思索之後說：「克萊爾應會說：『去他的冥想。煩死了。』她會乾脆起床去洗衣服或看電視。」

我和丹妮絲一起想了一個咒語：「克萊爾會怎麼做？」這一招帶來了真正的改變。丹妮絲改變行為，不再整天被失眠症的陰影籠罩，而過她想過的生活。一週後，她察覺至少連續三天沒有想到睡眠問題了。多麼自由！

丹妮絲之所以能有進步，是因為**我們的身體會接受行為暗示**。假如我們的行為表明睡眠很脆弱，身體就會讓我們在夜裡更警覺、更清醒，讓我們更容易醒來，更容易保持清醒。倘若我們的行為表明改變睡眠習慣非常危險，那麼，每當睡眠習慣被打破，身體就會以焦慮作為回應。

然而，假使我們的行為表明睡眠有復原力，可以靈活調整，那麼，我們與睡眠的關係就會變得夠穩固，能夠承受一些亂流。身體會降低激發，讓我們不需要提防危險，可以安心休息。

▨ 停止掙扎秘訣 ❸：走出大腦、進入身體

如果要在這本書裡選一個句子刺在身上，我會選：「**走出大腦、進入身體。**」

我們的大腦非常神奇——人類這個種族之所以能成功，完全仰賴強大的大腦。但大腦太過努力反而會適得其反。例如，有時我們的大腦會投射出一連串假設，讓身體因為假設性的惡劣狀況而受到壓力。大腦也可能過度解讀巧合，因為那次成功好睡，於是企圖複製同樣的場景，在同樣的時間服用同樣劑量的美舒鬱（trazodone）、腳對著完全一模一樣的方向，結果卻讓大腦更加相信睡眠很脆弱這個（錯誤）想法，導致越接近上床時間身體就越緊張。

相較之下，我們的身體單純多了。身體擅長在當下的真實世界蒐集數據，讓我們腳踏實地感受現實發生的一切，判斷狀況的威脅性有多大（也可能完全沒有）。當我們要求身體回報現況，會得到非常簡單且明瞭的答覆，不像大腦會製造那麼多戲劇效果。

當然，有時身體會讓我們不舒服。會被疼痛占據、會因焦慮發熱，對於曾經有過創傷經驗或纖維肌痛（Fibromyalgia）＊之類疾病的人而言，甚至可能是持續的慢性狀態。可想而知，這樣的折磨會讓人想要脫離身體。然而，即使在這樣的病例中，**當我們接受並允許身體去感受，而不是在心中抗拒，就可以減少疼痛與焦慮**[4]。順應現實絕對比對抗來得容易。

＊ 一種原因不明的疼痛症，臨床上主要的症狀為慢性廣泛疼痛與壓痛。

　　若是熟悉近年熱門的「正念」（Mindfulness），就會發現「走出大腦、進入身體」其實是相同的意思。正念源自於東方哲學，意思是感知當下這一刻，不加以批判。這種概念經常與冥想搞混。冥想已經成為一個籠統的詞，涵蓋各種不同能改變意識的技巧，因此，現在常有人誤以為正念就是要放慢呼吸、放空頭腦、反覆念誦正念咒文。事實上，在某些方面，正念與這些熱門的冥想概念恰恰相反——**重點在於放棄控制，停止批判自己的身體和環境，也不要施加自己的意志，觀察當下的狀況，而不加以操控。**當我提起正念，患者（包括丹妮絲）都會表示質疑，因為他們已經嘗試過呼吸技巧、上過冥想課程，但他們學到的東西有些無法經常進行，有些則毫無助益，有些甚至反而造成沮喪*。不過，一旦他們理解正念真正的意義並開始練習，接納也隨之而來，成為典範轉移（paradigm-shifting）*等級的思想改變。不只幫助睡眠，對人生中所有面向也都有助益。

　　很多書籍深入探討正念，但現在我們先試試水溫，從比較簡單的「走出大腦、進入身體」練習開始。

---

* 作者註：請注意，我並沒有勸大家不要冥想。很多人得到冥想的益處，只要你喜歡，冥想沒有任何壞處。事實上，要練習正念最好的方法，就是透過以正念為基礎的冥想。我只是想澄清，如果你試過其他類型的冥想卻不喜歡，不代表正念也不適合你。

* 最早由科學哲學家孔恩（Thomas Kuhn）在《科學革命的結構》（*The Structure of Scientific Revolution*）一書提出，指的是世界觀、信念、價值或方法上的轉變過程。

五、四、三、二、一練習 👁👁

這個正念練習可以隨時隨地進行。當你感到思緒醞釀成風暴時特別管用。只要暫停一下，然後問自己：

- 在四周看到的五樣東西？
- 聽到的四種聲音？
- 身體接觸到三樣東西？
- 嗅到的兩種氣味？
- 嘗到的一種滋味？（如果沒有可以嘗的東西，就換成其他身體的感受或情緒）

第一次做這個練習時，患者往往會做出兩種「不」正念的行為：

- **急著完成清單**：放慢速度！這不是在比賽誰做得比較快。大腦太擅長列清單，以致於我們幾乎不必特別觀察就能說出「手機、照片、茶杯、垃圾桶、筆」。但重點並非列出物品，而是真正看見。要觀察視覺品質或之前沒有留意的細節，例如：「我的手機螢幕有點髒，照片一角有點褪色，杯緣反射陽光，垃圾桶上有一張貼紙。我之前沒發現，在這種光線下，這枝筆的顏色是皇家藍呢。」
- **分析或批判感受**：往往也會有小小的批判偷溜進來，例如：「我整天都感覺耳朵很癢……一定是有蚊子飛進去了」或「我嗅到兒子房間裡陳年臭襪子的味道，噁心死了」或「我看到桌上的花……我好喜歡」。這麼做會讓我們進入大腦、遠離身體。應該讓身體單純覺察，就這樣。不必解讀或分析。准許自己單純與感受同在，懷抱好奇敞開心靈，彷彿剛出生的嬰兒。

當你認真進行五、四、三、二、一練習，就是單純透過五感體會此地與此刻。你的所有心思都放在當下，沒有空間杞人憂天，或在心中編織出一大堆想法。

正念呼吸 ⌒⌒

這個練習同樣可以隨時隨地進行，因為你總是要呼吸的。不必把自己關在安靜的房間，也不必找靜謐的竹林。在任何地方都可以，只要呼吸就好。

- 覺察呼吸的感覺。空氣進入鼻子的感覺如何？從鼻子或嘴巴離開的感覺又如何？呼吸時身體有什麼動作？
- 不要對呼吸做任何改變，不要評斷好壞。
- 當你發現思緒飄進來時，不要抗拒（例如：「去超市要順便買牛奶嗎？還是買蛋就好？」、「正念這玩意真的有用嗎？」）。可以有思緒沒關係。
- 覺察這些在腦中盤旋的思緒，然後輕柔地放到一邊，等準備好時，再次將注意力放在呼吸上。
- 持續覺察呼吸的感覺。

我非常推薦做這個練習時使用引導音檔，在網路上可以免費找到許多資源。

身體掃描 ⌒⌒

我最喜歡的練習。我有慢性背痛問題，身體掃描徹底改變了我思考身體與疼痛的方式。這個練習同樣很簡單，隨時隨地都可以進行：

- 先從正念呼吸開始，讓自己專注在此地、此刻。
- 將注意力放在左腳小趾上。有什麼感覺？動動小腳趾，連結上那裡的感受。不必評斷任何好壞；我們只是在這裡覺察而已。
- 將注意力放在其他腳趾上。有什麼感覺？
- 將注意力放在腳底與腳背上。有什麼感覺？

- 腳踝呢？小腿正面？小腿肚？
- 不要急，慢慢將注意力放在全身各個不同部位，覺察各種感受，不做任何批判、解讀、命令，也不企圖迴避。
- 即使有疼痛之類不愉快的感受，我們也只是在這裡感受而已。允許自己停留。問自己疼痛的型態是什麼？如果有顏色，會是什麼顏色？會變大變小還是固定不動？多多好奇、探索。

別忘記，重點並非讓身體覺得改善或放鬆，我們只是要和身體聯繫。這樣做能讓我們更加意識到身體的需求，例如更熟悉睏的感覺（與累不同），也能學會聆聽並信任身體，而不是強加主觀的期待。換言之，我們能體會更多的存在、更少的掙扎。

停止掙扎額外秘訣：蓋住時鐘

　　無法入睡或半夜醒來時，沒必要知道時間。設定好早晨的鬧鐘之後，就不需要為了怕睡太晚而一直注意時間。如果你遵循最主要的規則「感覺很清醒及／或沮喪，就離開床鋪」，也不需要知道已經過了多少時間。睡眠日誌只要求估計，不必精準計算夜裡醒來幾分鐘。因此，知道時間對你沒有任何好處。另一方面，看時間是一種會產生反作用的行為。妮可·唐（Nicole Tang）與團隊所做的一項古典實驗發現，相較於被要求注意非時鐘物品的那一組，當失眠症患者被要求注意時間，不只入睡時間會加長，評估半夜醒來的時間長度也會變長[5]。一點也不奇怪！看著時間一分一秒流逝會讓人感到焦慮、沮喪，進而扭曲時間感知、加深過度激發。有些人會問：「如果我把鬧鐘放在房間，然後盡可能不去看呢？」另一項研究發現，失眠症患者會不由自主發生注意力偏誤，特別注意時鐘——也就是說，相較於一般人，他們在半夜醒來會更難不看時

間，彷彿時鐘上的數字在大吼大叫求關注[6]。不要助長這種狀況！把時鐘或手機放在臥房另一頭，並且用衣服蓋住，阻絕任何想看時間的誘惑。

這一週的功課

　　首先，回顧一下第8章的練習：檢視對失眠症的無益思想。進行得如何？是否能順利辨別出對睡眠的自動化思考？這些想法有益嗎？口袋蘇格拉底問題是否成功幫助你檢視無益思想，讓你能夠產生更正確、公正的觀點？如果很難做到，可能是因為下列狀況：

▧ 因為一個想法是「真的」，所以大腦卡關

　　很多無益想法可能是真的，或者有部分真實的元素。例如，或許你覺得明天一定會很累這件事太過真實，而令人沮喪，因為每次你真的都很累。有道理！你不需要說服自己不累。**我們的目標並非將負面思想神奇地變成正面，這種行為叫做自欺欺人。**我們要做的是避免讓無益思想變成漩渦，這會讓你感覺更慘。問問自己：「即使這個想法是真的，明天我會很累，那又如何？會發生什麼不好的後果嗎？最嚴重的狀況是什麼？我能解決嗎？」當我們以明確的方式回應不明確的災難預感，通常會感覺比較不嚴重，並更能掌握整體真相。

▧ 很難想出比較樂觀的念頭

　　再次重申，我們的目的並非戴上玫瑰色眼鏡看待睡眠相關思想。**如果天生想法不樂觀，那也沒關係。**我們只是要盡可能看清整體狀況，讓想法更公正。有時可以用「不過……」來完成一個句子。例如：「這些年來，失眠症害我浪費了好多時間……」這樣的想法，而在後面加上一個句子，改成：「這些年來，失眠症害我浪費了好多時間，**不過**，現在我和

睡眠的關係持續改善，我很期待以後可以減少浪費的時間。」

▨ 練習讓你更加因為睡眠相關思想而掙扎

嗯。偶爾確實會這樣。有時我會和自己爭論一些煩心的念頭，越陷越深，最後變成花更多時間在上面。這種檢視想法的方式，意義在於提供一條輕鬆無痛的路徑減少焦慮。如果你反而因此感到迷惑、沮喪……那就放棄吧。不要煩惱這個方式對你效果不好，直接換個路線，嘗試這一章的「停止掙扎」練習。

脫離大重置

現在，大重置應該已經發揮效果，重新設定你的睡眠生理。藉由提升睡眠驅力、降低各種激發，你應該可以從睡眠日誌中看出改變，平均入睡時間、夜晚醒來之後重新入睡的時間，以及夜間長時間清醒的狀況都減少了。多數日子的睡眠效率應該超過85%，平均落在85%到95%這個範圍。這些數據可能幾個星期變化都不大，或許是因為你的數據本來就很漂亮，也可能有其他慢性失眠症的持續因子作祟。無論是哪種原因，現在這個階段要逐漸脫離鐵血訓練營的心態，轉換成可以永續的心態。也就是要放鬆「規定」，信任身體的信號，放下僵硬的時間安排。實務上的做法如下：

- 只要能夠保持在差不多的時間起床（差距大約一小時），就可以睏了直接去睡，不用等到規畫好的上床時間。你會發現，大致上每晚有睡意的時間都很相近。

- 如果你喜歡賴床，早上可以在床上多待一下。這段時間想要打盹或只是躺著放空都沒問題，但依然要在醒來半小時內離開床鋪，盡快去曬太陽。

- 如果想要小睡，可以在固定時間睡一下。我建議時間不要太長（大約三十分鐘，不超過一小時），在每天差不多的時間，並選擇中午剛過的時候，這樣才不會預支太多晚上的睡眠驅力。
- 除非寫睡眠日誌讓你覺得有幫助、很愉快，否則忘了就算了。

你應該發現了，這一週的重點是順應自然。不過，有些健康的原則我還是強烈建議遵守：

- **持續光照＋動起來計畫**。希望你因此感到愉快，而愉快的心情就是最好的回報。如果沒有，請重溫第6章，確定你掌握到以樂趣為主的精神。
- **優先保持日間休息**。友善提醒：休息不等於睡眠。事實上，很多時候休息反而需要你站起來動一動。特別安排一些時段從事愉快的活動，做白日夢、散步，或是其他沒有生產力的活動，滋養身心靈。
- **練習接納與正念**。利用這一章描述的方式，停止為睡眠掙扎。我特別推薦每天實行「走出大腦、進入身體」練習。只要幾分鐘就能完成！

═══════════ **重 點 整 理** ═══════════

睡眠努力是慢性失眠症的重大持續因子。費盡心思設法入睡或睡
得更好，往往會造成反效果，導致過度激發更嚴重。我們該做的
不是更加努力，放棄掙扎或許才是改善狀況的關鍵。不要在流沙
裡企圖掙脫，改為嘗試下列方法：

◆ **接受現實**。覺察所有大腦企圖否認或改變現實的方式。有時
候會偽裝成過度分析。做個深呼吸。現在，大聲說出現實是
什麼。

◆ **問自己：好睡的人會怎麼做？** 在認識的人當中找個毫不費力
就能好睡的人作為榜樣，問自己他們在這樣的狀況下會怎麼
做？然後就這樣做。傳遞信號讓身體知道失眠症並非永遠不
會消失的威脅，就能夠放鬆。

◆ **走出大腦、進入身體**。使用這一章的迷你正念練習（五、四、
三、二、一練習、正念呼吸、身體掃描），練習在現實中站
穩，不加以批判。這是停止掙扎最有力的武器。

◆ **夜裡不要看時間**。無論在哪個宇宙，這樣做都毫無助益，所
以還是不要讓自己平白焦慮吧。用衣服蓋住時鐘，或把手機
放在房間另一頭。

chapter

10

信任睡眠
如何戒掉安眠藥

良好關係必須建立在信任上。如果你已經因為失眠症痛苦一段時間了，應該很難相信睡眠會守護你、照顧你。事實上，我的許多患者說他們覺得遭到睡眠背叛。不過，這段時間你一直致力於重建與睡眠的良好關係：先以大重置讓一切回到原點，接著將看待睡眠的想法變得更公正，最後學習放棄無益的睡眠努力。現在，或許可以考慮來個信心大考驗：不服用安眠藥睡覺。

別擔心。我不會說安眠藥是惡魔，也不會強迫你停藥。對許多人而言，藥物是最好的選擇，原因有很多。但這些年治療失眠症患者的經驗讓我知道，你很可能已經等不及想戒掉安眠藥（也可能是醫師等不及想讓你戒掉）。這一章，我們將以沒有壓力的方式，解析多數人對失眠症藥物常見的問題，例如該不該戒、如何戒等等，並且幫助你思考自己是否準備好進入與睡眠建立良好關係的下一步。

提到安眠藥，往往會有三個大哉問：

- 安眠藥是什麼？如何作用？
- 我是否該開始服用安眠藥或繼續服用？
- 如何戒掉安眠藥？

我會在這一章回答以上三個問題，加上一個大家不會問，但應該問的問題：**服用安眠藥的心理機制是什麼？為什麼瞭解這件事能夠左右我與睡眠的關係？**

安眠藥是什麼？如何作用？

我們先來看一下人們最常用來克服失眠症的幾種安眠藥。請勿將以下內容當作用藥指引，而擅自決定該或不該服用哪種藥，請務必諮詢醫師與醫療服務人員*。一般而言，為了改善睡眠，大家常用的物質有三種：

- 食品藥物管理局（FDA）核准的藥物，治療失眠症專用。
- 食品藥物管理局核准的藥物，仿單標示外（off-label）*使用治療失眠症。
- 非處方助眠保健品（如維他命、營養品、藥草），作為失眠症的療方來行銷。

以我的觀點，其實還有第四種：酒精、毒品、黑市處方藥。雖然醫療衛生服務人員絕不會用來治療失眠症，但很多人用來自我藥療。第11章會詳細探討。這裡先把焦點放在前三種。

░ 食品藥物管理局核准的失眠症專用藥物

以字母順序列出*：

---

* 作者註：這個聲明請務必注意，因為我的專業與資格不包括開立處方。我有臨床心理學的博士學位，專攻睡眠行為醫學。再次強調，關於藥物問題，請務必諮詢醫師。

* 仿單為刊載藥品療效及安全性資料等的藥品使用說明書。藥品仿單標示外使用（Off-Label Use）則是指醫師使用藥品時，並未完全按照仿單的指示說明。

* 作者註：其實不只這些，但我只列入最近在〈美國睡眠醫學會臨床實務指南〉（Sleep Medicine Clinical Practice Guidelines）中比較常討論的幾種，因為通常這些藥物的相關研究最豐富。

- Doxepin（杜使平）。
- Eszopiclone（艾司佐匹克隆）。
- Ramelteon（柔速瑞膜衣錠）。
- Suvorexant。
- Temazepam（替馬西泮）*。
- Triazolam（三唑侖）。
- Zaleplon（札來普隆）。
- Zolpidem（佐沛眠）。

這份清單裡的藥物化學成分差異極大。有些是苯二氮平類（Benzodiazepines），如替馬西泮，這種藥物運作的方式是增強腦中的 GABA 系統（γ-胺基丁酸，gamma-aminobutyric acid，一般的作用是抑制其他大腦活動）。有些藥物在行銷上會強調是「非苯二氮平類」，如佐沛眠，因為苯二氮平類有個惡名昭彰的副作用，可能會損害認知功能，也可能產生依賴性或濫用；如果停藥過程不夠謹慎，也會引發嚴重戒斷症狀。而所謂的「非苯二氮平類」基本上化學結構不同，但對大腦作用的方式與苯二氮平類一模一樣，也有類似的副作用[1]。有些是食欲激素受體拮抗劑（orexin receptor antagonist），如 Suvorexant，作用的方式是抑制腦中促進清醒的食欲激素系統（orexin system）。很有意思的是，猝睡症患者腦中的食欲激素活動不足。有些是抗憂鬱藥物，如杜使平，只是剛好在服用低劑量時會產生抗組織胺效果*，也能產生阻斷促進清醒系統的功能。有些是褪黑激素受體促效劑（melatonin receptor agonists），如柔速瑞膜衣錠，可以增強褪黑激素受體系統，這個系統的作用是告訴大腦其他部位與身體什麼時候是晚上。

　　這些全都是食品藥物管理局核准的失眠症療方，因為相較於安慰劑，這些藥物服用之後能夠降低入睡所需時間及／或夜晚清醒時間，並且改善整體睡眠滿意度。然而，平均改善的量卻不甚顯著。舉例來說，佐沛眠是最常處方的失眠症藥物，但這種藥只能減少睡眠潛伏期（sleep latency）平均五到十二分鐘，整夜睡眠時間提升少於三十分鐘[2]。這些數字都是在臨床實驗中觀察到的睡眠變化，以睡眠多項生理檢查測量（也就是徹夜睡眠研究）。如果你感覺佐沛眠提升睡眠不只幾分鐘而已，這可能是真的，但也可能是此藥物帶來的逆行性失憶症副作用（retrograde amnesic effects）。換言之，相較於未服藥的狀態，服用佐沛眠時可能不會記得夜裡曾經醒來。

　　大部分食品藥物管理核准的失眠症藥物雖然有副作用，但幸好相當輕微，而且對多數的人而言，造成傷害的可能性不大。專家一致認為安眠藥的好處大於風險。然而，我在為失眠症藥物做研究時，發現了一件意外的事：即使美國睡眠醫學會推薦使用這些藥物治療失眠症，但推薦程度頂多只是「弱」。這表示學會專家在參考過所有能夠取得的數據之後，認為「（根據）已出版資料的證據等級……對其結果與適當性確認程度較低。」相對地，推薦程度「強」則代表「臨床醫療人員在大部分狀況下應遵循」。相較之下，本書好睡計畫的核心──失眠認知行為治療（CBT-I），則是同時獲得美國睡眠醫學會[3]與美國醫師學院[4]的「強」度推薦。

　　為什麼醫療服務人員會選擇處方這些藥物，而不是進行失眠認知行為治療？這不是他們的錯。基礎醫療、精神科、神經科的同業是接觸到

---

* 替馬西泮在臺灣列為管制毒品。

* 減少組織胺的效應，從而減輕身體對過敏原的反應。

最多失眠症患者的人，他們經常表示遺憾，因為失眠行為治療從業人員實在太少，他們無法為病患轉介。即使他們的醫院有失眠認知行為治療專家，但往往太過搶手，要等上幾個月才能看診。失眠行為治療專家非常稀缺，全世界只有兩百人左右，而且大多集中在美國，但也不是每個州都有。儘管許多醫療人員正在接受失眠行為治療訓練，但人力依然嚴重不足。

　　醫師與其他開立處方的人員也承受不少壓力，他們必須盡快解除患者的失眠症狀，由於患者往往因為睡不好而感到非常苦惱（可以理解！），有時甚至因為太過迫切需要睡眠而去急診室。整體醫療系統的設計並不強調行為健康或預防醫療，醫師看診一次頂多只能花上幾分鐘，因此，最可行的做法往往就是開藥。我的許多同業醫療人員不願意長期處方失眠症藥物，且患者一旦開始服藥，就容易產生心理與精神兩方面的依賴，不容易找到戒除的時機。對於一些人而言，戒除安眠藥的契機發生在年滿六十五歲時，醫師擔心會增加失憶、摔倒、車禍的危險[5]，因此不願意繼續開立處方。

安全警告：千萬不要驟然停止服用苯二氮平類藥物 〜〜 〜〜

所有服用藥物的變化都必須先經過處方醫師的准許，但是苯二氮平類藥物更是必須小心，千萬不可驟然停止服用，也不要擅自減量。這些藥物包括：阿普唑侖（alprazolam），商品名稱為贊安諾（Xanax）；Diazepam，商品名稱為煩寧（Valium）；樂耐平（lorazepam），商品名為安定文（Ativan）；氯硝西泮（clonazepam），商品名為克癇平（Clonopam），以及其他（請務必確認安眠藥是否屬於苯二氮平類）。這些藥物的戒斷症狀可能致命，因此需要以逐漸少量減少的方式慢慢戒除，並且需要醫師密

切觀察。有時很難判斷戒除這些藥物要多慢才算夠慢，因此，**千萬不要**以本章後面說明的減量戒除例子作為範本，自行減少苯二氮平類藥物用量。

食品藥物管理局核准的藥物，仿單標示外使用治療失眠症

包括*：

- Clonazepam（氯硝西泮）。
- Gabapentin（加巴噴丁）。
- Hydroxyzine。
- Olanzapine（奧氮平）。
- Quetiapine（喹硫平）。
- Tiagabine。
- Trazodone（美舒鬱）。

這個類別非常有意思，因為基本上，任何有鎮定效果的藥物都可以作為仿單標示外使用的安眠藥。也就是說，這些藥並非為治療失眠症而設計，但依然以作為治療失眠症之用而開立處方。我和幾位醫師同業討論過，這種狀況多半發生在醫師顧慮副作用風險，而不願意開立正宗的安眠藥（如苯二氮平類藥物），或因為患者已經試過幾種「正宗」的安眠藥卻沒有結果，於是醫師只好發揮創意。或許正是因為如此，才會造成失眠藥物處方當中有將近一半是仿單標示外使用[6]。

---

*作者註：這個清單中，我列出了最近在〈美國睡眠醫學會臨床實務指南〉中探討過的藥物，加上一些我在臨床上經常看到的藥物。

　　同樣地，清單中的藥物類別很廣，包括抗憂鬱藥物（如美舒鬱）、精神病藥物（如喹硫平）、癲癇症藥物（如加巴噴丁）。美國睡眠醫學會不建議使用上述任何一種藥物治療失眠症，原因有二：證據不足以支持其療效，以及證據顯示壞處大於好處。美國成年總人口中有1%服用美舒鬱治療失眠症[7]，如果你也是其中之一，應該會感到相當意外。但不要責怪開立處方的醫療人員，因為美舒鬱往往是他們所能開立的失眠症藥物中，風險最小的一種。另外，1%這個數字乍看之下很小，但其中的意義很可怕：有數百萬人正在以這種藥物治療失眠症，但其適應症並非失眠，甚至不建議作為失眠症藥物使用。

　　另一個仿單標示外使用治療失眠症的理由則是，這些藥物比較符合患者的整體需求。例如，假使你同時有憂鬱症與失眠症，精神科醫師會處方有鎮定作用的抗憂鬱藥物，以達到一石二鳥的功效。請不要認為醫師開立仿單標示外使用的藥物是錯誤行為，因為考量的因素非常多。

▨ 非處方助眠保健品

　　包括：

- Acetaminophen（乙醯胺酚）。
- Diphenhydramine（鹽酸二苯胺明）。
- Doxylamine。
- Melatonin（褪黑激素）。
- L-tryptophan（色胺酸）。
- Valerian（纈草）。
- 其他保健品或藥草。

這一類的助眠產品通常有琅琅上口的名稱，例如泰諾（Tylenol）、

ZzzQuil。相較於處方安眠藥，一些患者比較不怕服用這些助眠產品，因為是非處方成藥。然而也因為這樣，他們比較不會仔細閱讀劑量與警告標示、不會嚴格遵循用藥指示、使用時不會與醫療人員討論[8]。這令我十分憂心，因為這些藥物同樣不該長期服用，當失眠症原因不明時，甚至不該短期使用。例如，如果你看泰諾的標註，就會發現這種藥是治療「與輕微痠痛、疼痛相關之偶發性失眠……不適用於無關疼痛的失眠，或是經常發生之睡眠問題」。長期使用也有損害肝臟的風險，尤其是與酒精合用時。

〈美國睡眠醫學會臨床實務指南〉並沒有特別提到泰諾之類的乙醯胺酚藥物，但提到了其他常見的助眠成藥，包括：鹽酸二苯胺明、色胺酸、纈草、褪黑激素。這些全都不推薦作為治療失眠症使用。

◆ 睡眠輔助藥物列表

藥物	是否經食藥局核准作為治療失眠症使用？	是否經睡眠醫學會推薦治療失眠症？
苯二氮平類安眠藥		
艾司唑侖（Estazolam）	是	未表明
氟西泮（Flurazepam）	是	未表明
Quazepam	是	未表明
替馬西泮（Temazepam）	是	是
三唑侖（Triazolam）	是	是
非苯二氮平類安眠藥		
艾司佐匹克隆（Eszopiclone）	是	是
札來普隆（Zaleplon）	是	是

藥物	是否經食藥局核准作為治療失眠症使用？	是否經睡眠醫學會推薦治療失眠症？
佐沛眠（Zolpidem）	是	是
巴比妥酸鹽類（BARBITURATE）		
仲丁比妥（Butabarbital）	是	未表明
西可巴比妥（Secobarbital）	是	未表明
抗憂鬱藥物		
杜使平（Doxepin）	是	是
美舒鬱（Trazodone）	否	否
食欲激素受體拮抗劑		
Suvorexant	是	是
Lemborexant	是	未表明
褪黑激素受體促效劑		
柔速瑞膜衣錠（Ramelteon）	是	是
Tasimelteon	否	未表明
精神病藥物		
喹硫平（Quetiapine）	否	未表明
奧氮平（Olanzapine）	否	未表明
癲癇藥物		
氯硝西泮（Clonazepam）	否	未表明
加巴噴丁（Gabapentin）	否	未表明

藥物	是否經食藥局核准 作為治療失眠症使用？	是否經睡眠醫學會 推薦治療失眠症？
Tiagabine	否	否
抗組織胺藥物		
Hydroxyzine	否	未表明
非處方睡眠輔助劑		
乙醯胺酚（Acetaminophen）	否	未表明
鹽酸二苯胺明（Diphenhydramine）	是	否
Doxylamine	是	未表明
褪黑激素（Melatonin）	否	否
色胺酸（L-tryptophan）	否	否
纈草	否	否
其他保健品或藥草	否	未表明

* 根據美國睡眠醫學會出版之最新版〈臨床實務指南〉。是＝睡眠醫學會推薦此藥物治療失眠症。否＝睡眠醫學會不推薦此治療失眠症。未表明＝〈臨床實務指南〉未提及此藥。

這些不推薦的助眠成藥中，最受歡迎的是褪黑激素*，這件事值得拿出來仔細說說，因為這裡面有個誇張的行銷故事：儘管在歐盟和其他幾個國家，褪黑激素屬於處方藥[9]，但從二〇〇三到二〇一四年，銷售量成長了五倍。在美國不需處方箋便能輕易購得，管制太鬆令人憂心。舉例來說，曾有研究發現，膠囊中的褪黑激素劑量超過標示的五倍，而其

---

* 在臺灣，褪黑激素為處方藥，無法自行購買。

中26%的產品同時含有不該出現的血清素[10]。大部分的褪黑激素臨床實驗都使用2毫克（mg）以下的量，因此，當你購買的褪黑激素成藥產品上標示「5毫克」，就表示一顆膠囊的劑量，比經過實驗認為安全的劑量高出幾倍。

更大的問題是，許多病人誤解了褪黑激素實際的作用，雖然其實不是他們的錯。褪黑激素成藥在行銷時被包裝成助眠保健品，因此，人們以為它會有鎮定效果，但褪黑激素並非鎮定劑，而是一種激素，作為晝夜節律系統的一部分，由大腦自然製造。它根據二十四小時週期的晝夜自然節奏變動（也會因環境中的光照程度而改變），幫助身體辨別何時該睡、何時該醒。因此，睡眠專家建議患者在睡前四到六小時服用褪黑激素（劑量很低），因為有助於減緩睡眠相位後移（Delayed sleep phase disorder，也就是嚴重的夜貓子），模擬夜晚提早來臨，讓他們可以提早睡也提早醒。然而，服用褪黑激素的時間點很重要，若是在二十四小時週期中選錯時間服用，可能會導致睡眠時間變得更晚。總之，**褪黑激素的作用是改變睡眠的時間，而非幫助你睡更久或更快入睡***。換言之，要上床睡覺時才服用褪黑激素可能毫無作用，因為你的身體已經提升褪黑激素量好幾個小時了，在某些狀況下甚至還會產生副作用，讓你更晚入睡或更早清醒。雖然這麼說，但褪黑激素產生生理依賴或不良副作用的機率很小，因此，如果你已經在服用褪黑激素，也不需要太過擔心。

請記住，服用藥物與否以及服用的方法、時間都有許多考量因素。雖然我在上面說了那些關於褪黑激素的事，不代表那一定是壞東西，也不代表所有人都不該服用。例如，小兒科專家贊成在自閉症類群障礙兒童身上使用褪黑激素，因為對於這個族群而言，褪黑激素有助於改善睡眠與日間表現[11]。或者，服用乙型阻斷劑的高血壓患者，可能會發生褪黑激素降低的副作用（因此失眠），對他們而言，服用褪黑激素似乎能

顯著改善睡眠[12]。說了這麼多，意思就是，雖然在美國基本上不需要醫師許可就能購買成藥，但我強烈建議購買前還是先經過諮詢。

關於助眠成藥最後還有一點要說明，因為我知道很多讀者會問：「那麼，聖約翰草（St. John's Wort）呢？卡瓦胡椒（kava kava）呢？」科學證據不足，無法支持這些藥草與營養品治療失眠症的效果。說不定真有一種藥草是奇蹟療方，而科學家偏偏不肯去研究，但這種狀況的可能性極低，原因有二：

- 製藥公司早已上天入地尋找助眠藥物。想想看，若是能找到對失眠症真正有效的「自然」療方，或以化學方式仿效其效果並註冊專利，他們能賺多少錢！如果這種奇蹟藥草真的存在，你早在買這本書之前就試過了。
- 我們已經瞭解到，真正助長失眠症的其實是對睡眠的行為與想法，因此，行為治療效果最好。藥草與藥物無法消滅制約激發，也無法給你睡眠驅力。

我應該開始服用安眠藥嗎？已經在服用的要繼續嗎？

儘管上面我列了那麼多安眠藥效果欠佳的證據，但我並沒有譴責安眠藥邪惡的意思。事實上，現在開發出的新安眠藥安全很多，而且效果可能也改善不少。而且，對於一些患者而言，安眠藥是最合適的選擇。即使行為醫學普及到所有失眠患者都能採行，肯定還是有些人對藥物的反應比較好，這沒有什麼不對。但是在我的臨床經驗中，如果可能，多數人都希望不要長期服用安眠藥。當患者進入退休年齡，醫療人員也會越來越不願意處方安眠藥。

---

* 作者註：褪黑激素也用來治療其他晝夜節律睡／醒失調（見第16章），以及其他睡眠問題，如快速動眼期睡眠行為障礙。

　　如果你的狀況是這樣，我能夠理解你的兩難處境——你可能認為沒有選擇，只能繼續服用安眠藥，因為其他選項只有糟和更糟。常有患者以認命的語氣，說自己只能冒著未來記憶受損的危險，或是只能繼續忍受每天早晨都像宿醉的感覺。有時他們會意識到，他們白天之所以這麼累，主要原因並非睡不好，而是安眠藥還沒有完全代謝掉。有時他們會嘗試戒除安眠藥卻不成功，連續幾天晚上睡不好之後又回頭吃藥，「嚇一嚇才會乖」。

　　我想告訴你，即使現在感覺不可能，但你**確實有力量決定要不要服用安眠藥**。不過我強烈勸告，千萬不要擅自改變服藥的劑量、頻率、時間，務必先取得開立處方的醫療人員許可。例如，為失眠症處方的藥物其實有雙重功效，也治療其他疾病，像是憂鬱症、焦慮症、慢性疼痛。在這種狀況下，整體而言最好的治療計畫可能是繼續服藥，也可能是換成藥效相似但沒有鎮定作用的藥物，或者調整劑量、時間……這些全都要諮詢開立處方的醫療人員。

服用安眠藥的心理機制是什麼？

　　無論你和醫師一起做出怎樣的決定，瞭解一下目前你對安眠藥的想法依然很有幫助。我的意思是：服用（或避免服用）安眠藥並非全然理性的決定。無論是非處方成藥或苯二氮平類藥物、精神病藥物，無論你正在考慮開始服用或已經服用了二十年，我敢說，下這個決定並不輕鬆，不像每天服用過敏藥或偶爾使用抗生素那麼簡單。

　　事實上，服用安眠藥是一種心理學的行為。我的意思並非安慰劑效應（雖然很多時候真的是）[13]，但看待安眠藥的想法與行為，會大大影響我們與睡眠的關係。例如，如果你經歷過下列感受，很可能心理力量已經嚴重影響到你與睡眠、安眠藥的關係：

- 你在上床睡覺或半夜醒來時，會在心裡爭辯，要不要乾脆放棄掙扎直接吃藥，但你感覺很內疚，因為你希望只有非吃不可的時候才吃。
- 你一直在煩惱，可能已經好幾個月了，吃藥雖然能得到穩定的睡眠，但未來可能造成恐怖的認知受損風險，這樣真的值得嗎？
- 你把安眠藥切成兩半（我甚至看過一位患者將一顆藥精準分成八份）。
- 你試過好幾個品牌的褪黑激素，心裡想，說不定會有不一樣的效果。
- 你試過纈草、鎂劑，以及其他許多保健品，但全都以失望收場，說不定只是因為你還沒有找到正確的組合，於是你繼續尋覓「正確」的搭配。
- 你曾經嘗試停止服用安眠藥或助眠保健品，但沒有成功。
- 你沒有先讀第 1 到 9 章就直接翻來這裡。

　　這些行為全都可以看出，安眠藥在你的人生中占據了不成比例的重要角色（即使你沒有服用！），而且可能因此導致失眠症持續。怎麼會這樣？還記得第 9 章所說的睡眠努力概念嗎？不斷思考「該吃或不該吃」安眠藥，是睡眠努力最好的例子，因為這種掙扎強迫你在睡前（或半夜）必須當機立斷決定該不該吃、該吃多少，你根本很討厭吃這種藥，卻不得不設法量化好處與風險，還要承受因為依賴而帶來的罪惡感與羞恥感。**這所有的焦慮都會增加——沒錯，你猜到了！——激發，讓你更難入睡。**以更廣的層面來看，這種行為也導致失眠症在你整體人生中得到更多關注。

⧹⧹ PRN 悖論

要瞭解安眠藥的心理機制如何讓你更深陷失眠泥淖，我有個非常確實的例子──PRN 悖論的強大力量。

無論你服用什麼藥物助眠，我敢打賭醫師的處方一定是「PRN」，這是拉丁文 pro re nata 的縮寫，意思是「需要時使用」。這代表安眠藥並非每晚都要服用，也不是像降血壓藥必須永遠服用……至少不必超過連續兩週。事實上，醫師比較鼓勵只在有需要時服用，而且只服用短時間。

如此一來，責任就落在你身上了，你必須自行判斷「需要時」的意義，以及持續服藥多久算太久，這樣等於為失眠症火上加油。現在，你不只將睡眠當作戰鬥，還要小心翼翼迴避感覺很危險的安眠藥，造成你更加緊張，導致激發惡化。

用另一種方式解釋：假設朋友邀請你參加派對。她說只是在她姊姊家低調的家常聚會，氣氛很輕鬆。但是，你卻發現她為了打扮而頭痛不已，還精心準備了高級小菜帶去，認真鑽研姊姊家的建築藍圖，拿出指節銅套塞進皮包，一邊喃喃自語說：「以防萬一嘛。」你會有什麼感覺？應該很困惑吧？肯定很緊張。究竟是要喝一杯，還是要參加生死格鬥？

當你因為安眠藥而想太多，你的大腦裡就會發生像這樣的狀況。你想說服身體和心靈不要因為睡眠而慌亂，但是你一直煩惱要不要吃安眠藥、多常吃、吃多少，製造出讓身心無法放鬆的信號。你花這麼大的功夫準備、籌畫，顯然世界末日快到了。儘管你不會以如此誇張的方式苦思安眠藥的問題，但即使只是持續有股淡淡的猶豫，也可能會影響你和睡眠的關係。

你或許會想：「就是因為這樣，我才希望能盡量少吃安眠藥。我不希望產生依賴性。事實上，只有真的需要的時候我才會吃藥，即使到了非

吃不可的狀況，我也盡量只吃半顆。」

但是「真的需要」是什麼意思？醒來超過一個小時？兩個小時？連續三天睡不好？四天？還是一週四天，不見得要連續？萬一昨晚已經吃了一整顆呢？半顆呢？要是不久前才吃過抗組織胺呢？如果你真的很努力減少藥量，卻又不停和自己討價還價，不願意徹底停藥……很遺憾，你已經在心理上產生依賴性了。

換言之，若是只在「需要時」服用安眠藥，企圖藉此將依賴性降到最低，往往會造成反效果。這樣會讓睡眠變成數學考試，導致更加深陷慢性失眠症。非常諷刺，你反而會因此更難戒除安眠藥。

▨ 不是安眠藥的功勞

另一種強大的心理力量是錯誤歸因（misattribution），意思就是將責任或功勞歸給錯誤的對象，就好比相信是因為你戴了幸運帽，所以支持的球隊才贏得超級盃冠軍。倘若你嘗試過停止服用安眠藥，或是間歇服藥（也就是連續 X 晚睡不好之後只吃半顆），你很可能已經體會過錯誤歸因了。

過程很可能像這樣：你讀到一篇文章說，安眠藥史蒂諾斯會增加認知問題的風險，於是你下定決心戒藥。你感到很焦慮，因為你已經服用很久了，不確定不吃藥能不能睡著（更別說還要擔心是不是已經害自己未來註定失智了）。

正如你所料，連續三天晚上你都只睡了一點點，你從來沒有覺得這麼糟。到了第四天晚上，你告訴自己：「唉，反正睡不著也會害我失智。不管了。」那天晚上服用史蒂諾斯之後，你一睡九個小時，完全不省人事。你認命了，兩害相權取其輕，因為現在證實，沒有安眠藥你絕對睡不著。

這一連串的思考路線令人非常感同身受。如果不是失眠症，換做其他狀況，我很可能也會這麼做。但其實不必這樣。我們來分析一下：

- 驟然停用安眠藥，尤其是史蒂諾斯那種處方藥，絕對會造成短暫的失眠惡化。這稱為反彈性失眠（rebound insomnia），是很常見的戒斷症狀。你的身體習慣了預期會得到化學物質，因為突然沒有了而產生反應。

- 這樣的狀況持續幾天之後，你可能會變成真正的睡眠不足，就好比為了考試臨時抱佛腳而連續熬夜三天一樣。長時間熬夜、睡非常少會發生什麼事？睡眠驅力不斷累積，撲滿裝不下了。第四天晚上，大量的睡眠驅力終於壓制了身體的戒斷反應，因此讓你睡得很沉。

- 然而，從你的觀點來看，讓你終於睡著的並非睡眠驅力，而是你認輸服用的那顆「不管了」安眠藥。看到了嗎？錯誤歸因。你將終於入睡的功勞歸於安眠藥，但其實是睡眠驅力的貢獻。

- 你不只將功勞給錯對象，而且還「證明」了你沒有安眠藥不能睡覺，但其實不是這樣！就算是一輩子好睡的人，只要讓他們連續吃兩週的史蒂諾斯然後再突然停藥，也會出現戒斷症狀。反彈性失眠只是短暫的生理反應，假以時日就會消失。

如何戒除安眠藥

好消息是，如果你真心要戒除安眠藥，過程其實非常簡單明瞭。事實上，這可能是整本書中最簡單的練習。

我還記得，二〇一九年一月二日，一位名叫保羅的患者打電話給我，他的態度非常積極。他說今年最重要的目標，是停止服用多種助眠藥物，包括六種成藥保健品，加上醫師處方的史蒂諾斯。保羅表示之前

他嘗試戒藥過很多次，但都沒有成功，這次他打算堅持到底。為了達成目標，他準備了一萬美元的資本，問我這樣的時間安排與預算是否合理。後來，他只花了三個月的時間，加上兩百美元的保險自負額，就完全脫離安眠藥（並且打算利用剩下的九千八百美元去歐洲玩）。

即使你之前嘗試戒除安眠藥卻失敗，不代表現在不會成功。你只是需要以科學為基礎的指引，加上切合實際的安心保證。效果最好、最能持久的戒藥方式立基於三個原則：

- **去除決策過程**：停止討價還價、痛苦煩惱、內疚自責。我們要改用的這套方法，會讓服藥行為變得非常自動、非常平凡，你甚至會忘記這是件需要傷神的事。保羅與我的許多病患最後之所以成功徹底停藥，理由很簡單，因為他們連續幾天晚上忘記吃，最後再也不回頭。

- **完成好睡計畫（或類似的實證式治療失眠計畫）再開始**：先掌握失眠認知行為治療的基礎技巧與知識，加上好睡計畫的其他要素。與睡眠先建立穩固的關係，至少要開始往好的方向發展，就好比在開車出遠門之前先把車修理好——旅途會比較順暢，行程也比較不會出錯。實行好睡計畫的同時，請繼續服用安眠藥，但必須保持一致的服用習慣（最理想的狀況，是每晚都在同一時間服用同樣的劑量，如果不行，至少也要保持固定的間隔）。

- **慢慢逐漸減量**：一下子停掉安眠藥效果往往不好，因為反彈性失眠非常痛苦。連續幾天睡不好之後認輸重新服藥，會讓你認定沒有藥無法睡覺。正是因為如此，才會有人在試圖一口氣停藥之後，反而比之前更加依賴。此外，任何藥物都一樣，驟然停用會發生危險的副作用。因此，除非諮詢過醫師，否則絕對不建議這麼做。

每個人的減量時間表都不太一樣，要看他們所服用的藥物種類決定，但無論如何都該遵守以上的三大原則。舉例來說，苯二氮平類藥物減量的時間往往比其他失眠症藥物長，因為這種藥的戒斷症狀更加危險、令人疲憊[14]。接下來，我們要看看兩個逐步減量時間表的範例。繼續讀下去之前，請容我再次強調，**進行任何服藥行為改變之前，請務必諮詢開立處方的醫療人員**。他們可能會採取不同的做法，例如先改為處方現行藥物的緩釋劑型，然後再逐漸減量，也可能希望你比書中範例的時間表進行得更慢一點。請將計畫好的時間表拿去給醫師看，請教他們是否可行或需要修改。

減量計畫詳盡範例

▧ 減量戒除目前服用的單一種安眠藥

醫師開給頌德拉的處方，是每晚服用50毫克的美舒鬱。大部分的日子她盡量只吃半顆，每週大約會有一天完全不服用。但有時白天壓力特別大，她預期會比平常更難入睡，所以服用一整顆。有時她半夜醒來後會再吃半顆。我會建議頌德拉完成本書第二部（大重置）與第三部（深入關係）之後：

1. 確立每晚固定的服用量，盡可能接近目前的劑量。無論如何都千萬不要增加或減少，也絕對不能在半夜服用「急救」劑量。
2. 在預先決定的日子服用較少劑量。在幾週的時間內逐漸降低劑量。

◆ **頌德拉的逐週計畫範例（A版）：**
- 第一週：每晚服用25毫克（半顆）。
- 第二週：週二與週五服用12.5毫克（四分之一顆）。其他日子繼

續服用25毫克（半顆）。

- 第三週：週一、週二、週五、週六服用12.5毫克（四分之一顆）。其他日子繼續服用25毫克。
- 第四週：每天服用12.5毫克（四分之一顆）。
- 第五週：週二、週五不服用。其他日子繼續服用12.5毫克（四分之一顆）。
- 第六週：週一、週二、週五、週六不服用。其他日子繼續服用12.5毫克（四分之一顆）。
- 第七週：停止服用美舒鬱。

　　註：頌德拉每週減量的日子，是在減量計畫一開始便預先決定好的。一旦她選好一週哪些日子減藥就不可以再更改。無論她感覺如何、發生什麼特別狀況，都不可以更動計畫。如此一來，在六週的計畫中，完全不需要為是否該服藥左右為難。

◆ **頌德拉的逐週計畫範例（B版）：**
- 第一週：每晚服用25毫克（半顆）。
- 第二週：每晚服用25毫克（半顆）。
- 第三週：每晚服用12.5毫克（四分之一顆）。
- 第四週：每晚服用12.5毫克（四分之一顆）。
- 第五週：停止服用美舒鬱。

　　註：這是為頌德拉提供的另一個選擇，簡單很多，單純是每隔兩週減少四分之一顆，速度比較快，但比較容易記憶。哪一個版本能讓你不

再為是否該服藥左右為難，就選那個。

　　假使頌德拉一開始在多數日子服用整顆藥（50毫克），減量的方式依然類似，也就是第一週每晚吃整顆，然後減少到四分之三顆，接著半顆，以此類推。

▨ 減量戒除只有偶爾服用的安眠藥

　　接受失眠行為醫學治療之後，蘇海感覺睡眠改善了，因此想要自行減少艾司佐匹克隆的用量。現在他每週三次服用1到2毫克，通常是在工作最忙的日子前一晚。他想要完全戒藥。於是我推薦蘇海這麼做：

1. 預先確立服藥時間表，越接近目前的狀況越好。因為他本來每週服藥的日子就少於一半，因此，不必增加次數像頌德拉那樣每晚服用。
2. 每週在預先決定好的日子減少一次劑量。

逐週減量計畫範本如下：
- 第一週：週日、週一、週三服用1毫克。
- 第二週：週日、週一、週三服用1毫克。
- 第三週：週日、週三服用1毫克。
- 第四週：週日服用1毫克。
- 第五週：停止服用艾司佐匹克隆。

　　註：你應該會發現第一週與第二週內容相同。這麼做是為求安全而放慢速度，因為蘇海有時服用1毫克、有時服用2毫克。我希望先讓他穩定服用低劑量兩週，然後再做出改變，減少他服用的次數。有時他會忘記在表定時間服用艾司佐匹克隆，發生這種狀況時，直接跳過就好。不

要因為忘記服藥而隔天補上，同樣地，不要在半夜服用「急救」劑量。

▨ 減量戒除多種助眠成藥

保羅多數的日子會服用10毫克的史蒂諾斯，以及10毫克的褪黑激素軟糖、成藥鎂、鋅、纈草、南非醉茄（ashwagandha）萃取物、色胺酸。他嚴格遵守服藥習慣，每晚都會服用這七種藥物。完成一對一失眠治療的第一階段之後，他對自己的睡眠比較有信心了，因此想瞭解他的「安眠雞尾酒」能減少多少。我給保羅的建議如下：

1. 從依賴程度最低的助眠藥品開始，一次戒除一種。因為他服用的助眠保健品，對失眠症幾乎沒有真正的效用，因此可以從那些先開始。

2. 等到只剩下史蒂諾斯時，每一、二週減量5毫克。

逐週減量計畫範例如下：

- 第一週：停止服用色胺酸。繼續服用其他藥物。
- 第二週：停止服用纈草。繼續服用其他藥物。
- 第三週：停止服用鋅。繼續服用其他藥物。
- 第四週：停止服用南非醉茄。繼續服用其他藥物。
- 第五週：停止服用鎂。繼續服用其他藥物。
- 第六週：停止服用褪黑激素。繼續服用10毫克史蒂諾斯。
- 第七週：每天服用10毫克史蒂諾斯。
- 第八週：每天服用10毫克史蒂諾斯。
- 第九週：每天服用5毫克史蒂諾斯。
- 第十週：每天服用5毫克史蒂諾斯。
- 第十一週：停止服用史蒂諾斯。

　　註：實際上，到了第六週保羅猶豫了，因為他強烈認為褪黑激素對他有幫助，因此不願意這麼快停用，於是我們微調計畫，先讓他每天繼續服用褪黑激素（同時繼續服用史蒂諾斯），到了第七週才徹底停用。他很驚訝地發現，停止服用褪黑激素對他的睡眠完全沒有影響，因此對減量計畫更有信心。最後他跳過第十週，因為他連續幾天忘記服用史蒂諾斯，最後乾脆決定直接停藥。

　　減量史蒂諾斯的過程中，我們每一步都先確認保羅準備好了。寧願在同一個劑量多停留一、兩週，也不要倒退回比較高的劑量。也就是說，我們不慌不忙地慢慢達成停止服用史蒂諾斯。

　　如果你同時服用多種處方藥，那麼，請諮詢開立處方的醫師先從哪一種開始減量。我建議先停用成藥，或比較不會造成戒斷症狀的藥物。要有耐心。寧願以可以持續的方法慢慢減量停藥，也不要太心急而在過程中失去信心。

降低反彈性失眠的小秘訣 ゝゝ ゝゝ

- 請記住，這是自然且短暫的反應。利用目前學到的技巧，幫助自己提高睡眠驅力、降低激發。如果需要，回到第 4 章重新來一次大重置。
- 即使不需要完整的大重置，也可以考慮記錄睡眠日誌，幫助自己至少維持規律的起床時間，避免在床上待太久。
- 加強你最喜歡的降低激發技巧，例如保持光照＋動起來計畫、每天進行心理貓砂盆練習、每晚做身體掃描正念等等。
- 要是發現自己已經完全清醒，或是對無法入睡感到挫折，那就離開床鋪。別忘記，睡眠不喜歡暴力強迫。

- 記住你已經進步了多少！撐下去，期待未來能夠長期擁有與睡眠的良好關係。

================ **重 點 整 理** ================

◆ 助眠藥物的範圍非常大，包含各種處方藥與成藥。有些是食藥局核准治療失眠症的藥物，有些是食藥局核准的藥物，但用來治療失眠症是「仿單標示外使用」，有些則是可以直接購買的成藥。

◆ 食藥局核准的失眠症藥物，對於改善夜間失眠症狀確實展現出療效，專家一般認為對於多數患者而言，好處大於風險。

◆ 美國睡眠醫學會不建議使用仿單標示外使用的藥物或成藥來治療失眠症，原因有兩個：沒有效、壞處大過好處。然而，醫療人員如果處方仿單標示外使用藥物，可能有很好的特別理由。

◆ 無論要開始、改變、停止服用安眠藥，都必須諮詢醫師或醫療人員。

◆ 如果想要戒除安眠藥，先瞭解其中的心理機制很有幫助：

　　》 PRN 悖論：只在「需要時」服用安眠藥，沒有固定的時間表，這樣會增加激發，並且讓你和睡眠的關係更加緊張。

　　》 其實是自己的睡眠驅力讓你睡著，卻歸功於安眠藥，這樣會讓你在心理上對藥物產生依賴。

◆ 要減量戒除安眠藥，請先諮詢處方醫療人員，並且遵守下列原則：

》 不要在服藥的當下做決定。開始減量前，先設計好減量計畫並嚴格遵守，不可以改變。如此一來，過程中你不會再為了做決定而焦慮，於是更容易停藥，且不再重拾藥物。

》 開始減量前，先進行好睡計畫（或諮詢行為睡眠醫學專家）。

◆ 逐漸減量，不要驟然停藥。有些藥物必須非常緩慢地減量，以盡量降低發生嚴重戒斷症狀的可能性，例如苯二氮平類藥物。

解答其他疑慮
關於螢幕、咖啡與其他睡眠衛生相關問題

幾年前的某個星期三，我在杜克醫院看診時，給了前後兩位患者截然相反的建議。上午九點的患者凱莎認真勤奮，曾經是職業田徑選手，自律讓她活得更精彩。她來看診的時候，已經徹底戒掉咖啡因與酒精，晚上九點之後也不啟動任何電子裝置，並避免在晚間運動——這些全都是為了改善睡眠衛生。上午十點的患者小威則是個外向的青年，最近才剛和交往多年的伴侶分手，於是發現「生活少了護欄」（他自己的說法）。他打電動、交易加密貨幣到深夜；週末出門只是想喝一杯，最後卻喝到爛醉。

我對凱莎說：「姊妹，盡情生活吧。享受咖啡和酒，想要追《英國烘焙大賽》（*Great British Baking Show*）馬拉松也沒問題。剝奪這些小樂趣只會讓失眠症更嚴重，因為這是睡眠努力。」

相反地，我對小威說：「試試看重新為生活加上護欄吧。要不要考慮晚間螢幕宵禁，並且設立目標減少攝取酒精？」

我要求凱莎放棄睡眠衛生，卻花了好幾次的諮詢時間反覆要求小威一定要做到，其中的原因在於，**物質和螢幕的使用對他們與睡眠的關係產生差異很大的影響**。即使凱莎攝取少量咖啡因，或晚間暴露在光線下

而對睡眠造成損傷，相較於因為睡眠努力引起的無益激發，簡直是小巫見大巫。小威則不一樣，儘管睡眠驅力與激發依然是他失眠最主要的持續因子，但他晚間的活動成為絆腳石，使他無法完全恢復睡眠健康。

老實說，我之所以寫下這兩個人的故事，是因為我無法為每位讀者量身設計內容，有點擔心如此籠統地推出這一章可能不太好。例如，後面我會描述酒精如何妨礙睡眠，有可能會給世上所有像凱莎一樣的人錯誤印象，以為睡眠如此脆弱，只要喝一滴酒就會完蛋。但如果不提酒精對睡眠的影響也不行，因為像小威一樣的人需要知道，為什麼即使完成大重置，他們的睡眠依然不佳。此外，你或許沒有凱莎與小威那麼極端，睡眠衛生問題可能不是導致你失眠的主因，我不希望太過強調改善睡眠環境或習慣，以致於犧牲掉真正重要的練習（如大重置）。因此，我才會將這個主題放到這麼後面來討論。

先說明一下：我會寫出經過嚴格研究的事實，以及臨床經驗給我的想法；**請自行決定這些零散的內容對你有多重要**。記住，如果沒有先完成前面章節真正的練習，光看這一章是無法對失眠症造成實質的影響，頂多只能幫助你從「我覺得比之前好多了」走向「我真的覺得很棒」。接著，讓我們從最簡單的開始吧。

上床前運動沒問題

避免在接近上床時間運動，這個建議已經被徹底推翻了。很多實驗室研究早已證實，**晚間運動對睡眠無害**。最近發表的一篇真實生活數據（real-life data）蒐集了超過一萬兩千六百人的資料，結論顯示，即使在上床前兩小時進行中到強度運動，也對睡眠沒有影響[1]。事實上，**運動反而讓睡眠少量提升、比較容易入睡**，可能是因為一般而言運動有益身心健康，更別說還有助於累積睡眠驅力。因此，我極力建議患者只要能運

動就運動──因為不能運動的原因已經太多了：工作、育兒、壞天氣、沒動力，如果還要限制一天當中准許運動的時間，那就幾乎沒機會動一動了。

電視與臥房中其他的光線／噪音，能免則免

許多研究發現，在醫院中減少夜間光線與噪音能夠改善患者睡眠[2]。家中環境的光線／噪音應該比醫院加護病房少，但你的臥房裡可能有電視，家人也可能比較吵，這些都是改善睡眠顯而易見的消除目標。希望現在你已經停止在臥房看電視，最好是根本沒有電視機（還記得制約激發嗎？）。不過，如果看電視是你睡前不可或缺的步驟，那麼，我建議以下的做法：

- 晚間盡量在其他房間看電視，減少在臥房看電視的時間。
- 臥房電視設定關機時間，這樣萬一你睡著了，電視不久後便會自動關機，而不是整夜打擾你的睡眠。

即使臥房裡沒有電視，其他光源（例如：明亮的戶外路燈從窗戶照進來，或伴侶的閱讀燈）依然可能干擾睡眠，讓你睡得比較淺，並且造成睡眠中斷短暫醒來[3]。當然啦，許多人無法完全掌控睡眠環境，可能會因此感到沮喪。在這種狀況下，我強烈建議使用耳塞與眼罩。雖然可能需要一點時間習慣，但之後能帶來很大的好處。接著，我們來談談比較困難的問題。

棘手的咖啡因

美國人在二〇一九到二〇二〇會計年度共消耗了兩千七百萬袋咖啡[4]。這裡的「袋」不是聖誕節買來送同事的那種小袋，而是容量

一百三十二磅的工業用包裝。我相信很大一部分的原因是大家喜歡咖啡的滋味，不過，想像一下，要是明天星巴克員工大罷工，會發生什麼事？消費者暴動，絕不只是味蕾沒有得到滿足那麼簡單。這樣的集體咖啡上癮究竟如何影響我們？

　　咖啡因會影響睡眠，這一點毫無疑問。當在實驗室進行系統化研究時，可以清楚看出咖啡因的量越高，對客觀測量出的睡眠質與量影響越負面，在接近睡覺時間攝取更是如此。最奇妙的是，大家通常會低估咖啡因對睡眠的影響，沒有察覺睡眠變得斷斷續續，醒來的次數增加、深眠減少[5]。

　　為什麼咖啡因會影響睡眠？還記得睡眠驅力嗎？我們在白天積存睡眠撲滿，換取一夜好眠。以神經化學的層面來看，睡眠驅力代表腺苷累積，這是消耗能量的副產品——在腦中累積越多，睡眠驅力就越多。咖啡因會在腦中與腺苷競爭，占據平常與它結合的腦細胞受體，如此一來，便會讓大腦誤以為還沒有累積很多腺苷（也就是睡眠驅力偏少）[6]。因此，如果在過完漫長的一天後，你還是絕對需要保持清醒，喝咖啡或許可以幫你達到目標。

　　但咖啡因只是假燃料，不會像營養的食物那樣給予真正的能量，也無法像睡眠一樣滿足想睡的需求。這就是為什麼經常飲用大量咖啡，反而會讓人感覺更疲累。咖啡只是以虛假的亢奮取代人真正需要的燃料，強迫身體用更少的汽油跑得更用力。時間久了之後，身體也會對咖啡因產生耐受，以致於需要更大的量才能達到平時的表現。當你在下午或晚間停止攝取咖啡因，即使咖啡因殘餘的效力繼續阻隔腺苷，你依然可能會感受到突如其來的強烈疲倦。因此，你會覺得很累但又無法放鬆。如果長時間經常攝取咖啡，你可能早已習慣這樣的惡性循環，從不曾停下腳步想一想咖啡因在疲憊與失眠中所扮演的角色。

關於咖啡因有個棘手的問題，很難提出適當的建議，因為每個人對咖啡因的敏感度差異非常大[7]。因此，有些人一天三杯咖啡很合理，但對於其他人卻是個大災難。人對咖啡因的敏感度一部分是基因影響，這決定我們如何代謝咖啡因，以及其他化學系統如何受影響（例如腺苷、褪黑激素）。年紀也是影響的因素，相較於年輕人，中老年人的睡眠比較容易受咖啡因干擾。

可想而知，你一定很疑惑：「那麼，對我而言，到底多少算是『過量』？」這一點無法有定論，因為每個人的狀況都不一樣，變項實在太多。同樣地，咖啡因離開身體系統所需的時間，也受到太多變項影響，因此，很難建議在睡前多久要停止攝取咖啡因，範圍從四小時到十一小時都有可能[8]。

如果你經常喝咖啡，而且即使睡眠已經改善了，白天依然感到疲憊，那麼請試著慢慢（非常慢！）逐漸減少攝取咖啡因，看看有什麼變化。 無論現在你攝取多少，減量很可能不會有壞處，或是提早攝取咖啡因的時間。二〇二一年一項研究顯示，驟然停止攝取咖啡因一週，對睡不好的人沒有幫助[9]，但我相信至少有部分原因是停止得太突然。在第10章，我們探討過如何逐漸減量戒除安眠藥，你也可以用同樣的原則減少咖啡因。

尼古丁有礙睡眠

抽菸的人一般有比較多的睡眠問題。相較於不抽菸的人，他們罹患睡眠疾病（如失眠症、睡眠呼吸中止症）的機率高出兩倍。部分是因為尼古丁屬於興奮劑，另外則是夜間的尼古丁戒斷症狀會使人更常醒來，並縮短快速動眼期睡眠。肺部問題也可能導致夜間呼吸困難而睡不好。

我曾經在波士頓的退伍軍人部共同指導戒菸團體，因此，我第一線

見識過戒菸對睡眠的影響。許多人幾乎一戒菸就立刻發現睡眠改善了，但也有些人因為戒斷症狀而導致睡眠變成更大的問題（至少短時間如此）。戒菸本身就夠難了，因此，我能理解睡眠又來添亂會讓他們更加辛苦。若你有在考慮戒掉尼古丁產品，我建議與行為醫學專家合作，或是參加戒菸團體。社交支持與引導能夠幫助你走更長遠的路！

過量攝取酒精有礙睡眠

儘管酒精是一種鎮定劑，但無法促進高品質睡眠。它可能會讓人更快入睡，但是當夜深酒退了的時候，睡眠就會變得斷斷續續。慢性酒精濫用會造成深眠減少，並且在睡眠中更常發生呼吸問題[10]。很遺憾地，這也導致戒酒變得更困難，因為許多人戒酒之後發生嚴重失眠與夢魘[11]。

就像咖啡因一樣，人受酒精影響的程度也有很大的差異。因此，我無法給出統一的建議，告訴大家該喝多少、何時喝才能避免影響睡眠。有證據指出，即使少量（一、兩杯）也會影響睡眠時的心率變異度（Heart Rate Variability）[12]，但很難量化影響有多大、對怎樣的人會有影響。

我看待酒精的哲學如下：**倘若你和睡眠的關係很健康，那就享受人生吧。**晚餐時配葡萄酒，偶爾參加派對時多喝幾杯雞尾酒。少量攝取酒精不會造成嚴重的睡眠問題；但如果你擔心自己濫用酒精，或只是想要減少飲酒量，可以利用戒酒之後能睡更好作為獎勵。**如果目前你為了助眠而飲酒，強烈建議立刻停止這種行為**，因為會造成反效果，讓睡眠變得更糟，並且增加失眠造成的焦慮。

大麻*無益於睡眠

　　大麻的學名是 Cannabis Sativa，所有大麻相關產品都是從這種植物加工而成，內含多種化合物，包括大麻素（cannabinoids）。最廣為人知的大麻素便是四氫大麻酚（THC），抽大麻會嗨就是因為這種化合物，另一個則是大麻二酚（CBD），但這不具有精神活性特質[13]。

　　四氫大麻酚以及大麻二酚都會與大腦的內源性大麻素系統（Endocannabinoid system）互動，而這在複雜的醒／睡系統中也占了一個角色。根據動物實驗，我們得知這些大麻素可以提升腺苷，從而引發睡眠。然而，事情沒有這麼簡單。吸食大麻確實可以降低夜晚清醒，甚至增加深眠腦部活動，但攝取的量與型態都會有影響[14]。舉例來說，高劑量的四氫大麻酚會增加夜晚清醒以及日間睡意，但大麻二酚的效果則恰恰相反——高劑量會增加睡眠，但低劑量則與加重失眠相關。更複雜的還在後面：使用四氫大麻酚會擾亂晝夜節律，對睡眠造成負面影響，而且大麻的戒斷症狀讓大多數人睡眠惡化[15]。大家普遍相信大麻能幫助睡眠，事實是非常短期內使用確實可能有效，但長期使用很可能會造成反效果[16]。整體而言，最新的研究指出，使用大麻——尤其是大量使用——與睡眠健康不佳相關[17]。

　　換句話說，假使你經常使用大麻（尤其是含有四氫大麻酚的那種），減量沒有壞處，睡眠也可能隨之改善。但務必慢慢逐漸減量，以盡量降低戒斷症狀。若你現在沒有固定使用大麻，但想瞭解是否應該為了改善睡眠而開始使用，我建議不要。大麻可能對睡眠造成反作用，打亂複雜的腦部系統，也會造成心理依賴。以後沒有這種物質你就很難睡好，如此一來，更會讓失眠持續下去（見第10章）。

---

* 大麻在臺灣列為二級毒品。

物質與睡眠的關係總整理 ✍ ✍

攝取咖啡因／尼古丁／酒精／大麻或其他娛樂性毒品對睡眠有害嗎？

有，但程度不一。短期使用特定劑量的大麻二酚或四氫大麻酚（兩者皆為大麻素）可以幫助睡眠，但長期使用恐怕無益。

如果我把這些物質全部戒掉，失眠症會好嗎？

不見得。一旦開始調整失眠症的主要持續性因子（例如：長期低睡眠驅力與高度激發），減少過度使用確實有助於進一步改善睡眠。但只是戒掉這些物質，不保證能克服失眠症。

要克服失眠症，一定要全部戒掉這些物質嗎？

不見得。克服失眠症不必變成和尚。例如，很多人即使享受少量咖啡因與酒精，也對整體睡眠毫無影響。但是別忘記，你對咖啡因的敏感度可能比別人高，咖啡因也可能在你體內停留的時間更長。因此，如果習慣喝咖啡，建議要少量，並且盡量將時間提早。至於尼古丁，如果可以，強烈建議減量或戒掉。

床伴（人類與非人類）可能干擾睡眠

我很愛抱抱，這是我最愛的活動。幾年前，我和伴侶睡覺時，床上一定會有三隻狗（兩隻德國牧羊犬，一隻混種拉布拉多），這種安排很能滿足抱抱需求。但我即使睡了九個小時，白天依然精神不佳，而我一直不懂到底怎麼回事。現在我學乖了，單獨在自己的房間睡覺，結果需要的睡眠時間減少很多，但白天的精神依然非常好。為什麼？我認為我的睡眠改善，主要有三個因素：

- 床伴（人類和狗狗）的干擾減少。
- 在正確的時間上床。
- 改善空氣品質。

▨ 床伴的干擾減少

你可能沒有意識到，床上多一個身體會對睡眠造成多大的影響。即使床伴睡得很好，你也會因為他們而每晚平均醒來五點五次。如果你的床伴有阻塞型睡眠呼吸中止症，則會**每小時**吵醒你九次，病況嚴重的話，次數就會更多。假使你和伴侶同時上床睡覺，你們更可能互相干擾對方的睡眠[18]。你很可能不會每次醒來都記得，因為時間很短暫，而且即使睡得很好，短暫醒來幾次也很正常。不過，如果醒來的次數因為外在因素而增加太多，便會造成損害。

至於寵物，研究顯示許多人享受與狗狗同床（一點也不奇怪），即使他們認為這麼做不會干擾睡眠，但客觀睡眠測量發現**確實會**。好消息是，如果狗狗只是在臥房裡但不在床上，反而對睡眠有好處[19]。我和狗狗互相妥協之後達成非常滿意的結果：我們睡同一個房間，但我睡我的床，牠們睡牠們的床。貓奴比較不幸，和貓一起睡會很辛苦，因為牠們的晝夜節律與人類差異相當大[20]（而且夜裡很可能會隨時大聲命令你起床伺候，沒有半點內疚）。

▨ 在正確的時間上床

為了能夠和伴侶與狗狗抱抱，以前我會在真正想睡之前提早一小時上床。因為我天生時型偏晚，因此，我往往都是最後一個入睡的，只能躺在床上發呆聽身邊的各種打呼聲。我的許多失眠症患者都太早上床，沒有儲存足夠的睡眠驅力，晝夜節律還沒有達到二十四小時週期中的正

確時間點。而他們之所以還沒有睡意就上床，最常見的原因是配合伴侶的時間。這時，分房睡可以讓你自由依照自然節奏睡與醒。

░ 改善空氣品質

研究證據清楚顯示空污不利於睡眠，無論是社區整體的空氣污染，或是夜間臥房空氣品質不佳[21]。我絕對沒有將伴侶的呼吸和其他身體功能比做空氣污染（因為他總有一天會看到這一段），但我必須說，當我們同睡一張床的時候，打開窗戶，我的睡眠品質會顯著提升。這很合理——清醒時，我們的身體與大腦在氧氣充裕的狀況下會表現比較好，睡著後當然也一樣。幾年前，我睡覺的地方是一個小房間，身邊有個一百八十磅的人類，加上三隻加起來超過兩百磅的狗，我敢說當時肯定吸入了過量的二氧化碳。不過，當然啦，這個例子比較極端。如果你家通風良好，臥房裡除了你之外只有另一個生物，那應該就不會有問題。

░ 一定要和伴侶分房嗎？會不會因此感情破裂？

在我們的文化中，分房睡的伴侶往往會被認定感情有問題。這樣很傻。當兩個人都沒有意識的時候，有什麼必要非得躺在同一個平面上？睡覺時不可能談什麼大事，更不可能做人生重大的決定。事實上，如果雙方都能睡好，對感情反而更有幫助，因為大家的心情都會比較好。

假使你單純喜歡一起在床上，或擔心分房睡會導致性生活下降，不用煩惱，你依然可以享有雙重好處。我和伴侶會在他上床時花一些時間卿卿我我、聊天講話，然後我離開繼續去做我的事，他則睡他的覺。如此一來，我們依然有一起在床上的時間，但也可以各自享受不受打擾、氧氣充裕的睡眠，遵從各自的自然晝夜節律。雖然這麼說，**但並不代表為了改善睡眠，就一定要和伴侶分房**。很多人覺得與伴侶同睡一張床的

恬意，對整體身心安適有很大的好處。倘若如此，請儘管享受吧！利用耳塞與眼罩降低可能的干擾，等睏了再上床，並且保持臥房通風良好。

同房生物確認表 ⤲⤲

☐ 如果狗狗在臥房過夜，牠們會睡自己的床。

☐ 準備好貓咪需要的所有東西，並且訓練牠們過夜時不能跑到床上。

☐ 倘若人類床伴會打呼，或有阻塞型睡眠呼吸中止症，最好分房或
　　使用耳塞。

☐ 假使床伴很會動來動去，或以其他方式干擾睡眠，就考慮分房睡。

☐ 如果已經分房睡了，但還是喜歡一起待在床上，那麼，可以考慮
　　在關燈睡覺之前這麼做。

☐ 打開門／窗讓臥房保持通風，或是開電扇。

晚間使用螢幕

　　你可能聽說過晚間接觸亮光，會抑制褪黑激素、妨礙睡眠。之所以會有這種說法，背後的理論如下：大腦主要的晝夜節律時鐘「視交叉上核」幫助我們在夜裡睡覺、白天清醒，一部分的作用是調節褪黑激素何時分泌。它應該在晚間逐漸提高，在清晨時分降低。視交叉上核是如何得知促進褪黑激素分泌的時機？答案是光。當大量光線從眼睛進入，視交叉上核便知道是白天；如果進入的光線很少，那就是夜晚。短波長光（藍光，也是廣域光譜的一部分）會告訴視交叉上核現在是白天，並且抑制褪黑激素分泌。如果晚間暴露在太多亮光下，例如電子裝置，那麼，褪黑激素的分泌便可能遭到抑制，提高清醒、干擾睡眠。

　　確實，證據顯示晚間暴露在較多螢幕光線下的人睡得比較差，早上

精神也不好，一般而言對睡眠不滿意[22]。實驗室中，在精心控制的條件下，晚間暴露在短波長光（藍光）下兩小時，不但會讓睡眠變得斷斷續續，也會導致隔天日間睏倦、精神不集中[23]。在真實世界中，睡眠研究人員意外得到一個機會，能夠觀察全體人口突然增加螢幕使用量的結果：二〇二〇年新冠肺炎（COVID-19）封城的第一週，義大利研究人員對超過兩萬人進行問卷調查，詢問他們新的螢幕使用習慣，發現增加電子設備使用量的人覺得睡眠變差，包括出現更多失眠症狀[24]。

這一類的研究並不完美。舉例來說，在新冠肺炎封城期間所做的研究中，那些增加裝置用量的人可能也經歷了其他人生巨變——失業、社交孤立、日間生活變得更靜態——這些也都可能讓睡眠變差。儘管如此，越來越多人研究螢幕使用與睡眠之間的關係，光是這樣便足以讓我採取行動，減少暴露在藍光下的時間；雖然現在已經晚上9:13了，我還在用筆電打字。不過呢，在你發誓晚上不碰螢幕之前，先讓我們來看一下要澄清的一些事，以及注意事項。

晚間暴露在藍光下的時間少於白天光照的時間

一切都是相對的。大腦調節褪黑激素分泌時，不會只考慮晚上接觸到多少光，也會考慮我們的近期光照史，也就是我們在白天照了多少光。事實上，這個部分非常關鍵，**在白天接受明亮光照，可以抵銷晚間使用螢幕造成的有害影響**。舉個例子，瑞士研究人員請參與者在下午進實驗室，於光線明亮的環境中待大約六個半小時，然後在睡前分別讀實體書、或用平板電腦讀電子書兩個小時。所有參與者都接受整夜睡眠監測。結果，讀紙本書與讀電子書的受試者，睡眠狀況完全沒有差別。他們的睡眠量與品質、褪黑激素分泌歷程、隔天的精神好壞，全都一致[25]。

這個結論看似與其他研究相悖，因為大多數的研究結果都證實，晚

間使用明亮螢幕兩個小時會干擾睡眠；但差別在於，這次受試者白天長時間處在明亮光線下。作為參考，實驗室使用的光線照度為五百六十九勒克斯（Lux）*，高於一般有窗的辦公室。一般的客廳照度大約是兩百勒克斯，陰天的照度是兩萬勒克斯，陽光直射則是十萬勒克斯。

倘若你白天工作的環境比較昏暗（例如家中辦公室、隔間、倉庫、實驗室），建議多裝設幾盞廣域光譜燈、坐在靠近窗戶的地方，但最好的方法則是趁午休時間去戶外走走。發揮創意，找出接觸日光的機會。這麼做會有長遠的幫助，讓你在晚間使用螢幕不再影響睡眠。

晚間亮光的影響很容易就能中和

晚間完全不用螢幕對很多人而言不切實際，與其這麼做，不如改為降低螢幕的影響。短波長光（如藍光）是抑制褪黑激素的元凶；長波長光（如橘光）則不會影響褪黑激素分泌。關於智慧型手機的夜間模式與抗藍光眼鏡是否管用，研究人員尚未達成一致的看法，不過，證據傾向於這些多少有幫助。對於罹患失眠症、注意力不足過動症（ADHD）、躁鬱症、睡眠相位後移症候群（也就是極端夜貓子），或綜合以上病症的患者，特別容易感受到抗藍光眼鏡的好處[26]。雖然我只是時型偏晚（也就是說，沒有嚴重到會被診斷為睡眠相位後移症候群），也覺得相當有幫助。

舉例來說，一項研究發現，晚間配戴抗藍光眼鏡兩個小時，能顯著改善失眠症患者對睡眠的感受。其提升實際睡眠長度的效果，甚至和最常用的安眠藥差不多（大約每晚二十八分鐘）[27]。另一個研究將抗藍光眼鏡與失眠認知行為治療結合，發現能強化整體治療[28]。

---

* 照度單位。照度是指物體表面每單位面積所吸收可見光的光通量，可理解為：單位面積內獲得多少光。

　　儘管相關研究還不多，但結論似乎相當正面。許多商店都有販售抗藍光眼鏡，網路上也能找到，價格不到二十美元。我推薦買棕色或琥珀色鏡片的，因為有些透明鏡片阻擋短波長光的效果不太好。建議在睡前配戴兩小時。白天**不要戴**（除非眼科醫師特別指示），因為可能會造成反效果，更加擾亂晝夜節律。記住，**晝夜光照的對比，才是褪黑激素正常分泌的關鍵**。

▧ 時型偏晚的人，晝夜節律可能更容易受晚間光線影響

　　如果你像小威一樣傾向拖延上床時間，或是在放假時很容易陷入晚睡晚起的模式，你的時型可能偏晚。這表示你在生理上預設為喜歡比傳統時間還晚睡和醒，也可能更容易因為晚間亮光而產生睡眠相位後移。也就是說，相較於一般人，若你在晚間過度使用螢幕，更容易導致睡眠時間延後。因此，倘若你知道自己是天生的夜貓子，那麼最好特別留意，白天要多待在明亮光線下，晚間則使用抗藍光眼鏡，睡前也要給自己足夠的無螢幕放鬆時間（至少三十分鐘）。

▧ 螢幕顯示的內容（與你內心的想法）影響可能大於光線

　　並非所有螢幕內容的影響都相同。例如，相較於玩第一人稱射擊遊戲，用 Kindle 閱讀器讀珍・奧斯丁（Jane Austen）小說的刺激性比較小。我們很難規範什麼內容可以、什麼內容不可以，因為每個人感受到的意義不同，是否能因此放鬆也因人而異。你不必徹底清除晚間的刺激，因為無所事事坐著發呆，對睡眠同樣沒好處。凱莎就是這樣——因為她嚴格禁止自己晚間使用任何電子裝置，以致於感到寂寞又無聊，如此造成的焦躁反而令她的失眠更加嚴重，超過任何螢幕的影響。

　　我建議你對自己誠實，在晚間使用螢幕的方式，是否讓你感到滿足、愉快？還是說，你看電視只是為了分散心思？單純因為你沒有其他有趣的事可做，所以才在滑手機？請試著找到平衡點，**看你真心想看、並能帶來愉悅的螢幕內容，同時也去發掘更多不需要螢幕的活動來滿足身心需求**。晚間活動的範例如下：看喜歡的電視節目、用社交媒體和朋友聊天、做一下伸展操、寫日記、抱抱狗狗。最後，一邊準備上床睡覺，一邊看輕鬆的吉米・金摩（Jimmy Kimmel）脫口秀，然後帶著一本書上床。

不瞎用電子設備計畫 〜 〜

晚間從事這些螢幕相關活動，能夠讓我感到愉快、有意義：

☐ 看這些特定的電視／串流節目：【　　　　　　】
　（收看【　　　】分鐘）。

☐ 使用下列社交媒體：

　☐ 臉書（Facebook），目的：【　　　　　】
　　（使用【　　　】分鐘）。

　☐ 推特（Twitter），目的：【　　　　　】
　　（使用【　　　】分鐘）。

　☐ Instagram，目的：【　　　　　　】
　　（使用【　　　】分鐘）。

　☐ 抖音（TikTok），目的：【　　　　　】
　　（使用【　　　】分鐘）。

　☐ 其他，目的：【　　　　　】
　　（使用【　　　】分鐘）。

☐ 玩下列主機／手機／平板遊戲：【　　　　　】
　（使用【　　　】分鐘）。

□ 瀏覽這些網站／論壇：【　　　　　　　】
　（使用【　　　】分鐘）。

□ 使用下列 app：【　　　　　　　】
　（使用【　　　】分鐘）。

□ 其他：【　　　　　　】
　（使用【　　　】分鐘）。

晚間從事下列不需要螢幕的活動，能讓我感到愉快、有意義：

□ 伸展操或輕度運動。

□ 閱讀書籍。

□ 與伴侶相處。

□ 與家人、寵物相處。

□ 聯絡朋友。

□ 練習正念或冥想。

□ 寵愛自己：【　　　　　　　】。

□ 創作：【　　　　　　】。

□ 嗜好：【　　　　　　　】。

□ 輕鬆家務：【　　　　　　】。

□ 其他：【　　　　　　】。

降低光線的影響 〰 〰

我會以下列方式減少晚間光線可能造成的問題：

☐ 白天多照亮光。

☐ 在下列時間走出戶外：【　　　　　】。

☐ 在室內工作環境增加廣域光譜照明。

☐ 其他：【　　　　　】。

☐ 晚間減少亮光。

☐ 將螢幕使用時間減少為：【　　　　　】。

☐ 配戴抗藍光眼鏡。

我將進行下列改變以配合計畫：

☐ 用智慧型手機設定提醒，來開始或結束特定活動（如走出戶外、
　察看工作電子郵件、開始放鬆時間）。

☐ 設定平板電腦與智慧型手機在晚上自動進入夜間模式。

☐ 設定手機停用時間（iOS）或專注模式（Android），限制晚間
　app 提醒。

☐ 設定手機／平板電腦的時間管理功能，在使用特定 app 時提醒
　我，預先安排的時間長度已經到了。

☐ 購買任何需要的光照設備（如辦公室桌面使用的燈箱、抗藍光眼
　鏡）。

☐ 乖乖遵守計畫一週就給自己獎勵。

　　失眠治療結束時，凱莎和小威兩人都改善了與睡眠的關係，整體睡眠健康進步許多。凱莎最大的改變是停止不斷分析睡眠，如此一來壓力減輕，讓她能夠在夜間自然轉換成睏倦模式。而小威最大的改變，則是建立一套更加規律的生理時間表，並學習以更有意識的方式來決定要把時間用在哪些活動上，以及何時進行。例如，他依然想要從事虛擬貨幣交易，但決定限制在每天早上十五分鐘，不再不分晝夜地持續投入，於是他將交易 app 放到智慧型手機螢幕的最後一個頁面，並取消提示訊息以避免誘惑。

　　他們兩個都沒有完美的睡眠衛生，這就是重點。凱莎需要減少追求完美，小威則需要多一點。透過自省與調整，你也能找出自己需要往哪個方向移動。

===== **重 點 整 理** =====

◆ 在晚間運動沒問題。

◆ 夜間開著電視（或是臥房裡其他顯著的光線／噪音）會干擾睡眠。

◆ 一般而言，任何精神活性物質（能夠改變大腦感知或功能的東西），只要使用過量都對睡眠不好。包括咖啡因、酒精、尼古丁、毒品。大麻二酚雖然對睡眠的某些面向有短期好處，但就像其他助眠成藥一樣，不是解決慢性失眠症的良方。

◆ 不過，雖然這麼說，你也不必為了睡眠戒掉所有物質。例如，許多人即使攝取少量咖啡因與酒精，依然能夠與睡眠保持良好關係。弄清楚自己對這些物質敏感的程度，如果有所疑慮，就試試看減少攝取是否有幫助。

◆ 床伴（人類與動物）會因為動作、聲音、消耗氧氣而干擾睡眠。他們上床的時間可能不適合你的時型。可以嘗試分房睡或使用耳塞、眼罩，並改善通風，以解決這些問題。

◆ 接近夜間時暴露在過量亮光下會干擾睡眠，並導致隔天疲憊。本來就偏向夜貓子的人，睡眠與晝夜節律更容易受光線影響。

◆ 不過，白天暴露在大量亮光下，能夠降低（甚至抵銷）夜晚使用螢幕造成的問題。如果可以，出門走走吧。

◆ 此外，仔細思考你在夜晚要用電子裝置看哪些媒體，以及為什麼而看。從事愉快又有意義的活動，讓你的夜晚感到充實，並在螢幕與非螢幕活動間取得平衡。

回顧過去、規畫未來
如何保持目前的進步，克服難關，
終生保持與睡眠的良好關係

　　完成正式的失眠治療之後，睡眠往往會繼續改善幾個月。我持續分析了數十位接受失眠認知行為治療臨床實驗的患者，結束時他們感覺改善許多，並且在接下來三到十二個月當中，額外增加了二十分鐘的睡眠。這是好消息，因為無論你在自學好睡計畫時得到了什麼經驗，以後依然會持續下去，狀況甚至會變得更好。

　　不過，當然啦，所有關係都需要維護。婚姻幸福的人都會告訴你：越是親密的關係，越不該視為理所當然。你和睡眠的關係也一樣。現在，你已經重置了睡眠與晝夜生理機能，學會改變對睡眠的觀點，並放棄無益的睡眠努力，與認識最久的好友重新建立健康關係。

　　該來回顧一下一路走來你所學到、並想持之以恆的重要概念與技巧了。不要等到出狀況再來想辦法，我們可以主動出擊，讓這段關係歷久彌新。

抱持感恩的態度

　　我最近有位患者偉恩，他的數據之優秀，簡直可以說是第一名。以前他必須耗上兩個小時才能入睡，但是到療程結束時，平均只要三十分

鐘就能入睡。他甚至將安眠藥用量降低了75%，很快就能徹底戒除。最後一次療程，我迫不及待想和他一起回顧這段過程。沒想到，他竟然因為夜裡（短暫）醒來一、兩次而煩惱。他很失望，明明都已經這麼努力了，卻還是無法「一覺到天亮」。

偉恩的經驗並不罕見。有時我們太過專注於改善睡眠這個目標，以致於只能看到還不夠完美的部分。有時那最後一點缺陷，會令人感到相當沮喪。

每天晚上醒來兩次完全正常、健康，但即使不管這個事實，偉恩依然犯了見樹不見林的毛病。如果我們將焦點往外拉，回顧他的睡眠（以及他與睡眠的關係）發生了多少變化，偉恩突然就發現這幾週以來他進步了多少。他說：「哇，如果跟過去的我描述現在的睡眠模式，我一定會以為是痴人說夢！」確實，偉恩越來越感到不可思議，他的睡眠竟然已經改善了這麼多，雖然不完美，但非常美好，而且為他的整體生活品質帶來許多好處。我們也要像偉恩一樣，展開與睡眠永遠幸福美滿的未來，而第一步就是要感恩。問問自己：

- 我最感謝睡眠的哪一點？睡眠幫助了我多少？
- 睡眠的狀況發生了怎樣的改變？
- 睡眠得到怎樣的改善？我的整體身心健康得到什麼樣的改善？

想要更容易回答這些問題，可以拿出睡眠日誌，比較一下開始好睡計畫的前一週與最近這一週的數據。如果你用的是通用睡眠日誌 app，可以查看顯示過去幾週變化的圖表。數據發生了什麼改變？這些數字沒有反映出的東西呢？例如，你花了多少時間思考睡眠？另外，也要嘉獎自己願意將睡眠擺在第一位、願意為了改善與睡眠的關係而投資。問問自己：

- 現在的我比之前增加了什麼知識與技巧？
- 我在哪些方面表現得很好，可以支持我與睡眠的關係？
- 現在，我在哪些方面更有信心？
- 我克服了哪些無益的模式？

花一點時間感覺自豪與感恩。這麼做不只是為了感到溫馨感動（雖然這樣就夠了！），現在和未來的任何時候，能夠感恩睡眠都是重要技巧，幫助你熬過暫時的退步與睡眠模式變化。

給睡眠的情書　ⵄ　ⵄ

我個人熱愛這個灑狗血的練習（你可以自行選擇要不要做）。把睡眠當成人，寫一封情書。我說真的，第一句一定要寫：「親愛的睡眠……」寫出所有你對睡眠的愛與感恩。假裝你是一九九〇年代的男團歌手（或愛黛兒、披頭四），和睡眠一起在浪漫沙灘上漫步，因為愛得太深而傷痛更深。寫下你要以怎樣的行動表現愛。以後發生困難時，就拿這封情書出來閱讀。

▨ 慷慨大方地給予支持

有毒關係中最明顯的警訊，就是其中一方總是得到、得到、得到，要求、要求、要求。總是期待伴侶表現傑出、滿足需求，卻不肯對這段關係付出同樣的投入，這麼做絕對會毀掉一段關係。倘若你因為睡眠品質惡劣而感到沮喪，覺得需求無法被滿足，那麼，先給自己一點時間，檢討一下你有沒有滿足睡眠的需求。畢竟你的身體與大腦不會施行奇蹟，只能以你給的東西作為原料。下列項目是很好的開始：

- 繼續光照＋動起來計畫，包括：
  - 白天大量照亮光，尤其是早晨*；
  - 接近夜間時盡量減少暴露在光線下，降低螢幕亮度、配戴抗藍光眼鏡*；以及
  - 每天都要動起來，即使只是短時間也好。運動不需要激烈，重點在於持之以恆並且經常進行。
- 保持規律的生活作息，包括：
  - 每天在大致相同的時間起床，假日也一樣；
  - 每天在大致相同的時間固定用餐——不要不吃早餐。
- 有意識並且合理地攝取物質*。有所疑慮時，
  - 試著減少咖啡因攝取；
  - 試著減少酒精攝取；
  - 試著減少或戒除尼古丁；
  - 減少或戒除其他精神活性藥物（包括大麻）；並且
  - 與醫師一起確認你所使用的安眠藥（以及其他可能影響睡眠的藥物）。
- 打造適合睡眠的環境（但不要過度追求完美）：
  - 保持睡眠環境通風良好。
  - 如果睡眠環境有太多噪音／光線，使用耳塞、眼罩。

---

*作者註：稍微回顧一下：有機會出門到戶外的話請盡量把握，如果不得不長時間待在室內，早上使用廣域波長燈箱三十分鐘。無論辦公室裡有多少燈光都要增加更多，座位不在大窗戶正前方的狀況更要如此。

*作者註：記住，重點並非完全避免光線，而是要擴大畫夜亮度對比。不需要在晚間完全放棄使用螢幕。

*作者註：減少／戒除物質時要有耐心，因為戒斷症狀很可能會讓睡眠感覺先變差，然後才會變好。想要戒掉很難戒的物質時（如香菸），我建議與行為醫學專家合作。

- 倘若伴侶（或寵物）打呼或經常亂動，考慮分房睡。
- 培養對整體健康有益的習慣，例如攝取良好營養，一出現健康問題立刻處理。

用心聆聽

睡眠最神奇的特質就是會適應你的需求。無論你正在訓練跑馬拉松、大病初癒，或正在經歷情緒特別動盪的事件，**你的身體都會自動調整睡眠，支持你度過當下最重大的難關。**身體會聆聽你的需求，但相反地，我們卻往往沒有聆聽身體的需求。我們對身體抱持期待、下達命令，而當身體表現不如我們預期時，便感到憤怒挫敗。在這樣單向的關係中，我們只會與身體漸行漸遠，越來越不知道身體需要什麼。我們擅自認定睡眠應該是怎樣，並將這樣的標準強加其上，導致彼此的關係越發緊張。用心聆聽的方法如下：

- **以正念好奇探究身體。**經常練習正念呼吸與身體掃描，即使只是短時間也好。記住，「正念」代表單純處於此時此地，不評判好壞。單純覺察身體感受。
- **記住睏和累截然不同。**當你覺得只想窩在床上，問自己你究竟是睏還是累。倘若你的感覺是睏，那就代表睡覺時間到了*。如果你覺得累（或無精打采、全身無力、精疲力盡、枯燥無聊、精神不濟等等），請詢問身體真正的需求是什麼。
- **不要一覺得累，就攝取咖啡因（或其他物質）。**不必徹底戒掉咖啡。但必須是因為喜歡而喝，不是因為需要早上來杯咖啡醒腦，也不是因為你需要不斷醒腦才有辦法撐過這一天。倘若你覺得沒有咖啡因就什麼都做不了，請詢問身體真正的需求是什麼。
- **疼痛並非「軟弱離開身體」***，而是求救的吶喊。不要忍痛硬撐，

也不要忽視其他警訊，例如過勞。休息並滋養身體絕非軟弱或放縱，而是負責任的態度。

- **不要將睡眠當作提升能量的補藥**。有些太過熱愛科技產品的人，會試圖在睡眠監控 app 中得到最高分，但多睡 5% 不代表你的表現也會提升 5%。將睡眠視為增加生產力的手段，只會讓你更加遠離真正重要的事——好奇地探索身體真正需要什麼，才能達到身心安適。

- **勇於擁抱改變**。改變如此美妙而神奇。你的睡眠可能每週、每季都不一樣，年與年之間更是差異明顯。探詢你的身體現在需要什麼，可能比之前增加或減少睡眠，也可能睡眠模式不同。無論何時，只有能滿足身體需求才是唯一「正確」的方式。

對睡眠的期待必須實際、公正

另一種會破壞與睡眠長期關係的常見問題是「期望太高」。你告訴自己：「對啦，現在狀況好多了，但有時候我還是睡不好。不是應該每天晚上都睡很好才對嗎？白天的精神也改善了不少，但每天早晨還是會有一段時間感覺遲鈍。不是應該一下床就精力充沛，可以衝衝衝嗎？嗯，現在我已經沒有失眠症了，但我真的需要增加 5% 的睡眠，這樣才能提升 5% 的表現。」

別忘記，**你是人類……不是機器人**。太多因素會影響我們的睡眠、情緒、精力，甚至是對這些事的感知，而我們不可能控制所有因素。即

---

* 作者註：如果你白天經常覺得睏，而且不是發生在固定小睡的時間，那麼請諮詢醫師，確認是否有睡眠呼吸中止症，或確認你所服用的藥物。

* weakness leaving your body，美國知名二戰英雄、海軍陸戰隊中將劉易斯‧伯韋爾‧「挺胸王」‧普勒（Lewis Burwell "Chesty" Puller）在操練士兵時常說的名言，後來被健身圈引用。

使可以，也只是把人生浪費在避開不完美上，而不是真正地去享受人生。以下幾點提醒你怎樣才是與睡眠的健康關係：

- **本來就應該在夜裡醒來幾次**。如果醒來時你多數都毫無印象也沒關係，一次都不記得也無所謂。即使你記得其中幾次，那樣也很正常，不代表你的睡眠品質差。

- **每個人偶爾都會失眠**。我自己肯定也是！這不代表你的整體睡眠健康有問題，也不代表你與睡眠的關係不好。

- **多數人早上起床都會覺得昏沉、遲鈍、沒動力**。這種現象稱為「睡眠慣性」（Sleep inertial），完全正常。身體動上半個小時之後，系統才會順暢運作。

- **有時即使睡得很好，白天還是會累**。因為造成疲憊的因素很多都與睡眠無關。記住要補充水分、好好吃飯、動起來、多社交、休息、自省，讓創意多一點養分，接受偶爾（為人父母可能常常）覺得累，是身為人類正常狀態的一部分。

- **有些人就是比你容易入睡或保持睡眠狀態**。這不代表你的睡眠不夠好，甚至不代表他們的睡眠比你好。事實上，如果你的生活中有人瞬間就能入睡，無論發生什麼事都能繼續呼呼大睡……可能要勸他們就醫，檢查是否有睡眠呼吸中止症。如此輕易入睡，表示可能累積太多睏倦，這是睡眠障礙常見的徵兆。

- **不必達成完美的「睡眠分數」**。如果你決定重拾睡眠監測裝置，千萬記住，這些機器回報的睡眠狀態可能不甚正確，尤其是睡眠階段的部分。裝置使用的睡眠分數計算方式也不見得可靠，因此更是幾乎毫無意義。最好還是信賴你與睡眠的關係，尤其你對自己的睡眠已經累積了一套有脈絡的知識，要依靠這個才對。

不要咄咄逼人，要有彈性、能諒解

　　即使懷抱實際又公正的期望，但有時改變來得毫無道理，依然會讓人感到沮喪。在人際關係中，有時朋友約了吃飯又臨時取消，有時伴侶會莫名其妙鬧脾氣。我們可以抓著這件事不放，像偵探一樣追根究底，不斷糾結事情不該這樣，但也可以試著接受現實。很難事事完美，我們可能永遠不知道原因，但也無所謂。睡眠偶爾出問題時，只要我們秉持有彈性、能諒解的態度，就能更容易維持與睡眠整體良好的關係。對於容易失眠的人而言更是如此，因為想太多加上過度分析、僵化期待只會助長失眠。還記得睡眠努力嗎？我們來溫習一下如何放下：

- **將完美主義視為警訊。**當你發現自己這樣想：「要是睡眠的這一部分再好一點點……」，或是「要是我再多努力一下，一定能達成某某目標……」，後退一步，想想那些已經很好的地方。要有耐性。專注在你能控制的部分，無法控制的就放手。

- **停止上網鑽研如何改進睡眠。**網路上關於睡眠的文章大多不夠完整、容易產生誤導，有些內容甚至根本是錯的。這些訊息只會動搖你的信心，讓你困在睡眠努力的流沙中。此外，向關心你的親友道謝，但是請他們不要再寄關於睡眠的文章給你。

- **不要為了配合睡眠而改變生活。**像前面所說的那樣，保持大致規律的生活作息，但不要因為可能會短暫干擾睡眠時間，就放棄社交或旅遊。如果你在派對上玩得很盡興，或是想放縱一下多喝一杯雞尾酒，不要讓完美的睡眠衛生成為放棄的理由。

- **不要為睡眠花大錢。**如果你單純覺得高級床墊躺起來很舒服，想買就儘管買吧！不過，假使你考慮花大錢是為了讓睡眠「升級」，或預防失眠，真的沒必要。你只會買到睡眠努力與不合理的期待。

- **拋開睡眠監測裝置。**你們一定覺得我跳針了，但我真的相信，失眠患者（或曾經罹患失眠的人）只要拋開這個習慣，一定能夠大大降低焦慮。信任自己、信任睡眠。那些睡眠裝置根本不會給你可以操作又有臨床醫學根據的建議，用這些玩意來監測睡眠，就只是滿足控制欲。

- **最重要的一點：不要設法入睡。**無論是冥想、數羊、啟動或關閉各種裝置，只要你為了引起睡意而特別做任何事，都算是努力過度。如果睡眠不想在此刻前來，無論你使出多少花招哄勸都沒用。企圖引誘只會讓睡眠逃得更遠。不如乾脆下床做點愉快的事，多享受一下個人時光。

遇上難關時如何重新來過

人生難免會發生讓我們無法好好睡覺的事：壓力、遠行、時間表被打亂等等。人生很長，你的睡眠需求與模式也會改變。更年期會影響睡眠模式，這就是一個惡名昭彰的例子。有時失眠症也會捲土重來。雖然接受過類似好睡計畫治療的人不太常發生，但依然有這樣的案例。記住，在與睡眠的終生關係中，這也是正常現象。

倘若你發現自己再度陷入失眠泥淖，不要驚慌、不要自責。你的出發點已經比之前好了，你讀過這本書，得到相關知識，也有過克服失眠症的經驗。你也已經和睡眠建立了穩固的基礎，你感謝睡眠、給睡眠所需的東西、懷抱公正的期待，態度也充滿彈性。

在這樣的背景下，要回應睡眠變化，有以下幾件實際的事可以做。

當你陷入睡不好的狀況，聆聽身體：不要太硬性遵守規定

在大風中彎腰的竹子不會折斷。當狀況改變時，我們要彈性適應，

也就是要聆聽身體的需求，而不是硬性遵守規定。例如，假使你剛動過手術，不必堅持遵守之前的睡／醒模式。身體想睡多久、休息多少就都這麼做吧，但盡可能設法在白天多照亮光。剛生產完的媽媽必須夜裡起來照顧嬰兒，那麼，白天就盡量找機會小睡一下，同時慢慢培養新生兒的晝夜模式*。如果你正在經歷超乎尋常（但可能只是暫時）的壓力——在這幾週的時間裡，你實在沒有資本進行理想中的壓力控管，別忘記，安眠藥就是為了這種時候而存在的。吃安眠藥沒什麼不好（當然啦，要由醫師處方），先暫時緩解問題，之後再重置你和睡眠的關係。

　　因為你可能遇到的狀況實在太多、太多，我無法針對特定問題指引你如何順應調整。當你不知道該怎麼做時，就仔細聽身體怎麼說。如果你睏了，就表示需要睡覺。倘若你拚命想入睡卻始終沒有睡意，這表示你需要別的東西，例如伴侶的情緒支援或泡熱水澡，不要強迫睡眠。還是盡可能保持規律作息，白天盡量多照亮光，以及其他有益於身心健康的好習慣。當造成壓力的狀況平息，或是你進入適應狀態，就可以開始下一步。

◢ 當你準備好重新關注睡眠健康，就從記錄睡眠日誌開始

　　光是記錄睡眠日誌一、兩週，往往就能帶來改善。你能夠以宏觀的角度觀察睡／醒模式，並且回想起第一次實行好睡計畫時有幫助的那些事。例如，你可能會發現待在床上的時間比你想像中長，或是一星期當中起床時間變化太大。你甚至會察覺這次失眠與上次不同，需要專注於不同的技巧。

---

* 作者註：寶寶剛出生時，睡眠沒有清楚的晝夜節律。別擔心。他們會在出生後三個月內發展出來，之後就會晚上睡得多、白天睡得少。讓他們白天多接觸亮光、夜晚調暗燈光，就能發展得更順利。

⫶ 如果需要，重新進行大重置

　　如果你發現自己再次深陷失眠模式，經常難以入睡或保持睡眠狀態，無法阻止思緒奔騰，或是感覺整體睡眠模式難以捉摸，並且無法帶來滿足感，這表示你應該回到本書第二部。根據睡眠日誌的數據，你可能需要在固定的時間睡覺／醒來，可能必須縮短躺床時間，睡不著（或半夜醒來之後無法重新入睡）的時候一定要離開床鋪。你可能會發現第二次大重置比較輕鬆，因為你已經知道會發生什麼事，所以起點也會比較好。

⫶ 留意關於睡眠的想法與感受

　　人很容易重新陷入過去的想法。太過熟練的焦慮很難解除，卻很容易重拾。如果你發現自己為睡眠糾結不已，認為睡眠要為一切問題負責、夜間因為睡不著而沮喪，或是整體上因為睡眠而感到焦躁無比，請重溫本書第三部。以一週的時間追蹤睡眠相關的思考（可能比你所想的更難捕捉！），並且再次請出口袋蘇格拉底。睡眠努力的章節（第9章）也可以提醒你，有些行為乍看之下好像應該有幫助，但其實無益。別忘記──你已經成功克服過失眠了。相信自己能再次做到，也要相信你和睡眠的關係。

⫶ 必要時諮詢睡眠專家

　　與其拼湊網路上可疑的資訊，如果可以，不如投資找位睡眠行為醫學專家諮詢。他們不只具備睡眠科學相關知識，也擁有臨床實務經驗，知道如何依照你整個人的脈絡來理解你的睡眠，並依此提供指引。但如果你已經完成了好睡計畫，很可能不需要那麼多與專家一對一諮詢的時間。

如何享受與睡眠改善關係後的好處

到目前為止，我們已經討論過改善與睡眠關係的各種方法。記得，這些練習的目的是為了讓你的整體人生變得更健康、更充實。有時候，我們一心一意只想著解決問題或追逐目標，以致於忘記了「初衷」。因此，到了好睡計畫的最後，讓我們一起想想如何在更廣泛的意義上真正享受優質睡眠的好處。

▧ 改善與睡眠的關係後，可以享有更多自由

雖然大重置開始時，我們定下很多制式「規定」，但那並非我們的終極目標。重點在於重新開始、重新想像我們與睡眠的關係，以贏得人生中更多的自由，而不是被規矩、內疚、焦慮，以及其他伴隨失眠而來的感受所桎梏。希望現在的你已經不需要嚴密監控睡／醒時間（對，不用繼續寫睡眠日誌了！），或任何關於睡眠的想法了。但假使你依然在實行這些技巧也沒問題！照自己的速度走，只要記住，**最終的回報是能夠以自然的方式回應睡眠需求變化**，即使會導致無法照常睡眠，依然不必放棄那些好玩的活動，也不必擔心睡眠衛生不夠完美。只要大致上與睡眠保持良好關係，睡眠本身就不會是苦工。

▧ 更多滿足的睡眠能帶來更好的身心健康

失眠症是壓力源。脫離之後，身心負擔就會減輕，憂鬱、焦慮、發炎、疼痛都會隨之減少，也更能應付其他健康問題。如此一來，醫療花費也將降低，因為我們知道，即使並非直接用於治療失眠，失眠症患者背負的醫療花費也通常比較高[1]。給自己鼓勵鼓勵，也可以買點好東西犒賞自己。

233

░ 睡得更好就能有更多餘裕享受人生

現在你不需要繼續為睡眠而努力，因為健康改善了，空閒時間也變多，你打算做什麼呢？回想一下，你是否曾經因為睡眠問題太過煩惱，以致於放棄了（或從不曾開始）一些人際關係或活動？即使還沒有到完美的境界，但現在是時候開始：

- 重新聯絡老友；
- 增加外出約會的次數；
- 開始新嗜好；
- 重拾運動或健身；
- 讀小說（不用再看自救書了）；
- 說出那件很難開口，但一定要談的事；
- 重新評估工作／職涯；
- 創作；
- 犒賞自己。
- 其他【　　　　　】。

░ 對睡眠更有信心，就可以有更宏觀的展望

除了健康之外，人生中還有哪些你重視的事？現在你不用放那麼多心思在睡眠上了，可以更宏觀地看看那些重要的事。如果最近沒有思考過這些，或者總覺得自己只是以自動巡航模式在過日子，那麼，現在就該來進行一下「寫自己的悼詞」這個經典思想實驗了。我知道聽起來很可怕，但其實沒有那麼糟。只要問自己：人生中哪些部分對我而言很重要？當人生走到終點，你希望記住哪些關於自己與人生的事？請誠實以對。為了幫助你思考，我先提供幾個例子：

關懷	財富	技能	親密	力量
傳承	創造	獨立	好奇	美麗
健康	社群	正義	冒險	奉獻
智慧	忠誠	地位	成長	家庭

　　這些事物都很有價值，但不一定必須擁有，也沒有好壞高低的區別。勾出那些你有感覺的選項，劃掉沒有感覺的，然後自己想出一些。多花一點時間思考，並經常修改。選出一、兩件很重要但你一直忽視的事，朝那個方向小小邁出一、兩步。

　　要有耐性。認清自己的價值觀並加以貫徹，這是要用上一生的追求，現在你和睡眠的關係穩定了，因此有更多自由可以探索。

　　偉恩重新開始旅行。多年來他一直認定自己做不到，但現在他再也不用擔心睡眠，於是找回了冒險的衝勁。他規畫好要去德國參加啤酒節，這是他一直很想體驗的活動。後來偉恩告訴我，在德國的時候他睡得很少，因為玩得太開心，但他不介意，因為他信賴自己與睡眠的關係，即使時差加上狂歡也不會輕易破裂。真是令人耳目一新！那你呢？你要把重新找到的信心用在哪裡？

======　重 點 整 理　======

◆ 恭喜完成好睡計畫！希望你和睡眠的關係改善許多。

◆ 要長期保持這樣的成果，請這麼做：

　》 感謝睡眠，以及睡眠改善的成果；

　》 給睡眠需要的東西——規律的作息、合宜的環境、避免過量攝取物質；

　》 聆聽身體的需求，而不是強加你的期望；

　》 對睡眠抱持公正、實際的期望；

　》 保持彈性，拋開完美主義。

◆ 倘若睡眠遇上難關，

　》 當你處在難以好睡的狀況下，依照需求去睡（而不是根據規則）；

　》 等你準備好讓睡眠重回正軌，第一步就是記錄睡眠日誌；

　》 必要時，再來一次大重置（本書第二部）；

　》 必要時，諮詢睡眠專家。

◆ 別忘記享受辛苦的成果。和睡眠的關係改善了，現在你可以：

　》 拋開睡眠相關的規定、焦慮、內疚，有更多自由；

　》 有更好的健康、更低的醫療花費；

　》 有更多餘裕享受人生；

　》 有機會可以用宏觀的角度思考人生中重要的事。

第 四 部

與睡眠的關係可能遭遇
哪些變化與挑戰

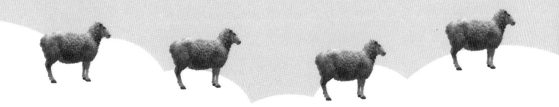

哈囉，荷爾蒙！
懷孕、產後、停經時期的睡眠

　　寫下這段文字時，我肚子裡有個快出生的寶寶，她正在開心地踢我的膀胱。雖然昨晚我睡了十個小時，但依然感覺昏昏欲睡，而且知道今晚一定會很難入睡，以及保持睡眠狀態。過去幾週一直都是這樣，但我並不孤單。有過懷孕經驗的人，有78%都表示那是人生中睡眠最差的時期[1]。

　　我一直覺得很扯，竟然沒有更多人關注女性*的睡眠健康，畢竟女性罹患失眠症的機率比男性高一點五倍[2]。這樣的差異早在青春期就開始顯現[3]，然後每次經歷生殖系統大動盪（懷孕、產後、停經）就會變得更加惡化。那些倡議健康的人，竟然如此輕易放過這麼重要的主題。女性睡眠問題值得寫一本（或幾套）專書討論，因此，光是這個章節並不足以涵蓋太多面向，但我會盡可能將重點濃縮出來，讓妳知道在這些與睡眠關係動盪的時期該注意什麼。

孕期中，睡眠會發生什麼變化？

　　孕期婦女當中，有四分之三反應睡眠品質不佳，大約一半發生顯著睡眠問題。38%的人更發生臨床意義上的失眠症（幾乎是一般成年人口

的四倍），在第三孕期的機率更高[4]。這一點也不奇怪，因為懷孕會讓人的生理、心理、社交各方面都發生急遽改變。若以孕期來分，常見的睡眠相關困擾如下[5]：

▨ 第一孕期

- 白天更嗜睡。
- 整體睡眠時間增加。
- 半夜醒來的次數增加。
- 深眠減少。
- 夜間不適（如胸部疼痛、頻尿）。

▨ 第二孕期

- 相較於第一孕期，夜間睡眠有所改善。
- 相較於第一孕期，白天疲憊與嗜睡的感覺減輕。
- 開始打呼與鼻塞，或是越來越嚴重。
- 出現很真實的夢。
- 可能會開始出現不寧腿症。
- 背部與關節疼痛。

▨ 第三孕期

- 白天又開始感到疲憊、嗜睡。

---

* 作者註：在這個章節中，當我說到「女性」、「母親」時，是呼應所引用的研究文獻中的詞彙。老實說，我不知道這些詞彙在研究文獻中的定義為何。目前關於跨性別人士睡眠狀況的研究還很少，現存那些主題大多是身為性別少數的壓力對睡眠所造成的影響。此外，大部分的睡眠研究不區分性別與性傾向。因此，很難判定目前關於女性睡眠的研究是否只適用於順性別女性，還是只要擁有女性生殖系統，或是所有因為人生大事而經歷激素變化的人都適用（例如：停經、成為父母），也可能有其他定義。我會盡可能準確，希望未來的研究能在這方面解釋清楚。

- 夜間睡眠又開始斷斷續續（也就是多次醒來）。
- 深眠與快速動眼期睡眠減少。
- 在床上的姿勢性不適變嚴重。
- 背部、關節、恥骨疼痛變嚴重。
- 出現很真實的夢與惡夢。
- 阻塞型睡眠呼吸中止症風險提高。
- 不寧腿症風險提高。

　　或許我們無法完全控制這些睡眠變化，但我發現，理解發生的原因很有幫助。以下的提示能協助我們學習如何在當下應對，並且在孕期結束後找回優質睡眠。

▨ 荷爾蒙變化

　　第一孕期中，大約每隔兩天，人類絨毛膜性腺激素（human chorionic gonadotropin，HCG）便會倍增。黃體素（progesterone）與雌激素（estrogen）也會在這段孕期劇烈上升。如此驚人的激素增量變化，這會對睡眠造成下列直接影響：

- 人類絨毛膜性腺激素有催眠效果，因此孕婦白天會感到嗜睡，夜間可能也需要更長的睡眠。
- 更殘酷的是，黃體素也會造成夜晚睡眠斷斷續續（也就是多次醒來）。因此，孕婦在夜間醒來的次數會增加，即使睡得再久還是沒有得到休息。
- 雌激素會減少快速動眼期睡眠。也可能造成上呼吸道阻塞，導致打呼變嚴重以及阻塞型睡眠呼吸中止症。

- 荷爾蒙變化也會導致其他症狀而使睡眠困難，例如暈眩、胃食道逆流、關節不適、胸部疼痛、頻尿。

▨ 結構與生理變化

懷孕可能會感覺像被外星人占據身體，有時對睡眠不太友善。妳可能會經歷：

- 與懷孕相關的快速體重增加，可能會引發或加劇打呼與阻塞型睡眠呼吸中止症；
- 下腹與恥骨壓力導致不適與疼痛，以致於夜間更難找到舒服的姿勢睡覺；
- 鼻塞導致口乾，以致於夜間喝更多水，因而更常起床上廁所；
- 夜間胎兒激烈運動，這是寶寶最喜歡在子宮裡練空手道的時間；
- 許多孕婦會因為缺鐵越來越嚴重，而導致不寧腿症風險提高，這種病症主要在晚間發作。

▨ 心理與情緒變化

經歷轉變的不只是身體而已。懷孕期間，妳可能會有情緒起伏與心理變化的狀況，包括：

- 懷孕期間很常出現焦慮與憂鬱症狀，絕對會干擾睡眠；
- 「築巢」症狀，一種強烈的本能驅使妳做好迎接寶寶的準備，可能導致大腦不停運轉到深夜。

如何因應懷孕期間的睡眠變化

很可惜，懷孕期間影響睡眠的因素大多無法預防，尤其是荷爾蒙波動與身體變化。不過，幸好這些變化大多不會長久持續下去，多數人在

孕期結束、產後過幾個月，睡眠便會恢復正常。如果妳正身受其苦，下列這些方式有助於因應：

- **使用好睡計畫的練習，但是在大重置的部分寬鬆一點。** 別忘記，孕期失眠只是短暫的（即使感覺起來像永遠），現在妳唯一的工作就是孕育一個人類，並且好好照顧自己。妳可以設法因應睡眠問題，預防惡化成慢性失眠，但不要太過努力，以免造成更多壓力。例如，我不會限制躺床時間不能超過七小時（平常睡比較久的人八小時）。多躺在床上休息沒問題，前提是妳不會因為想要強迫自己入睡而感到焦躁。

- **在嗜睡最嚴重的階段（第一與第三孕期），規畫小睡時間。** 不要晚上邊看電視邊打瞌睡，這樣可能對夜間睡眠造成不良影響，中午預留一小時（如果可能，甚至兩個小時）小睡或至少休息一下。如果妳必須上班，無法好好小睡，還是盡量在午休時間多休息，不要邊吃飯邊工作，或和同事社交。

- **保持每天一致的起床時間，但是聆聽身體的需求變化。** 規律是晝夜節律的好朋友，因此，不要讓同一週的起床時間差異太大。但是在懷孕期間，要允許睡眠時間表隨孕期需要而變化（例如，精神充沛的第二孕期過去之後，第三孕期妳可能需要延後起床時間多睡一點）。

- **白天一定要多照亮光。** 這麼做有兩種好處，一方面有助於晝夜節律，另一方面，則是讓寶寶出生之後比較容易建立日夜節奏對比。我們並不清楚這樣的好處如何賦予給胎兒，但這項投資絕對值得。相信我，寶寶越早知道白天與夜晚的差異，大家就都不會哭得那麼慘。

- **嚴肅看待打呼與阻塞型睡眠呼吸中止症徵兆**。假使在懷孕前妳就會打呼，或有睡眠呼吸中止症，為了自己和寶寶的健康，現在更要認真治療。如果之前妳不會打呼，但卻在懷孕期間開始出現，那麼，妊娠高血壓（Gestational hypertension）與憂鬱症的風險高過平常就會打呼的人。阻塞型睡眠呼吸中止症的其他徵兆包括：睡眠時喘／噎／打呼、起床時頭痛或口乾、高血壓。風險因素包括：體重過重、頸圍偏大（但我也在看診時，遇到過苗條的人或一流運動員罹患呼吸中止症，所以還是謹慎一點比較好！）。盡可能及早請家醫轉介睡眠專家，因為預約檢查與接受治療會花上好幾週。

- **將本書第二部與第三部的技巧運用在人生的其他面向**。例如，妳可以更加留意那些無益的自動化思考，並且將口袋蘇格拉底運用在無關睡眠的問題上。現在更是多多練習正念的好時機。這些技巧有助於減輕懷孕相關的焦慮、思緒奔騰、生理壓力。

- **保持營養飲食，諮詢專精孕期保健的營養師**。飲食不但對整體很重要，也有助於預防不寧腿症，這種疾病是鐵蛋白（也就是鐵質儲存）低下所造成。良好營養也有助於減輕疲憊。

- **不要等到需要時才去找產前物理治療師**。這是我懷第二胎時做過最對的事，因為有些事妳沒有意識到自己並不知道。專業指導運動與姿勢有助於減輕疼痛、預防受傷，甚至促進精神健康。

- **在發現有需要之前，先與心理師建立關係**。情緒管理得好，也會睡得比較好；睡得好，情緒管理也會比較好。產後憂鬱症與焦慮症太常見，我認為所有孕婦都該進行預防治療。若妳之前就有情緒障礙症、預期生產會有困難、欠缺社會支援，那更該這麼做。

產後，睡眠如何變化？

懷孕時，好心的親戚（與陌生人）會說的第一句話絕對是：「恭喜！」然後第二句就是：「趁還能睡時多睡一點，等寶寶出生就沒得睡啦。」我懷第一胎的時候，這件事讓我很煩惱。我的睡眠已經夠糟了，身體不適、荷爾蒙變化、動不動就得去上小號……以後還會更糟？我的擔憂絕非空穴來風，因為產後睡眠對父母與寶寶許多方面的健康絕對很重要。例如，數十年來研究人員一直知道，產後憂鬱症與嬰兒的脾氣（也就是寶寶多愛哭）部分相關[6]，但更新的研究發現，如果在統計上將母親睡眠斷斷續續的問題納入考量，那麼，嬰兒脾氣與母親憂鬱之間的關聯便會消失[7]。換言之，**重點不在於寶寶多會哭，而是因為媽媽睡不好而影響她對嬰兒脾氣的感知與反應**，如此一來，又更進一步影響她的情緒。

很諷刺，因為太擔心產後睡不好，以致於我還在孕期時偶爾會睡不著。在那之後，我對這方面的相關研究有更詳細的瞭解，也有了寶貴的個人（以及許多媽媽朋友分享的）經驗。下列是產後一般會遭遇的狀況。

壞消息

- 產後第一到第三個月睡眠會很困難，新手父母更是如此，本來就有睡眠問題的人也會更嚴重[8]。
- 最明顯的睡眠障礙是夜間為了餵奶而起床。除非能夠負擔得起夜間保母，或伴侶能夠完全處理夜間嬰兒需求，否則無從避免。
- 有一個更重大但很少有人討論的問題，就是晝夜節律混亂：從懷孕到產後，媽媽的白天日照時間往往會急遽降低[9]，導致褪黑激素分泌變化減少，造成夜晚睡不好，白天精神也不好。

- 另一個晝夜節律問題：主要照顧者（其他照顧者往往也會如此）晚上睡覺時間減少，白天睡覺時間增加，如此一來，導致生理節奏日夜對比也減少[10]。
- 由於短期睡眠剝奪、睡眠斷斷續續、晝夜節律混亂，產後也可能發生其他異常的睡眠症狀，包括：
  - 夢魘。
  - 夜驚（沒有做夢，卻因為強烈恐懼或憂慮而猛然醒來）。
  - 睡眠癱瘓症（醒來之後，幾秒或幾分鐘的時間無法動彈）。
  - 睡眠幻覺（將睡將醒之際看到不存在的東西、聽到不存在的聲音）。
  - 醒覺混淆（醒來時感到恍惚與混亂）。

好消息

- 寶寶會在一到三個月之間發展出晝夜節律，如此一來，大家都能多睡一會了。
- 主要照顧者如果保持自己的晝夜對比明顯（如白天多光照、多活動；晚上兩者都減少），也有助於建立寶寶的晝夜節律[11]。
- 一般而言，產後三個月父母就可以回到正常的夜間睡眠效率。如果這是妳的第二胎（或第三、第四……），夜間睡眠會恢復得更快[12]。我個人相信，是因為老大會迫使妳保持還算正常的晝夜節律，而且白天有很多光照機會，因為妳必須在遊戲場和學步幼兒搏鬥，這有助於保持晝夜節律。
- 餵母乳的人夜間睡眠更斷斷續續，但深眠的比例大幅增加[13]。
- 雖然很違反直覺，但其實在寶寶剛出生後那幾個月，夜間親餵在整體上能睡比較多。只在夜間親餵的媽媽們表示，她們可以多睡

四十到四十五分鐘，可能因為準備奶瓶更花時間，而且非親餵的
家長比較難哄吃飽的寶寶繼續睡[14]。

在實務上，下列方法有助於縮小壞消息、放大好消息：

- **在寶寶出生之前，先建立自己規律的睡／醒節奏。** 在固定的時間用
  餐，白天盡可能接觸亮光。這麼做可以強化晝夜節律，也讓胎兒
  在出生前就開始學習晝夜模式的差別。不要太僵化──聆聽身體
  的需求，小睡、吃點心、休息。
- **寶寶出生之前，盡量先找好能幫忙的人（包括白天的幫手）。** 如果
  妳和伴侶同住，試著規畫出孩子出生後誰要負責晚上「值班」。
  其中一個人照顧寶寶，讓另一個人先安穩睡上幾個小時*。
- **寶寶出生之後，最初幾個月的重點是生存。** 最初那幾週，不要太
  在意所謂的「睡眠好習慣」（例如，寶寶開始睏但還沒睡著的時
  候就放進嬰兒床），寶寶和妳自己都一樣。晚一點再開始鼓勵寶
  寶獨立睡眠也沒關係。重點是要讓妳和寶寶都盡可能多睡，但是
  要注意寶寶安全，例如要讓他們平躺在堅實的平面上（兒科睡眠
  委員會〔Pediatric Sleep Council〕傑出的網站能找到相關指引與
  資源）。
- **同時，盡可能恢復自己的晝夜節律（也幫寶寶建立）：**
  - 白天盡量多光照，即使只是幾分鐘也好。室內燈光不夠，妳
    需要讓陽光灑在臉上，或是放一萬勒克斯的燈箱在一條手
    臂的距離；即使在陰天外出，也比待在只有燈光的室內好。
  - 白天多活動（但是不要太躁進！*），等身體準備好時，即
    使只是走路去信箱拿信再回來也好。只要身體能夠負荷，
    即使只是在屋裡做點輕鬆的事，也比整天躺在床上好。

- 盡可能降低夜間光線。準備幾盞溫暖色調的夜燈，方便妳在夜裡醒來時移動，不必每次都打開明亮的大燈。
- 盡可能降低夜間活動與刺激。和寶寶玩耍的時間盡量選在白天，晚上醒來時則盡量保持無聊、舒緩。

- **如果可能，白天盡量不要待在臥房太久。**白天讓寶寶睡在臥房外面的嬰兒床（或其他可以睡覺的安全表面），妳自己的活動／休息也都在臥房外進行。這樣有助於讓妳和寶寶分辨晝夜差異。

- **如果妳決定親餵（或擠奶），別怕在夜晚進行。**雖然這種說法感覺違反直覺，但泌乳對睡眠的好處，可能超過中斷睡眠起床親餵／擠奶的壞處。

- **當寶寶培養出白天固定的小睡時間，妳也要盡可能跟著培養固定的小睡時間。**產後第一個月左右，白天盡可能不要睡太多次，也不要下午太晚還在睡。我們希望能重新開始鞏固正常的夜間睡眠。

- **夜晚不必所有人都睡在同一個房間。**假使伴侶或寶寶在身邊，會讓妳難以入睡或保持睡眠狀態——很可能會這樣，因為天性讓妳對寶寶的狀況特別敏感——如果可能，輪流去另一個房間睡。值班的人和寶寶睡同一個房間，另一個人則在另一間房安穩睡覺。

- **只要確保安全無虞，其他都不需要太在意。**遵循嬰兒睡眠安全規範，也要確保自己睡覺的地方安全（清除可能絆倒人的東西，因

---

* 作者註：例如，我家的計畫如下：晚上9:00我先上床，不間斷地睡到凌晨2:00，這段時間由我的伴侶「值班」（在這段時間裡，他會盡量找時間瞇一下），然後換他不間斷地從凌晨2:00睡到早晨7:00，而由我「值班」。實務上或許無法如此準確地分割，不過概念差不多就是這樣。我建議讓媽媽先安穩睡前半夜，因為多數深眠都發生在這段時間，她們需要扎實的睡眠以幫助身體恢復。

* 作者註：最近我為一位患者諮詢過，她為了要好睡，產後才兩週就每天跑兩、三英里。千萬不要這麼做！產後這麼短的時間便如此大量運動，會讓身體緊張起來，因為唯一的理由就是為了逃離掠食動物。在這樣的狀況下，身體會分泌出更多腎上腺素與皮質醇。

為凌晨三點醒來時會恍惚又笨拙）。記住，睡眠癱瘓或幻覺之類
的詭異睡眠現象只是暫時性，是嚴重睡眠與晝夜節律混亂所造成
的，幾週內就會減緩。這雖然可怕，但不會造成傷害。真的發生
時，只要深呼吸，然後做五、四、三、二、一練習，讓自己穩穩
立足於現實就好。如果這些症狀太嚴重或持續超過幾週，請諮詢
醫師。

- **產後三個月左右，寶寶晚上應該要睡得比白天多很多**（每次睡覺的
  時間變長，睡眠之間清醒的時間縮短），妳應該也找回了絕大部
  分的夜晚睡眠時間。可能妳晚上還是必須起床餵奶，但重新入睡
  應該不會太難，白天也不該隨時睡著。倘若狀況並非如此，請諮
  詢睡眠專家以進行評估。

更年期的睡眠會發生什麼變化？

儘管更年期與睡眠是一半人口共通的經歷，但這個問題意外地很難
回答。關於這個主題的研究，大多著重於臨更年期（perimenopause）的
睡眠障礙，但在這個時期的正常睡眠會發生什麼變化，卻很少有相關知
識*。雖然有可能會造成大家誤以為停經一定會造成睡眠問題，但以下
還是整理出臨床研究文獻中相關的內容：

- 相較於其他年齡層的女性，四十歲後半到五十歲前半的女性抱怨
  睡不好的比例高達四倍[15]。
- 停經後的婦女當中，超過一半有失眠症狀，絕大部分是因為熱潮
  紅（接受荷爾蒙治療後通常會減輕）。
- 以睡眠多項生理檢查進行客觀測量時，我們發現，臨更年期後期
  的女性睡眠時更常發生過度激發，可能是熱潮紅所導致[16]。
- 女性罹患阻塞型睡眠呼吸中止症的風險提高，在停經早期呼吸中

止／低度呼吸（睡眠時呼吸暫停）的次數提高21%，停經晚期再增加10%[17]。整體而言，相較於臨更年期婦女，停經後婦女罹患輕度或重度阻塞型睡眠呼中止症的可能性高出三點五倍[18]。

- 然而，在沒有睡眠呼吸中止症的婦女當中，睡眠多項生理檢查大致上沒有發現更年期重大睡眠改變，由此可見，女性之所以認為在此時期睡眠變得很差，其實感知占了很重要的角色[19]。

這樣的整體狀況確實感覺很悲觀，但風險因子並非完全無法掌控。我治療過許多臨更年期與停經後的女性，她們相當絕望，以為再也睡不好了，但最後都驚喜地發現，原來還是可以與睡眠重建良好關係。事實上，至少一項高規格臨床實驗顯示出失眠認知行為治療，也就是好睡計畫的核心成分，能夠有效改善臨更年期與停經後失眠[20]。

以下是在這段荷爾蒙紛亂時期，與睡眠保持良好關係的方法：

- **好睡計畫的所有原則都適用。**本書第二部的大重置，依然是在生理上與睡眠重建關係最快、也最有效的方法。而使用本書第三部的內容檢視妳與睡眠的關係，也依然是與睡眠維持健康關係最好的做法。

- **與醫療人員一同合作控制血管舒縮症狀（vasomotor symptoms），這是造成更年期失眠的主因**[21]。要知道，行為醫學也是一種有效的選擇，例如：以認知行為治療控制熱潮紅與夜間盜汗[22]。

- **請記住，睡眠本來就會隨年齡與生活方式而自然變化。**不只是因為更年期的荷爾蒙變化，妳也同時會經歷其他改變，像是生活方式

*作者註：我的研究助理卡蘿・克萊門博士（Dr. Carol Climent）認為，這是因為我們將停經疾病化——也就是集體將停經視為一種婦科疾病，而非正常的生理經歷。我認為這個觀點非常有道理。

（如活動強度）、生理與心理狀態、社會角色。在這些高低起伏當中，與其期望睡眠保持始終如一，不如學習聆聽身體的需求，敞開心胸接受睡眠雖然和之前不同，但依然健康。

• **積極注意睡眠呼吸障礙（如阻塞型睡眠呼吸中止症）的徵兆與症狀。** 女性罹患睡眠呼吸中止症比較難察覺，因為如同許多其他醫學研究，這個主題也主要以男性病患為研究對象。出現打呼、日間疲憊、血壓上升、體重增加、起床時口乾或頭痛等症狀，尤其是有人看到妳在睡眠中停止呼吸或喘氣時，請務必就醫，以策安全。

• **保持生理、心理、社交活躍。** 子女長大離家、進入空巢期的婦女，不妨將此視為重回二十歲的良機。現在非常適合重拾嗜好、交友、旅行、玩樂！享受樂趣吧，睡眠會感謝妳的。

假使妳尚未經歷過懷孕、產後、停經，而這個章節的內容讓妳感到很害怕，擔心未來睡眠一定會完蛋的話，請記住，這些人生階段不一定會損害妳與睡眠的整體關係。畢竟有數不清的女性經歷過，即使必須應付睡眠模式變化，許多人依然充滿喜悅、讚嘆與自豪。良好關係能夠承受變化，如果能夠欣然迎接就更好了。只要妳繼續珍惜與睡眠的友誼，以關懷、體諒、尊重相待，很快就能找回愉快共存的狀態。

=== 重 點 整 理 ===

◆ 懷孕、產後、停經都會經歷重大的荷爾蒙、情緒、生活形態
變化。在這些時候，睡眠往往會被打亂。

◆ 在孕期中，往往會覺得比較疲憊、白日嗜睡，夜間睡眠總時
長增加，但變得斷斷續續，發生睡眠障礙的機率也會增加，
例如：阻塞型睡眠呼吸中止症、不寧腿症、頻繁夢魘。

◆ 要因應孕期的睡眠，可以遵循好眠計畫，但是在睡眠固化的
部分放鬆一點，並規畫小睡時間。接受睡眠需求／模式的
變化，不要太勉強，如果出現睡眠呼吸中止症的警訊（如打
呼），請諮詢醫師以策安全。

◆ 產後一至三個月，睡眠一定會很困難，對新手爸媽而言更是
如此。最大的挑戰是夜間睡眠中斷，以及晝夜節律混亂。幸
好，妳的深眠比例可能增加，尤其是哺乳的媽媽。

◆ 產後要幫助自己找回好眠，試試看回到規律的睡／醒時間，
讓晝夜差異盡可能明顯，包括白天多光照，夜晚保持昏暗。
可以找幫手，並發揮創意與伴侶安排時間，讓妳能夠在上半
夜安穩睡覺。只要確保安全，其他都可以隨機應變調整。

◆ 更年期時，失眠症與睡眠呼吸中止症的風險都會大幅提升。
血管舒縮症狀（如熱潮紅）會導致過度激發，造成睡眠斷斷
續續。

◆ 要成功度過更年期的睡眠挑戰，可以使用好睡計畫的所有練
習，並與醫療人員合作控制血管舒縮症狀，敞開心胸接受睡
眠變化。如果妳懷疑有睡眠呼吸中止症的徵兆（如打呼、血
壓升高），請就醫以策安全。

熟齡
年紀漸長之後,睡眠會有什麼變化?

　　我的患者幾乎都很擔心隨著年齡增加,睡眠會越來越差。如果以單一僵化標準來看,確實會這樣。例如,年長之後通常睡眠會減少,假使我們認定睡越多越好,那麼,這絕對會是壞消息。**但如果我們接受改變是常態,因為我們的身體在人生不同階段有不同需求**(例如,退休人士並非正在經歷青春期的青少年,因此,不需要像他們一樣分泌那麼多的性激素),**年紀大了之後,睡眠結構改變就不見得一定是壞事。**這就像人長大了,鞋子的尺寸也會變大——小時候只需要穿四號的鞋,而長大之後需要穿十三號——若我們僵化地認定四號的鞋才最完美,一定會很難受。再強調一次,與睡眠的關係才是真正的重點,即使進入熟齡,絕對還是有可能與睡眠保持良好關係。要達到這個目標,先瞭解一下哪些部分容易改變,以及其中的原因,將會很有幫助。

上了年紀之後睡眠真的會變少?

　　最近的研究[1]從荷蘭、英國、美國蒐集了超過一百萬人的數據,提供了一個非常好的大範圍視角,能夠幫助我們瞭解人生各階段的睡眠特徵,至少是西方國家的狀況。研究人員發現,平均來說,超過六十五歲

的成年人，睡眠量與中年人相同，甚至與三十多歲的人一樣，也就是每天七小時。他們的平均睡眠效率（在床上真正睡覺的時間）是88%，比年輕的成年人略低一、兩個百分點，但依然穩穩落在85%到95%的健康範圍。到目前都是好消息呢！這些數字表明，**進入退休年齡之後，睡眠不見得會跟著變差**。整體而言，熟齡人士的睡眠質與量均優。

如果老了以後睡眠變少，會不會導致認知退化？

到目前為止，我們已經看過很多平均數字不代表整體狀況的例子。只因為熟齡人士平均的睡眠量和睡眠效率與青年、中年人差不多，不代表你也一樣。其實許多熟齡人士需要的睡眠比以前少，得到的睡眠也比以前少。然而，超過六十歲的患者常常對我說：「昨天我走進客廳，卻根本想不起來我要做什麼。」或「我已經連續三次去超市忘記買蛋了！」他們想知道是不是因為睡眠比年輕時少，而造成這種現象。關於這個問題，有幾件事需要知道：

- 所有年齡的人都會找不到鑰匙、想不起人名、有時迷迷糊糊。我今年三十三歲，正值人生顛峰，但今天這三件事我都發生過了，明天也會發生。你之所以比之前更容易察覺這些狀況，可能是因為現在的你更注意記憶減退的問題。所以，先不要斷定你真的認知能力受損*。

- 記住，比以前睡得少不等於睡眠不足。那些聳動標題說睡不飽會導致認知問題或腦部毒素累積，其實說的都是針對「睡眠剝奪」

---

* 作者註：我有一位六十多歲罹癌的患者，她極為擔心自己是不是失智了，因為有一天她去超市，一位年輕人過來問她需不需要幫忙、知不知道這是什麼地方。她認為一定是她的樣子很恍惚，以致於連完全不認識的人都來關心。後來她仔細回想，那時候她沒有戴眼鏡，因此一直瞇著眼睛，也比較難找到貨架，所以才會看起來很恍惚。之後我們進行了全套腦神經檢查，發現她神智十分正常。

所做的研究——這些研究強迫動物或人類保持清醒。倘若外力迫使你保持清醒，那麼，睡得比較少可能是睡眠剝奪造成的；但如果你只是自然而然地早晨提早醒來，則不是睡眠剝奪。

- 更好的消息還在後面，相較於青年人，熟齡人士對睡眠擾亂（包括來自外界真正的睡眠剝奪）的恢復力比較強。即使幾天晚上睡得比平常少，也比較不會發生對認知的負面後果（例如反應變慢）[2]，或是在睡醒後形成新的記憶鞏固[3]，因此比較沒有壓力。你今天的睡眠，甚至是這一週幾天的睡眠，對你的幫助與妨礙都沒有年輕時那麼大。

- 與老年認知功能確實相關的幾件事包括：整體活動程度[4]、運動、社交、心智刺激、憂鬱症、生理健康、聽力變化、健康行為（如抽菸）[5]。剛好這些事也會影響睡眠品質。與其將維持認知健康的壓力全部放在控制睡眠，不如投資改善生活型態，如此一來，在心智健康與睡眠滿意度兩方面，都會有更好的結果。

假使在老年（或過去）罹患失眠症呢？
這樣會導致失智嗎？

你可能看過很多農場文標題將失眠症與失智症掛勾。如果要強調睡眠對於心智健康的重要性，那麼，這些文章指出睡眠與認知健康的關聯並沒有錯。但倘若我們深入去看這些農場文所引用的研究，就會發現這個主題的相關數據述說的內容，其實往往沒有那麼聳動。那些研究的結論結合在一起絕對沒有像農場文所宣稱那樣，斬釘截鐵表明「失眠症會導致失智症」。如果我們將這些文章裡關於失眠症的部分拆解來看，並且追蹤出原始來源，就會發現幾個特點：

- **他們討論的往往並非失眠症。**即使在許多傑出的科學文獻中，「失

眠症」、「睡眠不足」、「睡眠剝奪」、「睡眠品質不佳」、「睡眠障礙」、「睡眠低於 X 小時」經常互相交替使用，以致於讓「失眠症」這個詞失去意義。現在你已經知道了，失眠症是非常特定的狀況：儘管有充分的睡眠機會，卻持續發生難以入睡／維持睡眠狀態的情況，並且因為這個問題感到壓力或障礙。失眠症與睡眠剝奪不同，其實並非真正的睡眠減少（請見第 2 章更加深入探討失眠症是什麼與不是什麼的問答）。

- **他們討論的往往並非失智症**。確實，有些研究的確是以阿茲海默症為主要核心。但大部分的研究結果範圍很大，從主觀認知問題到輕微認知障礙都有，而這些的嚴重程度遠低於阿茲海默症與其他型態的失智症。

- **研究發現的關聯性偏低**[6]。最近的一項後設分析（大型統計學分析，將許多獨立研究的數據集合在一起）發現失眠症與認知衰退相關，機率提高 27%。但如果我們只納入會隨共變項（無法控制，但是會影響研究結果的變項）調整的高品質研究（例如會考慮生活形態、教育程度、憂鬱症與其他健康問題的研究）、長時間追蹤參與者的研究，以及精細測量失眠症的研究，那麼，這個數字還會降低。事實上，在那些仔細測量失眠症程度，而不是單純比較「有」或「無」的研究當中，失眠症與認知問題之間的關聯為零。

- **研究發現結果不一**[7]。有些研究沒有發現失眠症與認知衰退之間的關聯，有些則有。那些發現有關聯的研究往往會附上特別聲明。例如，有一項研究的失眠患者長時間使用安眠藥，而那些藥物已知有潛在的影響認知的副作用。另一項實驗則發現，同時有失眠症與憂鬱症的人比較容易發生認知衰退，但沒有憂鬱症的失眠症

患者則關聯較不明顯——而我們已經知道，憂鬱症與認知衰退相
關。

- **即使真有關聯，也無法判斷究竟是雞生蛋還是蛋生雞。**我們不可能
真正進行實驗以證實失眠是否會導致失智，因為要做這種實驗，
研究人員必須讓參與者長時間失眠，然後觀察他們的變化。這非
常困難，更別說還有違道德*。因此，我們只能觀察自然發生的
狀況，並且盡可能從中做出結論。這麼做有陷阱，因為即使失眠
症患者在老年罹患失智症的比率確實比較高，我們也無法判斷究
竟是失眠導致認知衰退，或者一開始就是神經退化性疾病
（Neurodegenerative diseases；如阿茲海默症）造成失眠，也可
能兩者都是其他原因導致（例如接觸化學物質）。

- **如果我們反向觀察失智症患者的睡眠問題，就會發現失眠並非最大
的問題。**舉例來說，阿茲海默症或帕金森氏症患者比較容易出現
嗜睡（失眠症的相反）、晝夜節律混亂、睡眠呼吸障礙（如睡眠
呼吸中止症）。沒錯，這些患者當中失眠的人也不少，但是根據
我研究帕金森氏症患者的經驗（這是我的論文主題），他們的失
眠症狀其實與晝夜節律混亂的關係比較大（白天經常小睡，缺乏
規律的生活作息）。

我能保證即使有失眠症，也不會提高認知障礙的風險嗎？不能。我
們無法以合乎道德的方式驗證。但我可以保證一件事：**那些將失眠症直
接與失智症掛勾的文章所引用的研究，其實沒有那麼斬釘截鐵**，其他因素
的風險可能更高，例如基因、靜態生活、社交孤立、聽覺障礙、憂鬱症、
其他睡眠障礙等等。最基本的概念就是：**不要為失眠症感到焦躁；去強
化其他健康行為吧。**

為什麼上了年紀以後更常小睡？
這樣會對睡眠造成什麼影響？

如果你依然因為睡眠比以前少而煩惱，別忘記小睡也是睡。若你超過六十五歲，那麼，你很可能比以前更常小睡。一項大規模研究發現，在荷蘭、英國、美國，相較於二十六到六十五歲範圍的成年人小睡比例（13.7%），六十五歲以上的成年人比例更高（27%）[8]。部分是因為熟齡成人有更多機會小睡——他們很可能已經退休又不用照顧小孩。如果你現在四十五、六歲，想想看，平常你多希望能在中午窩起來小睡，但是你不能這麼做，因為要工作，因為小孩瘋狂吵鬧要吃點心！年紀大了以後，我們在生理上也比較容易小睡，因為晝夜節律變得比較弱（原因之後會解釋），因此晝夜差異也變得比較小。我們可能晚上睡眠變少，但白天更想睡。

這不見得是壞事。熟齡人士當中，**比較常小睡的和比較不常的相比，無論在主觀或客觀上的整體睡眠結果並沒有太大差距**[9]。許多文化自古就有午睡的習慣，不分年齡，我們知道固定午睡對於健康睡眠完全無害。只有在兩種狀況下，熟齡人士小睡增加是有問題的：

- **不規則小睡**。不分時間莫名其妙入睡，而且長度不一，這不是好現象，可能代表有睡眠呼吸障礙（如睡眠呼吸中止症）或其他健康問題。也可能反映出晝夜節律混亂。絕大部分的睡眠依然應該發生在夜晚。注意不要落入不健康的模式，在一天二十四小時中不時短暫小睡，以致於晝夜的活動程度、光照強度與睡眠狀態幾

---

* 作者註：不是有些用動物實驗的研究清楚發現失眠與失智的因果關係嗎？這些實驗的主題全都是睡眠剝奪而非失眠症，因為人可以剝奪老鼠的睡眠，但無法讓老鼠呆望天花板，焦慮計算再過幾個小時就得起床準備上班。

乎毫無差異。有計畫、有規律的小睡比較健康：中午固定時間小睡，先設好計時器，以免睡超過一個小時左右。

- **因為夜間睡眠變短而沮喪。**有時候，我們想要魚與熊掌兼得。我們在白天小睡的時間變多，但依然期待夜晚能睡同樣的時間，結果就是失望沮喪，並且開啟讓失眠加劇的惡性循環。我們花越來越多的時間躺在床上，希望能提升夜晚睡眠時間，儘管其實並不需要。好睡計畫的原則在這裡依然適用：你有一個睡眠驅力撲滿，要儲蓄就必須醒著，存起來的睡眠驅力可以用在白天或夜晚。最好把大部分都省到夜晚，但分一點給固定小睡也沒問題。

為什麼我們在半夜（和凌晨）醒來的次數增加？難道年紀大了，睡眠也跟著不行了？

有失眠症的年輕人比較難以在夜晚開始時入睡，而有失眠症的老年人比較難以在夜間保持睡眠狀態。部分是因為入睡困難的問題，年紀大了之後會自動改正：熟齡人士的晝夜節律讓他們晚間提早有睡意，加上退休又空巢期，想什麼時候睡和醒都可以（我等不及了！）。但睡眠當中也有些真正的變化讓老年人更常醒來，而且可能比較難重新睡著。這些變化包括：

- 夜晚淺眠階段的比例增加，因此有更多機會醒來。
- 睡眠呼吸障礙（如睡眠呼吸中止症、打呼）的機率提高，導致睡眠變淺、斷斷續續。
- 其他年齡與健康相關的改變，例如頻尿、疼痛、荷爾蒙變化都可能干擾睡眠。
- 生活方式改變，例如身體活動量降低、花更多時間在床上、白天日照不足等，導致睡眠驅力減少，晝夜節律固化睡眠的能力也降低。

- 自然的睡眠相位前移（生理上逐漸變成早鳥），導致更常一大早醒來。

　　這些變化大多無法控制，因此，不太可能強迫老年睡眠更加固化。不過請記住，夜間醒來（或比以前早起）不見得一定是壞事。別忘記，就連年輕人夜晚也會醒來十多次。多數的老年人即使在夜裡醒來，也能在短時間內重新入睡，不會有太多焦躁。

　　此外，無論多頻繁醒來、睡眠多淺，對睡眠發脾氣毫無道理。你的睡眠已經很努力了，要對抗頻尿、熱潮紅、骨頭痠痛、睡眠呼吸中止症。我們應該為好友睡眠鼓掌才對，面對這麼多變化，它依然英勇奮戰。至於淺眠的問題，睡眠階段比例原本就會依照身體需求變化。幼童夜間有四分之一的時間處於深眠（有些研究發現甚至會長達一半），因為他們需要這種睡眠來讓大腦與身體成長，並且以驚人的速度學習關於世界的基本知識。而成人不需要這麼多深眠，因為我們的身體不再需要執行這些功能；年長的人需要更少，因為我們的身體活動基準線降低了（但是請注意，以上的內容只適用於健康睡眠的老年人。因為阻塞型睡眠呼吸中止症或其他睡眠障礙而造成非常頻繁醒來，則是很嚴重的問題；請見後文）。

為什麼中老年人失眠如此普遍？

　　即使老年人平均睡眠並沒有比年輕人或中年人少那麼多，但他們依然比較可能罹患失眠症。為什麼？回想一下，睡眠效率是發現失眠症最好的指標。一般而言，當睡眠效率持續低於85%，便代表可能有失眠症。好消息是，平均來看，老年人能夠維持良好的睡眠效率，與年輕人、中年人相差無幾（接近90%）。但最有趣的是，隨著年紀漸長，睡

眼效率的**範圍**也增加許多，也就是說，老年人之間的睡眠差異更大。換言之，睡眠效率最差的老年人與睡眠效率最差的年輕人相比，效率低很多。這表示由中年轉移到老年的過程中，某種改變導致他們在夜間花更多時間翻來覆去。那會是什麼呢？線索藏在跨荷蘭、英國、美國的那個大型研究中：每晚躺床超過九個小時與失眠症顯著相關。

　　一點也不奇怪。還記得嗎？睡眠效率簡單地說就是：

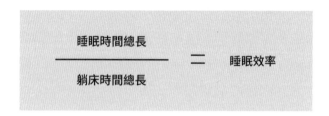

　　這表示讓睡眠效率降低的可能有兩種：睡眠時間變少，或躺床時間變多。許多老年人確實睡比較少，因為生理需求與生活形態改變，但只要我們配合新的睡眠需求調整躺床時間，就不會變成失眠。對於在老年養成小睡習慣的人更是如此（沒錯，包括看電視不小心睡著）。**如果你增加躺床時間，基本上等於保證降低睡眠效率，並造成更多失眠症狀。**

　　當然，躺床時間太長並非中老年失眠的唯一原因。我們已經討論過，許多其他改變也會讓失眠症有更多機會發生（如更年期、疼痛、夜尿症〔nocturia〕）。但請記住，慢性失眠症的問題不只是夜間醒來，也包括醒來這件事如何影響你的情緒、功能、與睡眠的關係等。即使醒來的次數比以前多，要重新入睡所花的時間也比較長，也不一定要因此陷入焦慮與沮喪的無底洞。

　　簡單地說，**在熟齡人士當中失眠症確實比較普遍，但這不代表上了年紀就一定逃不過失眠症的魔咒。**你在好睡計畫學到的所有技巧都有助於適應改變，讓你繼續享受與睡眠的充實關係。

需要擔心上了年紀之後罹患阻塞型睡眠呼吸中止症嗎？

雖然我一直提倡當睡眠發生變化時要「順應潮流」，但請容我強調，千萬要高度提防一件事：**會在老年期急遽升高的阻塞型睡眠呼吸中止症風險**。第16章會深入解釋阻塞型睡眠呼吸中止症究竟是什麼。至於現在，先簡單地說，這種疾病的症狀包括睡眠中頻繁停止呼吸，我相信這是所有疾病當中嚴重性最被低估的一種，延伸影響非常巨大，而且擴及數百萬人。普遍的程度超乎想像，而且隨著年紀增長，患病的比例急遽上升。

例如，三十多歲的男性當中，罹患輕度以上睡眠呼吸中止症的人口只有9%，但到了四十與五十歲，比例會提高到25%。六十多歲男性罹患睡眠呼吸中止症的比例更是高達驚人的52%。這些病例許多都被視為輕度*，但六十多歲男性當中，大約四分之一罹患中重度睡眠呼吸中止症，將近十分之一更是重度睡眠呼吸中止症。實在令人難以想像。這代表六十歲以上的男性，每十人當中就有一人會在睡眠中停止呼吸**至少兩分鐘**，這段時間長得非常嚇人。女性比較不會得睡眠呼吸中止症，儘管如此，超過六十歲的女性當中，依然有47%罹患輕度以上的睡眠呼吸中止症，6%則是重度睡眠呼吸中止症。

我們不完全瞭解為何老年人比較容易罹患這個疾病。部分原因可能是體重增加、肌肉減少，以及其他健康問題增加。無論如何，即使你認為自己沒有這個問題，請還是閱讀第16章的問答。為了安全起見，也請諮詢醫師。

---

* 作者註：事實上，老年人罹患輕度睡眠呼吸中止症的比例如此之高，因此，一些睡眠專家將其視為正常老化，並且認為應該提高六十歲以上病患的診斷門檻。

老年最常被忽視的睡眠變化是什麼？為什麼如此重要？

　　比較仔細的讀者應該已經發現了，**在這個章節我反覆提起晝夜節律。這是最被忽視的老年睡眠變化**，而且影響可能超過我們目前討論過的其他問題（除了睡眠呼吸中止症）。以下是老年常發生的晝夜節律變化[10]：

- **大約在六十到六十五歲之間，晝夜相位會開始往比較早的方向移動。**意思就是我們的生理會變化，晚上比較早想睡，白天也會自然地早起。隨著年齡增長，晝夜節律時間也會縮短，原本我們生理上的一天是超過二十四小時一點點，現在會縮短成稍微不到二十四小時。因此，若是沒有分辨時間的方式，完全只靠自己判斷的話，老年人每天晚上睡覺的時間都會自然提早幾分鐘。我們必須以適當的行為框架來適應這些生理節奏的變化，並且在心理上接受，否則很容易會越來越嚴重，最後變成失眠症。

- **晝夜節律幅度也會減弱。**意思就是在二十四小時週期中，身體節奏的起伏比較不明顯——包括體溫、活動量、荷爾蒙濃度。最高點與最低點的差異變小。如此一來，我們內在的時鐘很容易搞不清楚何時是白天、何時是黑夜，導致我們必須更努力給身體明確的信號（例如，在固定的時間小睡、用餐，而不是隨興），讓身體保持正常運行。

- **晝夜節律系統調節睡／醒的功能減弱。**年輕人的晝夜節律對睡眠的時間與狀況影響比較大，幾乎與睡眠驅力系統不相上下。因此，年輕人白天可以很晚起，即使在前半夜的深眠中早已用掉大部分的睡眠驅力也不會醒來——因為晝夜節律系統會在凌晨接手，讓他們繼續睡下去。然而，老年人的晝夜節律系統適應力比較差，難以接棒繼續跑第二段，這也是老年人容易早起的另一個原因。

此外，當老年人的睡眠撲滿可能已經存很多、卻還沒有滿時，晝夜節律同樣比較無法讓他們在晚間保持清醒，這也是老年人早睡的另一個原因（即使他們不想睡，也比較容易在沙發上睡著）。

- **腦中的主時鐘透過眼睛得到的光變少。**回想一下，大腦的主時鐘視交叉上核（請見第6章）必須知道時間，才能做好調節身體節奏的工作。最好的提示就是進入眼睛的光線亮度。但隨著眼睛老化，水晶體會發生黃色素沉澱，過濾掉一些短波長光，而那正是視交叉上核所需要的刺激。因此，老年人更需要特別留意在日間得到足夠的光照。

老年人的失眠治療需要特殊調整嗎？
有沒有特別的小提醒？

好睡計畫是可靠的失眠症自我引導治療，青年、中年、老年都適用。可以說好睡計畫最適合中老年人，部分是因為其核心成分最初是為老年人所設計的（附加好處是可以降低50%此年齡族群罹患憂鬱症的機率）[11]。好睡計畫的其他成分（如光照治療）對年長的人更是特別重要。當老年人執行好睡計畫時，有幾點需要調整及特別注意：

- 行動不便的老年人（如容易摔倒、罹患帕金森氏症），半夜在無人幫助的狀況下自行離開床鋪可能有危險。大重置階段要求睡不著時一定要離開床鋪，但行動不便的人需要加以調整。你可以選擇在床上坐起來，就著柔和的燈光閱讀，或是移動到床邊舒適的椅子上看電視。重點在於避免躺在床上設法入睡，因為這樣會讓你的大腦產生連結，看到床鋪就想起因為睡不著而沮喪，於是將睡眠推得更遠（制約激發，請見第5章）。

- 如果你白天很睏，夜晚給自己多一點躺床時間及／或安排固定的中午小睡時間，以消除睡意。倘若固定小睡之後依然覺得很睏，請諮詢醫師，看看是否可能罹患睡眠呼吸中止症。

- 因為晝夜節律功能發生變化，白天多光照也就更加重要。能夠在戶外進行的活動都盡量在戶外做。例如，若是天氣許可，在門廊上用餐、外出散步、在花園讀書等等。

- 如果早起的狀況越來越嚴重，就調整光照的時間點。通常我會建議一起床就接受大量光照，但若是你天沒亮就醒來（例如凌晨四點），請等到太陽完全出來再開始光照。太早開始會把睡／醒的時間點推得更早。

- 傍晚與晚間盡可能避免小睡。由於年紀相關的生理變化，這兩個時間點很容易不小心打瞌睡，但真的睡了會影響夜間睡眠。可以改為安排固定時間午睡。

- 也要盡可能增加體能、社交、心理活動量。這不只對睡眠重要，對於心理與認知健康也同樣重要。運動是保持頭腦敏銳的最佳方式！

- 請記住，睡眠與生理節奏會隨年紀變化，這樣很正常，不代表你和睡眠的關係從此完蛋，也不代表你的認知健康有問題。我的格言在此依然適用：順應生理，不要違抗。例如，只要能保持睡／醒時間大致規律，即使身體想要晚上九點睡覺、凌晨四點起床也沒問題，不需要強迫自己早晨繼續睡。夜間醒來幾次，並花上幾分鐘重新入睡，這樣也很正常。盡情享受平靜的夜晚時光，如果醒來的時間超過三十分鐘，就離開床鋪，享受屬於自我的時間。

- 對於正在經歷認知障礙或憂鬱症的人而言，好睡計畫的一些部分可能太過困難。別擔心。因為我希望讓讀者盡可能得到充足的資訊，所以解釋得有點太過詳細，但其實不需要完成本書的所有練

習也可以得到助益。最物超所值的好處，就是在大重置階段（第二部）改變睡眠行為。

================ **重 點 整 理** ================

◆ 睡眠與晝夜節律會隨著年齡自然改變。傳統上，大家認為年紀大了會睡得比較少。事實上可能真是如此，但更重大、更可能的變化其實是晝夜節律改變、深眠比例減少、睡眠呼吸障礙風險增加（如阻塞型睡眠呼吸中止症）。

◆ 除了睡眠呼吸中止症風險提高之外，這些改變不見得是壞事。如果硬性期待一切永遠不會變，並且強加規則在睡眠模式上（例如，因為感覺時間還太早，所以不肯起床）一定會出問題。

◆ 老年罹患失眠症或睡眠發生改變，不代表一定會得失智症。相關研究發現失眠症與認知衰退之間的關聯相當小，其他因素的影響比較大（如運動、身體健康、社交活動）。

◆ 真正值得煩惱的問題：阻塞型睡眠呼吸中止症的風險急遽升高。請仔細閱讀第16章相關內容，並諮詢醫師以策安全。

◆ 老年更容易出現失眠症狀，主因是睡眠／晝夜節律改變了，但我們的行為與態度沒有跟上。事實上，老年人更加適用好睡計畫。

◆ 老年人執行好睡計畫時，需要做小小的調整。簡單地說，必要時可以放鬆大重置的要求，但更需要增加光照＋動起來計畫。

影響睡眠的其他內科
與精神科疾病

當我在睡眠診所的候診室見到荷黑與瑪莉亞時，我跟自己打賭，雖然資料上的患者是荷黑，但絕對是瑪莉亞幫他約診的。她筆挺坐在位子上認真填寫各種表格，他則彎腰駝背、臉很臭。果然沒錯，荷黑是被老婆強拉來的。他覺得來看診也沒用（「歹勢啦，醫師。」），因為他很清楚為什麼會失眠：慢性背痛。他當然睡不好！除非我會魔法，能讓疼痛消失，否則他實在看不出睡眠專家能幫上什麼忙。

這整本書裡，我們探討失眠症的方式彷彿那是你唯一的健康問題。雖然確實有非常少數的幸運失眠症患者沒有其他內科與精神科疾病，但實際上，大部分的失眠症患者都像荷黑一樣有其他問題：疼痛、憂鬱症、創傷後壓力症候群、神經疾病。許多內科與精神科疾病會破壞睡眠，並且讓失眠變嚴重。

幸好無論你是否除了失眠還有其他疾病，好睡計畫的方法都有效。事實上，我發表過最大型的研究論文，就是關於失眠認知行為治療不只能改善睡眠，也能改善其他疾病症狀[1]。共病症狀往往是失眠症的前置因子或觸發因子，但不一定是持續因子（請見第2章，溫習慢性失眠三因子；第53-54頁）。即使荷黑一開始是因為背痛而睡不好，但失眠之所

以持續到現在，主要還是因為制約激發與睡眠驅力不足。這表示我們不需要治療疼痛的奇蹟，也不需要時光機器，就能改善他的睡眠。

第一次看診結束時，瑪莉亞瞪了荷黑一眼，眼神表明「我早就說過了吧」，聽完我解釋為何他來對地方，荷黑也變得比較有希望。你也一樣，即使有其他內科／精神科疾病，依然可以透過好睡計畫改善與睡眠的關係。這一章將簡短勾勒出影響睡眠的一些疾病，以及我建議如何因應、調整失眠症治療。

慢性疼痛、纖維肌痛症、關節炎

我從青春期就開始受慢性背痛之苦。多年來，特別劇烈的疼痛發作使得我相當焦慮。因此，我很能理解慢性疼痛之苦，也明白生活的其他面向如何受到疼痛影響。在睡眠這方面可能有點慘：有慢性疼痛的人，在睡眠的所有測量都表現比較差，並且大多有失眠症[2]。不難想像原因：很難找到舒服的姿勢。疼痛讓人難以入睡，身體與大腦的壓力都比較大，導致過度激發。這樣會造成很痛苦的惡性循環，因為睡不好會讓發炎更嚴重，並且提高疼痛感知，因此讓疼痛更難熬，也會造成在白天比較難以心平氣和地應付疼痛。

纖維肌痛症會造成慢性疼痛以及其他許多症狀，罹患這種疾病的人特別容易發生失眠症，加上即使睡醒也無法恢復精神。這個問題一部分是因為在睡覺時，大腦會發生真實的活動變化。例如，纖維肌痛症患者的深眠時期會出現比較多的阿爾法波——一般較常出現在清醒或淺眠階段[3]。許多患者認為睡不好是這種疾病最讓人疲累的症狀[4]。此外，他們覺得醫療人員不夠重視他們關於睡眠的困擾[5]。

類風濕關節炎與退化性關節炎的患者睡眠同樣比較淺，也會出現較多的失眠症狀。他們在白天也會覺得比較睏、比較疲憊[6]，與其他受疼痛

疾病所苦的人相同，他們罹患其他睡眠相關疾病的風險也比較高，例如
阻塞型睡眠呼吸中止症、不寧腿症。

　　這樣看來，疼痛確實對睡眠非常不利，我不會給虛假的希望，宣稱
好睡計畫（或其他任何用藥或不用藥的治療方法）能夠絕對、徹底讓睡
眠恢復到受慢性疼痛所苦之前的狀態。但疼痛與折磨不同。疼痛不見得
必須是一種折磨，有睡眠障礙也不見得代表一定要與失眠症搏鬥。以下
提供一些明確的建議，幫助你在這趟與睡眠重建關係的旅程中，可以得
到最多益處：

- **將你的身體視為朋友，而不是工具。**感謝身體讓你可以做那麼多
  美妙的事。對身體展現同理心，不要總是有太多期望、太多責
  備。聆聽身體的需求以判斷活動的速度。給身體所需要的營養、
  照顧、休息（不只是睡眠……而是休息！）。
- **停止企圖逃離／控制疼痛，改為與疼痛共處。**我們之前提到過不
  要與睡眠拔河，這裡也是相同的概念。醫師建議的疾病治療完成
  後，剩下的就不是能夠以蠻力控制的了。你可能會發現，只要刻
  意讓自己以不批判的好奇態度覺察疼痛，就能放下焦慮，很可能
  因此連疼痛也減輕了。
- **多花一點時間進行本書第三部的練習。**我們思考睡眠與疼痛的方
  式都會大大影響相關感受，是選擇掙扎還是接受，會對身體造
  成根本的影響。試試看能不能將此處的練習應用在與疼痛的關係
  上，尤其是第8章與第9章。
- **用心強化晝夜節律系統。**受慢性疼痛所苦的人很容易整天待在室
  內，任由睡／醒時間波動。沒錯，休息非常重要，你必須每天空
  出休息時間，但休息不代表要躲起來隱居！白天盡量多光照，維
  持規律的作息，包括一致的起床時間。規畫中午小睡，不要隨時

隨地打瞌睡。

- **格外注意是否可能罹患睡眠呼吸中止症或其他睡眠障礙**。慢性疼痛、纖維肌痛症、關節炎的患者更容易有睡眠障礙（除了失眠之外），很可能因此對身心健康造成重大衝擊，也會影響你對疼痛的感受。若出現可能的徵兆，如打呼、白日嗜睡，請諮詢醫師以策安全。

- **好睡計畫依然全部適用**。不用特地迴避任何部分，計畫裡的練習也不會因為慢性疼痛而變得毫無效果。

憂鬱症與焦慮症

情緒問題是最常與失眠症一起發生的疾病：憂鬱症患者當中，四分之三也有失眠症[7]。事實上，許多研究人員相信，失眠症與情緒障礙不只是兩種疾病互相影響，而是出於共同的神經生理學與心理學根源而重疊的症狀[8]。這種重疊的可能性，可以從一點看出：許多抗憂鬱藥物也會改變睡眠，包括壓抑快速動眼期睡眠[9]，雖然有違直覺，但這樣其實有提振情緒的效果。可能就是因為這個原因，許多憂鬱症患者會自然地非常早醒來，並且無法重新入睡。他們的大腦降低快速動眼期睡眠作為「自我藥療」，而這個睡眠階段最常發生在夜晚最後的三分之一*。另一個線索則是，憂鬱症與失眠症有相同的最佳治療組合——光照治療與運動。

焦慮症與失眠症的關聯更加明顯。我的許多患者之所以睡不好，很大的原因是夜間無法停止煩惱與焦慮。現在你已經知道了，這其實是制約激發問題，加上睡眠驅力不足以壓過焦慮。儘管如此，焦慮症確實會

---

* 作者註：這不代表憂鬱症患者需要避免在清晨睡覺。你的身體最清楚該怎麼做。剝奪身體原本會得到的睡眠對憂鬱症沒有好處。

讓過度激發變得更嚴重[10]。另一方面，睡眠問題也會讓焦慮加重。例如，睡眠障礙會讓腦中的恐懼中心更加敏感、反應更快，直接導致負面情緒與焦慮想法增加[11]。

　　如果願意正向樂觀看待，那麼，情緒與睡眠之間的緊密連結其實是好事，因為如此一來，可以一次解決兩個頑強難題。事實上，後設分析發現，以認知行為療法改善睡眠的同時，憂鬱症與焦慮症也會改善——一石二鳥！還有另一個好消息：好睡計畫非常適合憂鬱症／焦慮症患者，因為除了失眠認知行為療法，裡面也包含了對情緒問題很重要的元素。以下是針對有失眠症的憂鬱症／焦慮症患者所給的建議：

- **特別用心執行好睡計畫中光照＋動起來的部分（第6章）**。光照與身體／社交活動是憂鬱症治療的關鍵成分。這些習慣能夠強制啟動改善睡眠與情緒的正向循環，達到魚幫水、水幫魚的效果。

- **先做再想**。當你受憂鬱症／焦慮症所苦時，很難有動力想做事，也很難產生有益、平衡的想法。因此，不能等到想運動或樂觀起來才開始改變。你必須直接邁開腳步去做。即使沒有動力，依然要執行好睡計畫的練習，讓它們強制啟動正向循環。

- **將口袋蘇格拉底練習應用在生活中與睡眠無關的領域（第8章）**。追蹤你的自動化思考——不只是與睡眠有關的，其他也要：感情、事業、健康、外表、自我價值——讓你覺得無法改善、毫無希望的領域。記住，我們並非要戴上玫瑰色眼鏡，而是要利用這個系統去覺察思考，以好奇的態度加以檢視。問自己在面對這些狀況時，是否有更合理、精確、全面的思考方式。

- **記住這個格言：走出大腦、進入身體（第7章）**。憂鬱症與焦慮症很會挖洞讓你掉進去、出不來。不分日夜都可以使用好睡計畫的技巧，讓你脫離坑洞，與五感加強連結。透過身體感知現實，學

會甩脫不必要的負擔。

- **好睡計畫依然全部適用**。不用特地迴避任何部分，計畫裡的練習也不會因為情緒障礙而變得毫無效果。

心理創傷與創傷後壓力症候群

經歷過心理創傷——造成極大壓力的事件或狀況——會對睡眠有害，這一點也不奇怪。畢竟睡眠是毫無防備的狀態，當一個人經歷過侵入、驚恐，甚至危及生命的狀況，可想而知，身體會不願意進入這種毫無防備的狀態。相較於一般大眾，遭受過心理創傷的人更容易罹患失眠症與其他睡眠問題。根據美國退伍軍人事務部（U.S. Department of Veterans Affairs）的資料，現役軍人當中，92% 有創傷後壓力症候群，受此問題所苦的越戰退役軍人當中，90% 到 100% 有失眠症狀。近期的阿富汗與伊拉克戰爭的退役軍人中，失眠也是最常見的創傷後壓力症候群症狀[12]。

軍事創傷並非唯一會造成創傷後壓力症候群或睡眠問題的種類。我遇到過的創傷後壓力症候群患者有許多不同的經歷：性創傷、交通意外、醫療事故、家暴，以及許多型態的童年創傷。這些患者有一個共通的問題，就是慢性睡眠困難。一項研究以大型童年逆境經驗資料庫（adverse childhood experiences database）作為根據，涵蓋超過一萬七千名參與者，結果發現，經歷過較多童年壓力源與創傷的人，數十年後罹患失眠症的可能性比沒有經歷過的人高出許多[13]。

每次聽到經歷創傷的患者述說故事，我總是很心痛。我覺得非常不可思議，經歷過那些恐怖的事，他們還能睡得著。然而，他們確實能睡著，只是感覺到的休息比較少，而且半夜醒來之後比較難重新入睡，甚至有人故意拖延不肯上床，因為他們害怕那些躲不掉的夢魘……但睡眠

271

是強大的基本需求，他們的身體即使再不願意，依然幾乎每晚都會屈服。治療過程中，我們不只進行一般的計畫，重建睡眠生理與態度，也要教他們的身體重新信任睡眠。雖然不容易，但可以做到。許多臨床實驗證實，我們能夠改善創傷後壓力症候群患者的睡眠，更棒的是，在過程當中創傷後壓力症候群也會改善[14]。我參與過最大規模的研究計畫，是杜克大學醫學院所進行的持續性臨床實驗，研究人員特別針對罹患創傷後壓力症候群的失眠患者加以治療。從這個計畫及這個領域當中參與過的其他研究／臨床工作，我得到以下的啟發：

- **對於一些創傷後壓力症候群患者，大重置可能有困難。**尤其是經歷過軍事或性創傷的人，對他們而言，上床這件事讓他們感到恐懼、失去防備。倖存者可能故意延後上床，結果變成睡眠機會太少。如此一來，進行睡眠固化時（也就是減少躺床時間以提升睡眠效率），彈性會比較小。倘若你符合這種狀況，我建議把重心放在規律上床與起床，不必再縮短躺床時間。此外，要更用心進行正念練習，這非常重要。

- **對於罹患創傷後壓力症候群的人而言，休息特別重要，但他們往往不知道該怎麼做。**遭遇過童年創傷的人更常如此。忙碌與「生產力」是他們控制環境的唯一方法，在充滿混亂與恐懼的時光中，這是非常重要的生存策略。他們從來沒有學到如何休息，因為感覺不安全。然而，他們需要休息，並且讓身體學到可以放慢速度、放下防備、完全與環境連結，也並不會有危險。因此，對於經歷過創傷的讀者，我會特別強調第7章。

- **正念練習可能不容易，但非常重要。**對於許多經歷過身體／性虐待或生命遭到威脅的人而言，專注在身體上（也就是正念）讓他們感到失去防備、沒有安全感。事實上，創傷發生的當下，他們

可能以將心靈從身體解離的方式撐過。現在你已經沒有立即的危險了（希望如此），正念是教身體重新感到安全的好方法。從小處著手，進行五、四、三、二、一這類的練習（請見第9章，第171頁），每天花幾分鐘做正念呼吸。

- **夢魘也是可以治療的**。許多有創傷後壓力症候群的人會做惡夢，有時夢到創傷事件、有時則是其他造成壓力的事。無論夢到什麼內容，也不管源頭是什麼，夢魘其實比想像中容易治療（第16章提供了簡短的提點，請見第290-291頁）。另外，不要因為怕做惡夢而不上床睡覺。剝奪自己的睡眠或打亂原本一致的睡眠時間，可能會導致惡夢變嚴重。

- **自我疼惜與耐性是關鍵**。不要因為身心讓你很痛苦，就對身心發脾氣。它們也在受苦。請多疼惜自己，因為經歷過那些創傷之後，你最不需要的就是更多刻薄責備。把自己當成受傷的小孩仁慈對待。要有耐性。

- **失眠症絕對可以改善，但如果不治療創傷後壓力症候群，恐怕很難完全讓睡眠恢復正常**。這個消息有點令人難以接受。許多研究顯示，即使是有創傷的人，失眠症依然能有顯著改善。但是，老實說，我的患者當中有創傷後壓力症候群的那些，如果沒有好好治療，往往會在睡眠進步很多之後突然停滯。創傷的舊疤如果沒有痊癒，就無法徹底治療失眠症。我強烈建議諮詢專攻創傷療法的心理專業人士——你值得被好好照顧。

神經退化性疾病與腦傷

腦部損傷會對我們各方面的運作都產生深刻衝擊，睡眠也不例外。例如，引起神經退化性障礙的病變，如阿茲海默症、帕金森氏症，可能

會先干擾患者的睡眠，數年或數十年之後才開始造成失智，並破壞運動系統[15]。等到終於診斷出帕金森氏症時，患者往往已經出現嚴重日間嗜睡、失眠症，以及其他睡眠障礙，例如快速動眼期睡眠行為障礙（做出夢裡的動作，通常很暴力）。罹患阿茲海默症的人也一樣，睡眠的質與量都發生顯著變化，有三分之二的人出現中到重度的阻塞型睡眠呼吸中止症[16]。所有類型的失智症都有一個驚人的共通之處：晝夜節律變弱，日間與夜間的各項差異變小，像是活動量、褪黑激素濃度、其他生理波動。神經退化（也就是大腦崩壞）加重了這些晝夜節律變化，而它們也會加重神經退化[17]。幸好，研究人員發現，當照顧者（家人、居家照顧員）學習過本書中討論的那些睡眠健康行為（如光照＋動起來、避免隨機小睡等等），失智症患者的睡眠便會出現進步[18]。

創傷性腦損傷（Traumatic brain injury，TBI）也對睡眠很不利。腦傷本身與其常見的後遺症（如疼痛、憂鬱症、創傷後壓力症候群、服用大量藥物）都會妨礙睡眠，因此，即使只是輕微腦傷的患者，罹患失眠症的機率還是一般人的五倍[19]。很可惜，治療腦傷患者失眠症的研究不多，但現存的少量研究結果相當樂觀：認知行為治療不只能改善睡眠，也能改善憂鬱症狀，甚至是認知功能[20]。難處在於，根據腦傷的嚴重程度及復原進度，心理疲勞與無法專注可能導致失眠治療難以進行。因此，我在這本書中放了很多清單與填空工具，方便持續追蹤。

對於神經退化性疾病、腦傷、認知障礙的患者，我的特別睡眠建議如下：

- **請家人及／或照顧者閱讀此書**。正在讀這本書的你，很可能就是照顧者，你願意花時間研究如何改善親人的睡眠，代表你的照護做得非常好。你的努力會獲得感激，但也要照顧自己的睡眠，即使你沒有失眠症，也可以使用書中相同的原則。身為照顧者是睡

眠問題常見的觸發因子，值得先做預防。

- **白天外出光照更加重要。**晝夜節律變鈍是神經退化性疾病的重大特徵，因此，大腦的主時鐘需要額外的幫助，以保持節奏強而穩定。受過腦傷的人如果感到更加憂鬱、生活變得靜態，也會更容易發生晝夜節律問題。休息非常重要，尤其是腦傷剛發生不久的患者，但試試看能不能在戶外或是明亮的窗邊（經醫師判斷可以照亮光）休息，並保持每天的作息一致（如睡／醒時間、用餐時間、適度運動）。

- **特別留意疲憊與日間嗜睡。**除了失眠外沒有其他重大疾病的人白天不會嗜睡。但是神經退化性疾病或腦傷患者，很常出現嚴重疲憊的狀況。此時小睡休息沒有問題！只要記住避免隨機小睡、睡太久、時間太晚。請在日常生活中規畫午睡時間，可以參考第6章。

- **要有耐性，小小步前進。**你可以花時間慢慢進行好睡計畫。不需要每週完成新的課程，專注一次進行一種行為改變：可以從每天早上在同樣的時間起床開始，然後加上白天離開床鋪／臥室以降低制約激發，接著慢慢逐漸增加更多技巧。

- **利用清單與工具加以確認。**我推薦所有人在治療失眠症時使用睡眠日誌，以及本書中的工具。但或許這對你而言更加重要，因為要記住所有事真的很難！

荷黑與瑪莉亞最後一起接受失眠治療，得到了非常好的改善。大部分的成就要歸功於荷黑。他敞開心胸接受治療，也認真做功課。瑪莉亞的支持也非常關鍵。在我們的文化中，保健是非常私人的領域，但睡眠健康可能需要依賴其他人的幫助，因為一個人的床伴、日常習慣、生活環境、社會義務，以及別的許多經驗，都包含其他人。除了失眠症之

外，也因為其他內科／精神科疾病而影響睡眠的人更是如此。最後，再給所有人一個建議：**和家人、親友分享你所學到的知識，讓他們知道如何支持你。**有時候，即使只是溫和提醒要記得外出散步，或鼓勵你在一致的時間起床，就能有長遠的影響。這麼做還有額外的好處，當他們知道早早上床可能造成反效果，使得你的失眠症惡化時，以後就不會再叨念了。

　　這一章的最後，我希望帶給大家希望：睡眠韌性十足。沒錯，睡眠會受到各種因素影響：創傷、憂鬱症、疼痛、神經退化性疾病，以及身心強迫我們承受的各式各樣變化。但睡眠是你最死忠的支持者，即使在最艱難的時刻，也會不離不棄。你的工作則是幫睡眠撐腰，給予所需的幫助：規律、溫和、大量日間光照，加上盡可能投資讓自己的身心更健康*。睡眠幫助你完成非常多的療癒，記得要感謝，並且聆聽睡眠需要你做什麼。

---

* 作者註：記住，好的心理健康專業人員（尤其是專精創傷，或任何你最重大的心理需求）能夠改變你的人生，花再多錢也值得。

chapter

z z **16**

其他睡眠障礙
當失眠症不是你唯一的睡眠疾病

你可能在想:「有沒有搞錯?失眠可能不是我唯一的睡眠疾病?」很可惜,確實有這種可能。其他睡眠相關的疾病可能與失眠症同時發生、模仿失眠症、加重失眠症,或讓你難以克服失眠症。瞭解這些疾病將有助於瞭解你的睡眠需求,尋求適當的治療,並且調整與失眠症相關的行為。篇幅不足以詳細說明所有睡眠相關的疾病,但我會從美國睡眠醫學會的《國際睡眠疾患分類》(*International Classification of Sleep Disorders*)[1]中選出最常見、最相關的幾種。

阻塞型睡眠呼吸中止症

在這整本書裡,我經常提到阻塞型睡眠呼吸中止症與睡眠呼吸障礙,有時會用以代表整個睡眠呼吸障礙大項裡的所有類型,包括:

- 阻塞型睡眠呼吸中止症。
- 中樞神經型睡眠呼吸中止症(Central Sleep Apnea)。
- 睡眠相關換氣不足症(Sleep-related hypoventilation disorders)。
- 睡眠相關缺氧症(Sleep-related hypoxemia disorder)。

　　阻塞型睡眠呼吸中止症是最常見的睡眠相關呼吸障礙。患有此疾病的人會在睡眠中出現因阻塞而無法呼吸的狀況，患者會因為上呼吸道遭到物理性阻塞而暫停呼吸至少十秒（如舌頭鬆弛堵住喉嚨後方），因此造成血氧降低，身體傳送警報，強迫大腦暫時醒來呼吸。呼吸中止通常持續十到三十秒，但有時會超過一分鐘。血氧飽和度會降低到40%。低度呼吸則是程度較輕的呼吸中止症，氣管並未徹底堵塞，而是部分堵塞或持續不到十秒，導致氣流量降低。醫師以睡眠呼吸中止指數（apnea-hypopnea index，AHI）測量阻塞型睡眠呼吸中止症嚴重的程度，計算方式是睡眠中每小時發生呼吸中止或低度呼吸的次數。例如，AHI每小時五次，代表此人在睡眠中平均每小時發生五次呼吸中止／低度呼吸，這樣的數值屬於輕度。重度阻塞型睡眠呼吸中止症則是AHI每小時三十次以上，也就是說，他們至少每兩分鐘就會發生一次呼吸停止（或氣流量顯著降低）。因此，阻塞型睡眠呼吸中止症的患者早上醒來時，經常會覺得即使睡了也沒有恢復精神，並且日間嗜睡。因為他們的睡眠每隔幾分鐘就會被打斷一次，這樣持續一整夜，有些人甚至根本無法達到深眠階段。對於同時有失眠症與阻塞型睡眠呼吸中止症的人而言，呼吸中止造成的頻繁醒來會導致失眠症狀惡化，因為夜裡醒來的機會太多。

　　阻塞型睡眠呼吸中止症不只對睡眠品質有害，也會提高心臟病風險，因為呼吸中止造成心臟必須更努力運作，才能供應氧氣給全身。也是因為這樣，阻塞型睡眠呼吸中止症患者更容易罹患慢性高血壓與心律過高，以及心肌梗塞與中風。另外，由於葡萄糖耐受不良（impaired glucose tolerance，血糖很容易升高）與胰島素阻抗（insulin resistance，人體細胞對胰島素的敏感度降低），患者得到糖尿病的風險也會提高。而阻塞型睡眠呼吸中止症會影響睡眠與腦部氧氣量，因此會造成情緒與認知表現不良，也會導致嗜睡，增加駕車中因微睡眠（microsleeping）*

發生意外的風險。

如何知道你是否有這種障礙？以下列出部分風險因子與警訊：

- 打呼，尤其是很大聲的那種。
- 睡眠中呼吸暫停、喘／打呼，或其他呼吸異常。
- 日間嗜睡，尤其是在不該打瞌睡的時候打瞌睡。
- 起床時口乾或頭痛，感覺沒有恢復精神。
- 更年期或五十歲以上。
- 沒有原因的高血壓。
- 體重過重或肥胖。
- 頸圍大（男性十七英吋，女性十六英吋）。
- 抽菸。
- 有阻塞型睡眠呼吸中止症家族史。
- 唐氏症患者。
- 其他導致鼻塞的疾病，或造成臉／頭／頸骨骼與軟骨結構異常的疾病。

人們對阻塞型睡眠呼吸中止症有些偏見（例如，只有年長和肥胖的人才會發生），可能會導致擅自認定自己不可能有這種問題。我的患者當中有大學校隊選手、瑜伽老師，他們的體脂率只有個位數，但依然罹患阻塞型睡眠呼吸中止症。如果你打呼很大聲，或即使睡了合理的量卻依然日間嗜睡，那麼還是就醫以策安全，謹慎總比後悔好。

幸好阻塞型睡眠呼吸中止症是可以治療的。標準的治療方法是使用連續正壓呼吸器（continuous positive airway pressure，CPAP），我的一

---

* 一到十秒的短暫睡眠，本人很可能不會察覺。

位患者暱稱為黑武士*機器。其實沒有那麼恐怖啦！連續正壓呼吸器透過睡眠時配戴面罩輸入氣流，維持呼吸道暢通。此儀器是在一九八一年發明的，之後改進許多。現代的新型機器輕便、安靜、舒適，甚至可以智慧操作。例如，雙相正壓呼吸器（bi-level PAP）會在呼氣時降低壓力，增加舒適感，甚至還有自動滴定法正壓呼吸器（auto-titrating PAP），會依照每次呼吸的變化，輸送維持氣管暢通的最低氣壓量。其他治療方法還有止鼾牙套、睡姿治療（避免仰睡）、減重、手術，請依據嚴重程度與呼吸中止的原因，選擇最佳治療方式。

　　我知道接受阻塞型睡眠呼吸中止症的診斷與治療都很麻煩。必須要看多位醫師，做整夜睡眠監測，並試用至少一種新醫療設備，放在臥房裡會覺得很礙眼（至少一開始）*。因此，罹患此疾病的人有高達80%到90%沒有接受診斷，未接受治療的比例更高。真的很可惜，因為那真的能救命。我一次又一次見證，原本疲倦、暴躁、不健康的患者在治療後如獲新生。我的母親在五十五、六歲時診斷出阻塞型睡眠呼吸中止症，從那之後，她便持續接受正壓呼吸器治療。現在，她的生活煥然一新：重拾嗜好、減輕體重、找到事業新焦點、四處旅行，以及獲得全新的活力可以健行、做園藝。她可以看完整部電影，不會半途睡著！獲益良多的人不只她一個：自從媽媽的身心健康大幅改善，我們全家都變得更幸福（吵架次數也減少很多）。

　　如果我說了這麼多，還是不足以打動你去就醫諮詢，那麼我最後再加上一個理由：如果不治療阻塞型睡眠呼吸中止症，失眠症便很難根治。假使你討厭夜裡經常醒來、無法重新入睡、起床時覺得像被火車碾過，那麼比起治療失眠症，真正的當務之急是解決夜裡可能發生幾百次停止呼吸的問題。

阻塞型睡眠呼吸中止症與失眠症的特別提醒 >⟨ ⟨⟨

- 有些患者很難習慣使用連續正壓呼吸器。可能感覺不舒服、礙事，甚至導致幽閉恐懼症或恐慌症狀。即使一開始很難習慣也不要放棄。行為醫學治療可以幫助你克服使用儀器的障礙——從缺乏動力到嚴重幽閉恐懼反應。請諮詢睡眠行為醫學專家求助。

- 很難判斷該先治療失眠症，還是阻塞型睡眠呼吸中止症。有時會感覺陷入兩難的迴圈——不先治療阻塞型睡眠呼吸中止症就無法改善失眠，但當你本來就很難入睡／保持睡眠狀態，使用連續正壓呼吸器會更難。我個人會建議同步進行。不要等阻塞型睡眠呼吸中止症診斷、治療完成，而是同步開始好睡計畫（或是失眠行為治療專家提供的療法），特別用心保持一致的起床時間，多設法強化晝夜節律（如增加光照）。

- 有時即使接受阻塞型睡眠呼吸中止症治療，也無法擺脫日間嗜睡。一些案例中，患者妥善使用連續正壓呼吸器，其他症狀也獲得改善，但白天依舊嗜睡。這樣會讓失眠治療更棘手，因為在下午／傍晚難以保持清醒，加上不定時小睡或小睡太久、太晚都會影響夜間睡眠。我建議規畫每天固定的小睡時間，可以解除疲憊感，也不會打亂晝夜節律或透支睡眠驅力撲滿。

不寧腿症與週期性肢體抽動障礙

不寧腿症與週期性肢體抽動障礙，屬於同一類睡眠相關運動障礙，

---

* 黑武士，達斯・維達（Darth Vader），電影《星際大戰》中的反派角色，特色是令人毛骨悚然的粗重呼吸聲。

* 作者註：患者有時會擔心連續正壓呼吸器會破壞性魅力。但你知道還有什麼會破壞性魅力嗎？像火車一樣的打呼聲、精神委靡、脾氣暴躁，以及陽痿高風險——這些都是阻塞型睡眠呼吸中止症常見的狀況。

兩者的症狀都包括身體異常運動（通常是四肢）。不寧腿症患者會有股難以克制的衝動想動腿（有時是其他身體部位），通常會伴隨腿部異常或不適感（如癢癢的、麻麻的、「奇怪的感覺」）。這種衝動通常在晚間／夜間發生（或加重），坐著不動或躺著會更加嚴重，但只要動動腿就會緩和。

週期性肢體抽動障礙也很類似，肌肉（通常是下腿部）會不由自主抽動或緊繃。這種狀況最常發生在睡眠中，但是嚴重的病例就連清醒時也會發生。不寧腿症患者大多也有週期性肢體抽動障礙。你應該可以想像，這些不由自主的動作，或想動的惱人衝動會讓人很難睡（也會讓床伴很難睡）。嚴重的時候甚至會導致睡眠品質顯著下降，造成日間嗜睡／疲憊。

成年人5%到10%有不寧腿症，而女性比男性高出一點五到兩倍。其他風險因素包括：

- 鐵質不足或疾病造成鐵質不足；
- 服用的藥物引發不寧腿症或使其惡化，例如苯海拉明（Benadryl），以及其他含有抗組織胺的感冒成藥、抗憂鬱藥物、鎮定劑；
- 懷孕，尤其非第一胎；
- 不寧腿症家族史。

週期性肢體抽動障礙的風險因素很類似，其中最大一項就是患有不寧腿症。許多不寧腿症及／或週期性肢體抽動障礙的患者，只要治療鐵質不足，同時避免觸發因素並增加輕度到中度運動的頻率，便能解決問題。首先必須接受鐵蛋白檢驗，測量身體的鐵質儲存，只要去基層診所做一般驗血就會有這個項目。請注意，做完鐵蛋白檢驗之後，結果可能不會被標註「過低」，但你還是必須補充鐵質。例如，女性「正常」的

下限是每公升十一微克，但如果你有不寧腿症，可能需要提高到每公升七十五微克以下不同濃度的治療。我建議給睡眠專家看你的鐵蛋白檢驗結果，並討論治療選項。

不寧腿症與週期性肢體抽動障礙的特別提醒 ᵔᵕᵔ ᵔᵕᵔ

- 感覺睏之前不要上床，沒有睡意就離開床鋪，這個規則對這類患者特別重要。因為不寧腿症的症狀在躺下後會特別嚴重，其所造成之沮喪、不適、清醒會導致制約激發惡化，連帶地，失眠症也變得更嚴重。上床（或重回床上）時，必須有大量睡眠驅力，如此一來，睡意才足以蓋過症狀。
- 要在睡眠時有最多的睡眠驅力，就要特別努力執行好睡計畫中光照＋動起來的部分。一天開始時，便早早照大量陽光，且一整天持續活動，這是最好的辦法。早晨出去散步就能同時達成這兩個目標。
- 考慮與伴侶分房睡。不寧腿症與週期性肢體抽動障礙會擾亂床伴的睡眠，當他們的睡眠斷斷續續，也會反過來擾亂你的。這是惡性循環，若你們兩個早上起來都覺得精神不好、脾氣暴躁，絕對不是好事。
- 盡可能減少服用苯海拉明與類似的抗組織胺成藥。諮詢醫師是否有不會導致不寧腿症惡化的其他藥物。

晝夜節律睡／醒障礙

在我看來，睡眠的世界中晝夜節律問題被低估了。這些障礙導致的睡眠問題超乎我們所知，但也提供了改善睡眠的好機會。造成晝夜節律睡／醒障礙的原因，可能是腦部變化、我們自己的行為，也可能是兩者

結合。這類障礙的共通之處在於身體的內在時鐘無法與環境、社會時鐘同步（如太陽位置、社會義務等）。

▨ 輪班工作

國際癌症研究署（International Agency for Research on Cancer）將輪班工作列為「可能致癌」（probably carcinogenic）[2]。我不是要嚇你，但我不希望低估輪班工作對身體的壞處。我們大腦與身體的設計應該在一致、可預期的模式下運作，當白天有廣域波長陽光時清醒、活動，夜間光線減少時安靜睡覺。當我們調轉這種模式，甚至不停變來變去，一下白天活動、一下夜晚活動，就會讓身體承受極大的壓力。可想而知，這樣會導致睡眠障礙，包括：

- 失眠症。
- 嗜睡症（當你需要或想要清醒時）。
- 重度疲憊。
- 詭異的睡眠相關症狀（請見後面談論異睡症的內容）。
- 睡眠慣性（起床之後無法開始活動）。

很可惜，許多人——尤其是少數人種或族裔——別無選擇，必須做輪班工作。事實上，社會中最不可或缺的勞工往往必須在最不便的時間輪班，例如醫療保健人員、消防員、執法人員、清潔員、餐飲業者，還有其他許多。如果你是這些社會上的無名英雄，在此獻上感謝。你們的犧牲讓世界能夠轉動！倘若你無法或不願意停止輪班工作，下列這些方法有助於盡可能降低對睡眠與其他健康的不良影響：

- 盡可能不要做輪班工作。此外，如果可能，盡量保持上班與休息日睡／醒時間相同。在盡量減少一週內睡／醒時間變化的前提

下，和家人一起發揮創意，找出時間相處。

- 如果不得不輪班，請主管安排讓你順時鐘輪。也就是當你輪班的時候，開始上班的時間要比前一輪晚，相較於提前開始，這樣的模式比較容易調整。

- 如果可能，短暫小睡以維持清醒與安全。若可以的話，在上班前與上班中各安排一段小睡時間（約半小時），這樣才不會在不該睡的時間打瞌睡，也不會犯下危險的錯誤。

- 上床前與睡眠中使用太陽眼鏡、遮光簾或眼罩，以盡量減少光照。

- 上班前與上班中利用光照提高清醒度（自然陽光或燈箱、光照治療眼鏡）。

- 倘若你正在考慮是否該換到時間比較規律的工作或職業，做決定時記住，要想一下規律作息能為健康帶來的巨大好處。

時差與社會時差

突然改變時區，尤其這如果是經常發生的狀況，可能會造成與輪班工作類似的影響。時區改變造成大腦和身體無法判斷時間，也不知道該做什麼。職業籃球選手前往另一個時區打客場比賽時，投球準確度會降低，贏球次數也比較少。新冠肺炎流行期間，美國國家籃球協會（National Basketball Association，NBA）將所有球隊集中在佛州奧蘭多（Orlando）的隔離園區，停止所有移動。結果主場優勢徹底消失，因為球隊不再受系統化的晝夜節律失調所苦。

社會時差則是雖然身體沒有去到不同時區，但你的睡／醒時間改變超過一個小時，產生類似時差的影響。例如，若你週間通常上午六點起床，但週末睡到早上九點，等於每週大腦從紐約「飛」到洛杉磯（然後再回來）。如此會產生下列類似時差的影響：

- 失眠症狀。
- 日間嗜睡。
- 疲憊與睡眠慣性。
- 整體不舒服。

除了睡眠症狀，慢性社會時差相關的影響還包括：體重增加與肥胖、憂鬱症、認知表現不良、新陳代謝惡化、心血管健康[3]。

我所能給出最好的建議，**就是盡可能避免非必要的頻繁跨時區長途旅行，並且一週七天保持睡／醒時間一致**。給自己一小時的賴床時間（等於跨一個時區）。當然，不要為了保持完美規律作息，而刻意避開重要或愉快的活動，例如度假、出席婚禮、週五晚上和朋友玩到比較晚——日子還是要過！重點是在社會需求與晝夜節律需求之間找到平衡，以你當下最需要的為優先。如果你即將長途旅行（或工作時間大幅更動）：

- 出發前一週左右，逐漸調整睡／醒時間，到接近新時區的睡／醒時間。記得要以比較容易控制的改變為主（如延後上床、提早起床），而不是比較難控制的改變（如提早上床希望能早早入睡）。
- 不要太早開始調整，與現在時區不協調的作息持續太久也不好，所以不要超過必要的時間。
- 利用陽光或亮光幫助自己適應新時間。到了新時區，在當地白天時間走出戶外，或使用燈箱、光照治療眼鏡，尤其是當地的早晨時間。

睡眠相位後移與睡眠相位前移

這兩種障礙其實是同樣的問題：一個人天生的生理睡／醒偏好，不符合社會大眾的「傳統」時間。兩者的本質都沒有不好，只有當生理傾

向與社會期待衝突時才會發生問題，導致人際關係或工作上表現不佳。

睡眠相位偏後的人是天生的夜貓子，正式的術語是「夜型」。若符合以下幾點，你可能也是夜型人：

- 總是難以在「該睡的時間」入睡＊；
- 沒有事的日子，不必勉強自己在傳統時間起床，你就會自然地睡到比較晚；
- 習慣在鬧鐘響時按下貪睡按鈕，或是幾乎每天早上起床都很痛苦；
- 在晚間感到有精神、有活力、有創意；
- 很難說服自己在傳統時間上床；以及
- 如果能住在荒島上，沒有時鐘，也沒有人要求你在「正常」時間起床，你的睡眠質與量都會更好。

而睡眠相位前移的概念很類似，差別在於你天生傾向於早睡早起，比一般人認為正常的時間早很多。睡眠相位前移是「晨型」的極端版本。

睡眠相位後移在少年與青年當中很常見，睡眠相位前移則在老年人中較為普遍。這種年齡限定的模式，反映出我們一生中生理的正常變化。年齡群當中也有自然差異。有些人天生是夜貓子，有些人則天生是早鳥，假使我們遵循演化原則，這樣的多樣化差異很可能對我們的種族延續有好處。

不過，很可惜，社會的硬性規定與偏見標籤，讓那些時型特別的人活得比較辛苦＊。後果可能相當嚴重，可想而知睡眠會出問題，例如失

＊ 作者註：媽媽、伴侶、社會，以及其他認為超過午夜睡覺不正常的人，他們認為該睡的時間。

＊ 作者註：有時並非社會造成，單純是上天的惡意，讓幼童的時型早得要命，以致於一大早六點就衝進你的臥房，用手指撥開你的眼皮（不誇張），然後說：「我只是想看看你起來了沒有，可不可以陪我玩。」

眠症狀、日間嗜睡／疲憊，除此之外，睡眠相位後移的人更容易罹患憂鬱症與季節性情緒失調（Seasonal Affective Disorder），並且可能使注意力不足過動症的症狀惡化[4]。身為天生夜貓子或超級早鳥該怎麼辦呢？以下是我的幾個小建議：

- **如果可以，和雇主、親人協商，讓你能夠在盡量接近自然時型的時間睡／醒。**極端嚴重睡眠相位後移的人，上小夜班是最好的選擇。如果你非常幸運，能夠遠距上班，試著找位在不同時區的公司，最好是上班時間與你的時型一致。

- **盡可能一整週維持一致的睡／醒時間。**我知道，對於睡眠相位後移的人而言，很難抵抗週末晚起的誘惑，但這樣會導致社會時差，並且讓週間更痛苦。週末給自己一小時的賴床時間。如果還是很睏，中午可以小睡片刻。

- **依照時型安排光照時間。**睡眠相位後移的人起床之後，請盡快接受光照（最好是陽光），並在晚間減少接觸亮光。睡眠相位前移的人晚間要把燈光開亮，剛起床時不要接觸太多亮光。

- **與醫師商量，規畫時間服用小劑量褪黑激素。**睡眠相位後移的人，每天在你計畫要上床的時間前四到六小時服用小劑量褪黑激素，有助於將晝夜相位往前推一點。

- **晚間放鬆儀式對睡眠相位後移的人特別重要。**你的身體需要額外的幫助，才能從日間模式轉到夜間模式，放鬆儀式有助於讓這個過程更順利。如果規律進行，也有助於制約出自動反應。例如，假使你每天在睡前把燈光調暗、刷牙，做這些事的過程便會與睡眠產生關聯，如此一來，就會有反向制約激發的效果。

夢魘、夢遊與其他異睡症

「異睡症」這個詞包含幾種睡眠相關的異常經驗：

- 夢遊、說夢話、夢中進食，以及其他在睡眠時做出的行為。

- 睡眠癱瘓（頭腦醒了身體卻動不了）。

- 睡眠幻覺（將睡將醒之際看見不存在的東西、聽到不存在的聲音）。

- 頻繁夢魘（非常恐怖或難過的夢境）。

- 睡眠驚嚇，也稱為夜驚（醒來時感到強烈恐懼、迷亂，但並非夢魘造成）。

- 快速動眼期睡眠行為障礙（做出夢裡的動作，通常是暴力行為，如拳打腳踢、衝下床鋪）。

- 醒覺混淆（Confusional arousal；醒來時感到極度恍惚，行動迷亂）。

- 尿床。

- 爆炸頭症候群（exploding head syndrome；在將睡將醒之際，聽見不存在的巨大聲響）。

　　這些症狀造成人們非常大的壓力與迷信，甚至因此產生各種超自然故事。舉例來說，日本神話認為睡眠癱瘓是惡靈復仇，奈及利亞傳說則相信是惡魔作祟。在現代美國文化中，相關症狀——無法動彈、胸口沉重、危機感、幻覺——被解讀為外星人綁架[5]。

　　兒童比較容易發生異睡症，接著便隨年齡增長而逐漸減少。你可能久久會發生一次，但不需要擔心。之所以會發生異睡症，可能的原因包括：其他精神科或內科疾病（如頻繁夢魘可能是創傷後壓力症候群，快

速動眼期睡眠行為障礙可能是帕金森氏症)、睡眠剝奪、嚴重晝夜節律混亂、濫用物質、服用特定安眠藥。一般而言,解決方法如下:找回正常的睡/醒規律、充足睡眠、減少或調整物質及藥物使用。在罕見的案例中,也有成年人即使睡眠模式大致良好,依然持續發生異睡症。這是一種警訊,表示可能有其他睡眠相關疾病,例如猝睡症,或是藥物引發異睡症。若持續發生異睡症可能導致危險,如夢遊或快速動眼期睡眠行為障礙,此時,要在身體四周與家中準備防護措施,例如在樓梯頂端裝設嬰兒圍欄、將危險物品放在上鎖或難以取得的地方、預防火災隱患,並且認真考慮與伴侶分房睡。

夢魘是最常見的異睡症,成年人即使沒有罕見睡眠障礙,或顯著異常睡眠習慣,也可能持續發生。頻繁夢魘可能是因為創傷後壓力症候群,但也可能不是,無論是或不是都適用以下建議:

- 不要因為害怕惡夢而迴避上床(或以其他方式減少睡眠機會)。保持規律的睡/醒時間。自行剝奪睡眠機會或晝夜節律不穩定,可能使夢魘惡化。

- 從惡夢中醒來後,等到完全清醒再回去睡。運用五感讓自己穩穩處在現實世界。若是有助於完全清醒,可以起床喝一點水或上個廁所。

- 白天進行放鬆與正念練習。給自己足夠的時間在心理上放鬆,不要總是處在「衝衝衝」模式,也不要因為使用媒體而分心。

- 盡量不要喝酒,也不要使用其他精神活性物質,並諮詢醫師確認目前使用的藥物。

- 白天不要重複回想惡夢內容。這可能會使大腦更加熟悉,以致於在快速動眼期睡眠中更容易做惡夢。

- 如果做到以上各項之後依然持續頻繁夢魘,請諮詢睡眠行為醫學

專家進行意象預演療法（imagery rehearsal therapy），如果你有創傷歷史，請諮詢暴露、放鬆、重構療法（exposure, relaxation, and rescripting therapy），這是治療夢魘障礙的一種實證基礎療法[6]。

嗜睡

　　嗜睡的意思是過度想睡。這整本書中提過很多次，嗜睡的原因很多，例如睡眠機會不夠、睡眠呼吸中止症與其他睡眠疾病、晝夜節律混亂、特定藥物、精神科／內科疾病，以及其他。因此，要診斷出神經性的嗜睡症（如猝睡症）相當困難。既然你在讀治療失眠的書，很可能你沒有嗜睡的問題，如果有，很可能是因為你同時也有阻塞型睡眠呼吸中止症，或晝夜節律混亂。假使失眠症並非你最大的煩惱，或你的親人毫無理由地過度嗜睡，為了以防萬一，我還是簡短說明一下嗜睡症的各種類型。

░ 猝睡症（Narcolepsy）

　　猝睡症是一種會造成衰弱的疾病，使人非常難以控制強烈睡意，這樣的症狀太過強烈，甚至有些患者會突然睡著，即使小睡過後往往也很快就會發作。有些患者也會發生突發性肌肉鬆弛，導致他們說話口齒不清，甚至倒地。夜間睡眠通常也會受到影響，睡眠斷斷續續，而且會出現異睡症狀，如睡眠癱瘓、幻覺。許多罹患猝睡症的人都不知道自己有這種病，特別是因為這種病可能感覺像重度失眠加上重度日間嗜睡，一般人大多不知道這種組合其實不正常。要診斷並治療猝睡症，需要諮詢睡眠神經科醫師，並進行睡眠檢查以及一些日間檢驗。

◈ 原發性嗜睡症（Idiopathic Hypersomnia）

「原發性」的意思，基本上是可能的疾病都排除了，不確定你為什麼會有這種狀況。假使沒有一般會造成嗜睡的疾病，就會被視為原發性失眠症。此疾病的症狀包括：持續性睡眠多於正常，難以清醒，即使夜晚睡了很久或是白天長時間小睡之後，依然沒有精神，對日常運作產生不良影響。要診斷出原發性失眠症，必須先排除許多其他可能造成嗜睡的原因，因此，必須諮詢睡眠神經科醫師，進行睡眠檢查與日間檢驗。藉由藥物可以控制症狀，並且需要特別用心保持一致的睡／醒時間、小睡時間，以及良好的睡眠衛生。

需要注意的是，有些人單純只是天生比別人需要更多的睡眠。範圍因人而異，其中的差別很大。位於此範圍高處極端的人，只要能持續睡夠所需的時間長度，在運作上就不會有問題。而這樣的狀況不會被視為原發性失眠症，因為他們睡飽之後會感到神清氣爽，而且長時間睡眠不會影響日常運作。

◈ 睡眠不足症候群

這其實不算是睡眠障礙，而是一種睡眠狀況——單純發生在持續性無法睡飽的時候。我要再三強調：睡眠不足**不等於**失眠。睡眠不足症候群是因為缺乏睡眠機會所造成，而失眠症患者有足夠的睡眠機會，卻難以入睡或保持睡眠狀態。第2章已經深入討論過為何失眠症不等於「睡不夠」（第45-51頁）。睡眠不足的問題只有一個解決方法：更多的睡眠機會。

進一步瞭解睡眠與晝夜節律障礙

我已經介紹了主要疾病類別（major diagnostic categories）中最

常見的幾種睡眠與晝夜節律障礙。你想必發現了，種類很多，而且每一種都很複雜。各種障礙之間的症狀會互相重疊，如果罹患超過一種障礙，也會互相影響。因此，請不要自我診斷，我強烈建議尋求專精睡眠的醫療人員協助，他們會知道該問哪些問題，才能解開你獨特的睡眠謎團。如果你想要自行瞭解睡眠障礙，我建議參考一、兩個可靠的資訊來源（如美國睡眠醫學會網站），而不是上網搜尋一大堆資料，最後陷入網路無底洞。因為錯誤資訊實在太多，即使基本上還算正確，也可能因為缺乏專業脈絡而造成誤傳或誤解。

最後的叮嚀

　　希望這本書能激勵你將睡眠當作朋友，而不是需要解決的問題。當你將一樣東西視為朋友而不是問題，就會願意花更多時間好奇聆聽，不會擅自強加意願；投注溫柔關愛，而不是硬性期待；也會更願意原諒，不再怨恨責備。換言之，將睡眠視為朋友，能夠讓你展開與睡眠的健康關係，無論時間長短。

　　或許你已經感受到睡眠順利的好處。或許你感覺更輕鬆，不必再千方百計進行擺脫失眠的大工程，能夠自由將時間運用在讓人生感到充實的事物上。也或許你還在努力。沒關係——任何重大健康改變都需要時間，尤其當你曾經長時間困在不健康的模式中，甚至還背負著其他健康問題。請給自己耐心，有任何進步都要嘉獎自己。希望這本書除了帶給你可以持續練習的技巧之外，還有能讓你持續思索的觀念，而或許有一天你會恍然大悟。

　　書中使用的方法呈現出目前最進步的失眠與睡眠臨床科學。但我必須承認，這項科學還不夠完備，依然有很多需要研究的地方，包括為那些一直被排除在睡眠研究外的人開發失眠療法。例如，我和團隊目前即將完成一項大規模研究，分析數十項失眠症認知行為治療臨床實驗參與者的族群特徵。我們發現，絕大多數的實驗參與者都是白人，受過教育、經濟富裕，住在美國、加拿大、澳洲、西歐。換言之，儘管認知行

為治療被公認為治療失眠症最有效的標準療法，但我們並不清楚是否真正適用於世界上絕大多數的人口。

為什麼適用於一個人的療法，不見得適用於其他人？舉例來說，美國少數人種／族裔與睡眠的關係，往往受到深刻的文化傷口與代際創傷（intergenerational trauma）所影響。倘若一個人的祖先受到掌權者系統化睡眠剝奪，甚至白天睡著還會遭到凌虐，就連以學識聞名的權威人士，如湯瑪斯·傑佛遜（Thomas Jefferson）*，也以奴隸經常在白天小睡為由，辯稱蓄奴有理（因為他認為這是智力低下的證據）[1]，那麼，黑奴的後代當然會對睡眠感到恐懼、偏見。我常常聽到黑人患者說：「等我死了再來睡。」（或者，「我奶奶是我見過最堅強的人，她每次都說：『等我死了再來睡。』」）

美國許多人也遭遇大量系統性的妨礙，以致於無法擁有健康睡眠。本書前面說過，睡眠環境會直接影響睡眠與晝夜節律健康，像是空氣污染、噪音、光害，這些不只是惱人而已，對於經濟弱勢以及遭受種族隔離的人而言，是真正會妨礙睡眠的原因，因為他們更可能生活在這樣的環境中。輪班工作也絕對會造成睡眠健康不佳，而從事這種工作的往往是低收入與少數人種／族裔[2]。儘管我們這些睡眠科學家苦口婆心推廣有效的治療方式，例如認知行為治療、光照治療、正念，但就連時間有彈性的白領工作富裕人士，也很難找到進行治療的專業人士。住在農業地帶或時間、財力資源有限的人更是毫無機會[3]。

我們這些呼籲大眾注重睡眠健康的專家，工作目標非常明確。除了改進失眠與其他睡眠障礙的個人治療方式，也必須放大視野。睡眠是公衛議題，我們不該將尋求可靠睡眠資訊的負擔加諸在個人身上（老實

---

* 美國開國元勛，第三任美國總統，同時也是《美國獨立宣言》主要起草人。

說，要不是我有相關專業的博士學位，否則一定也不知道該怎麼做），而需要找到宏觀的方式向社會推廣睡眠健康：

- 設計建築與戶外空間，讓所有人都能有更多光照。
- 調整工作與學校時間，符合兒童、青少年、成人的自然晝夜節律。
- 培養能夠與睡眠、休息建立健康關係的工作文化，而不是當成提高經濟產出的資源加以剝削。
- 保護環境，避免災難性的氣候變遷。氣候災難絕對會衝擊健康的各個面向，包括好睡的能力。
- 降低目前極為嚴重的睡眠不平等。

若你想要伸出援手，請將睡眠作為公衛議題加以提倡。遊說學校董事會改變上學時間；打電話給你的立法委員要求增加睡眠研究預算；在工作上實踐適當界線來樹立典範；告訴朋友治療失眠的方法，以及阻塞型睡眠呼吸中止症的警訊；讓孩子小睡。

同時，為了自身的睡眠健康，請相信睡眠是可靠的朋友。因為睡眠是如此慷慨、忠誠，我們要更加負責滋養與睡眠的關係，而不是將其視為理所當然。也就是說，要給予身體所需的東西：白天曬太陽、體能與社交活動、良好營養、調整精神活性物質用量（有些狀況下甚至該避免使用），當然啦，也要好好休息。記住要經常走出大腦、進入身體。除了睡前之外，其他時間也要讓你的心靈多多遊走探索。將累視為身體有所需求——休息、喝水、光照、歡笑、安慰——聆聽身體，不加以批評，就會知道身體需要什麼。

最後，祝福大家與睡眠保持充滿愛的堅韌關係，如此便能夠撐過人生中的風風雨雨，帶給你健康與安寧。做場好夢吧！

附錄

睡眠日誌

睡眠日誌								
晨間記錄		週一	週二	週三	週四	週五	週六	週日
A. 上床時間	昨晚身體躺上床鋪的時間							
B. 熄燈時間	幾點開始試著入睡？							
C. 入睡耗費時間（分鐘）	過了多少時間才入睡？							
D. 醒來次數	夜間醒來多少次？							
E. 醒來時間加總	醒來的時間加起來有多長？							
F. 早上清醒時間	早上幾點終於醒來？							
G. 下床時間	早上身體離開床鋪的時間？							
躺床時間（躺時）	（從A到G的整段時間長度）							
睡眠總長（睡長）	（從B到F的時間長度扣除C、E）							
睡眠效率（睡效）	睡長／躺時 × 100%							
小睡時間	昨天小睡的時間有多長？							
特別註記								

睡眠日誌：範例

睡眠日誌								
晨間記錄		**週一**	**週二**	**週三**	**週四**	**週五**	**週六**	**週日**
A. 上床時間	昨晚身體躺上床鋪的時間	晚上 10:30	晚上 0:00	晚上 9:15	晚上 10:45	晚上 10:45	晚上 11:30	晚上 10:00
B. 熄燈時間	幾點開始試著入睡？	晚上 10:40	晚上 10:00	晚上 10:15	晚上 10:45	晚上 11:00	晚上 11:50	晚上 10:15
C. 入睡耗費時間（分鐘）	過了多少時間才入睡？	30分鐘	45分鐘	60分鐘	5分鐘	10分鐘	0分鐘	10分鐘
D. 醒來次數	夜間醒來多少次？	2	5	1	2	4	3	5
E. 醒來時間加總	醒來的時間加起來有多長？	40分鐘	75分鐘	5分鐘	10分鐘	35分鐘	60分鐘	5分鐘
F. 早上清醒時間	早上幾點終於醒來？	早上 5:20	早上 6:05	早上 5:45	早上 6:30	早上 5:30	早上 6:00	早上 7:15
G. 下床時間	早上身體離開床鋪的時間？	早上 6:30	早上 6:30	早上 6:30	早上 6:30	早上 6:00	早上 7:30	早上 7:30
躺床時間（躺時）	（從A到G的整段時間長度）	8小時	8小時30分鐘	9小時15分鐘	7小時45分鐘	7小時15分鐘	8小時	9小時30分鐘
睡眠總長（睡長）	（從B到F的時間長度扣除C、E）	5小時30分鐘	6小時5分鐘	6小時25分鐘	7小時30分鐘	5小時45分鐘	5小時10分鐘	8小時45分鐘
睡眠效率（睡效）	睡長／躺時 × 100%	69%	72%	69%	97%	79%	65%	92%
小睡時間	昨天小睡的時間有多長？	0	20分鐘	0	0	40分鐘	0	90分鐘
特別註記		無	老婆開車時找恍神了	今天壓力大	無	晚上十點左右不小心在沙發上睡著了	無	去健行

思考紀錄 ❶

狀況	自動化思考	結果（情緒、行為）
無法入睡。已經超過一小時了。	「明天我一定什麼都做不好。」	沮喪、絕望、拚命設法放鬆。

思考紀錄 ❷

狀況	自動化思考	結果 (情緒、行為)	更精準、公正、 有益的想法：	結果 (情緒、行為)
工作時感覺累。	「昨晚一定睡得很不好。」	沮喪、煩躁。	「或許睡不好是部分原因，但說不定還有其他因素讓我覺得累。」	做一下伸展運動、喝點水，跟朋友打招呼。感覺舒服多了。

技巧練習紀錄

這是個有用的小工具，可以提醒你練習好睡計畫的技巧。也很適合用來欣賞自己努力的成果。

本週我做了哪些練習？例：心理貓砂盆						
週一	週二	週三	週四	週五	週六	週日

前言　睡眠是朋友，不是工程難題

1. J. G. Ellis, M. L. Perlis, L. F. Neale, C. A. Espie, and C. H. Bastien, "The Natural History of Insomnia: Focus on Prevalence and Incidence of Acute Insomnia," *Journal of Psychiatric Research* 46, no. 10 (2012): 1278–85.

2. Roger A. Ekirch, "Sleep we have Lost: Pre-Industrial Slumber in the British Isles," *The American Historical Review* 106, no. 2 (2001): 343–86.

3. B. Reiss, *Wild Nights: How Taming Sleep Created our Restless World* (New York: Basic Books, 2017).

4. Business Communications Company, Inc. "Sleep Aids Market Size, Share & Industry Growth Analysis Report." Market Research Reports. 2021. https://www.bccresearch.com/market-research/healthcare/sleep-aids-techs-markets-report.html.

chapter 01　健康的睡眠是什麼樣子？

1. Joshua J. Emrick, Brooks A. Gross, Brett T. Riley, and Gina R. Poe, "Different Simultaneous Sleep States in the Hippocampus and Neocortex," *SLEEP* 39, no. 12 (2016): 2201–09. https://doi.org/10.5665/sleep.6326.

2. Yval Nir, Richard J. Staba, Thomas Andrillon, Vladyslav V. Vyazovskiy, Chiara Cirelli, Itzhak Fried, and Giulio Tononi, "Regional Slow Waves and Spindles in Human Sleep," *Neuron* 70, no.1 (2011): 153–69.https://doi.org/10.1016/j.neuron.2011.02.043.

3. Tomoyuki Ohara, Takanori Honda, Jun Hata, Daigo Yoshida, Naoko Mukai, Yoichiro Hirakawa, Mao Shibata, et al., "Association Between Daily Sleep Duration and Risk of Dementia and Mortality in a Japanese Community," *Journal of the American Geriatrics Society* 66, no. 10 (2018): 1911–18.https://doi.org/10.1111/jgs.15446.

4. Li Fan, Weihao Xu, Yulun Cai, Yixin Hu, and Chenkai Wu, "Sleep Duration and the Risk of Dementia: A Systematic Review and Meta-Analysis of Prospective Cohort Studies," *Journal of the American Medical Directors Association* 20, no. 12 (2019): 1480–1487.https://doi.org/10.1016/j.jamda.2019.06.009.

5. Lisa Gallicchio, and Bindu Kalesan, "Sleep Duration and Mortality: A Systematic Review and Meta-Analysis," *Journal of Sleep Research* 18, no. 2 (2009): 148–58. https://doi.org/10.1111/j.1365-2869 .2008.00732.x.

6. Max Hirshkowitz, Kaitlyn Whiton, Steven M. Albert, Cathy Alessi, Oliviero Bruni, Lydia DonCarlos, Nancy Hazen, et al., "National Sleep Foundation's Sleep Time Duration Recommendations: Methodology and Results Summary," Sleep Health: *Journal of the National Sleep Foundation* 1, no. 1 (2015): 40–43.https://doi.org/10.1016/J.SLEH.2014.12.010.

7. J. Au and J. Reece, "The Relationship Between Chronotype and Depressive Symptoms: A Meta-analysis," *Journal of Affective Disorders*, 218 (2017), 93–104.

chapter 02　失眠症是什麼？怎麼會得這種病？

1. American Psychiatric Association, *Diagnostic and Statistical Manual-5th Edition* (American Psychiatric Association Publishing: 2013), 362–368. https: //doi.org/10.1176/appi.books.9780890425596.744053.

2. P. R. Jansen, K. Watanabe, S Stringer, N Skene, J. Bryois, A. R. Hammerschlag, et al., "Genome-wide Analysis of Insomnia in 1,331,010 Individuals Identifies New Risk Loci and Functional Pathways," *Nature genetics* 5, no. 3: 394–403.

3. M. H. Bonnet and D. L. Arand, "The Consequences of a Week of Insomnia," *Sleep* 19, no. 6: 453–61.

4. G. Harvey and N. K. Tang, "(Mis) Perception of Sleep in Insomnia: A Puzzle and a Resolution," *Psychological Bulletin* 138, no. 1 (2012): 77.

5. Aurélie M. Stephan, Sandro Lecci, Jacinthe Cataldi, and Francesca Siclari, "Conscious Experiences and High-Density EEG Patterns Predicting Subjective Sleep Depth," *Current Biology* 31, no. 24 (2021): 5487–5500.https: //doi.org/10.1016/J.CUB.2021.10.012.

6. Christopher B. Miller, Christopher J. Gordon, Leanne Toubia, Delwyn J. Bartlett, Ronald R. Grunstein, Angela L. D' Rozario, and Nathaniel S. Marshall, "Agreement between Simple Questions about Sleep Duration and Sleep Diaries in a Large Online Survey," *Sleep Health* 1, no. 2 (2015): 133–37.https: //doi.org/10.1016/J.SLEH.2015.02.007.

7. J. Spielman, L. S. Caruso, and P. B. Glovinsky, "A Behavioral Perspective on Insomnia Treatment," *Psychiatric Clinics of North America* 10, no. 4 (1987): 541–53.

chapter 03　做好踏上好睡之旅的準備

1. P. Kahawage, R. Jumabhoy, K. Hamill, M. de Zambotti, and S. P. Drummond, "Validity, Potential Clinical Utility, and Comparison of Consumer and Research-Grade Activity Trackers in Insomnia Disorder I: Inlab Validation Against Polysomnography," *Journal of Sleep Research* 29, no. 1 (2020): e12931.

2. K. G. Baron, S. Abbott, N. Jao, N. Manalo, and R. Mullen, "Orthosomnia: Are Some Patients Taking the Quantified Self too Far?" *Journal of Clinical Sleep Medicine* 13, no. 2 (2017): 351–54.

3. Jack D. Edinger, J. Todd Arnedt, Suzanne M. Bertisch, Colleen E. Carney, John J. Harrington, Kenneth L. Lichstein, Michael J. Sateia, et al., "Behavioral and Psychological Treatments for Chronic Insomnia Disorder in Adults: An American Academy of Sleep Medicine Clinical Practice Guideline," *Journal of Clinical Sleep Medicine* 17, no. 2 (2021): 255–62. https: //doi.org/10.5664/jcsm.8986.

4. Colleen E. Carney, Daniel J. Buysse, Sonia Ancoli-Israel, Jack D. Edinger, Andrew D. Krystal, Kenneth L. Lichstein, and Charles M. Morin, "The Consensus Sleep Diary: Standardizing Prospective Sleep Self-Monitoring," *Sleep* 35, no. 2 (2012): 287–302. https: //doi.org/10.5665/sleep.1642.

chapter 04　空的睡眠撲滿

1. Alexander A. Borbély, Serge Daan, Anna Wirz-Justice, and Tom Deboer, "The Two-Process

2. Model of Sleep Regulation: A Reappraisal," *Journal of Sleep Research* 25, no. 2 (2016): 131–43.https: //doi.org/10.1111/JSR.12371.

3. J. Spielman, P. Saskin, and M. J. Thorpy, "Treatment of Chronic Insomnia by Restriction of Time in Bed," *Sleep* 10, no. 1 (1987): 45–56.

4. Leonie F. Maurer, Colin A. Espie, Ximena Omlin, Richard Emsley, and Simon D. Kyle, "The Effect of Sleep Restriction Therapy for Insomnia on Sleep Pressure and Arousal: A Randomised Controlled Mechanistic Trial," *Sleep* 45, no. 1 (January 2022): zsab223. https://doi.org/10.1093/SLEEP/ZSAB223.

chapter 05　流口水的狗

1. Eric A. Nofzinger, Daniel J. Buysse, Anne Germain, Julie C. Price, Jean M. Miewald, and Ba J. David Kupfer, "Functional Neuroimaging Evidence for Hyperarousal in Insomnia," *American Journal of Psychiatry* 161, no. 11 (2004): 2126–29.http: //ajp. psychiatryonline.org.

2. Alison G. Harvey and Nicole K.Y. Tang, "(Mis)Perception of Sleep in Insomnia: A Puzzle and a Resolution," *Psychological Bulletin* 138, no. 1 (2012): 77–101. https: // doi.org/10.1037/a0025730.

3. Ibraheem Rehman, Navid Mahabadi, Terrence Sanvictores, and Chaudhry I. Rehman, "Classical Conditioning," *Encyclopedia of Human Behavior: Second Edition* (August 2021): 484–91.https://doi.org/10.1016/B978-0-12-375000-6.00090-2.

4. M. L. Perlis, D. E. Giles, W. B. Mendelson, R. R. Bootzin, and J. K. Wyatt, "Psychophysiological Insomnia:The Behavioural Model and a Neurocognitive Perspective," *Journal of Sleep Research* 6, no. 3 (1997):179–88.https: //doi. org/10.1046/J.1365-2869.1997.00045.X.

5. R. R. Bootzin, "Stimulus Control Treatment for Insomnia," *Proceedings of the American Psychological Association* 7, 395–96. https://doi.org/10.1037/e465522008-198.

chapter 06　要有光

1. Seog Ju Kim, Somin Kim, Sehyun Jeon, Eileen B. Leary, Fiona Barwick, and Emmanuel Mignot, "FactorsAssociated with Fatigue in Patients with Insomnia," *Journal of Psychiatric Research* 117, (October 2019):24–30.https: //doi.org/10.1016/ j.jpsychires.2019.06.021.

2. Émilie Fortier-Brochu, Simon Beaulieu-Bonneau,Hans Ivers, and Charles M. Morin, "Relations betweenSleep, Fatigue, and Health-RelatedQuality of Life in Individuals with Insomnia," *Journal of PsychosomaticResearch* 69, no. 5 (2010): 475–83.https: // doi.org/10.1016/j.jpsychores.2010.05.005.

3. Andrea L. Harris, Nicole E. Carmona, Taryn G. Moss, and Colleen E. Carney, "Testing the Contiguity of the Sleep and Fatigue Relationship: A Daily Diary Study," *Sleep* 44, no. 5 (2021). https: //doi.org/10.1093/SLEEP/ZSAA252.

4. Annette van Maanen, Anne Marie Meijer, Kristiaan B. van der Heijden, and Frans J. Oort, "The Effects of Light Therapy on Sleep Problems: A Systematic Review and Meta-Analysis," *Sleep Medicine Reviews* 29(October 2016): 52–62.https: //doi.org/10.1016/J.SMRV.2015.08.009.

5. Angus C. Burns, Richa Saxena, Céline Vetter, Andrew J. K. Phillips, Jacqueline M. Lane, and Sean W. Cain, "Time Spent in Outdoor Light Is Associated with Mood, Sleep, and Circadian Rhythm-RelatedOutcomes: A Cross-Sectional and Longitudinal Study in over 400,000 UK Biobank Participants," *Journal of Affective Disorders* 295 (January 2021): 347–52.https: //doi.org/10.1016/J.JAD.2021.08.056.

6. Emma J. Wams, Tom Woelders, Irene Marring, Laura Van Rosmalen, Domien G. M. Beersma, Marijke C. M. Gordijn, and Roelof A. Hut, "Linking Light Exposure and Subsequent Sleep: A Field Polysomnography Study in Humans," *Sleep* 40, no. 12 (2017). https: //doi.org/10.1093/SLEEP/ZSX165.

7. Maurice M. Ohayon, and Cristina Milesi, "Artificial Outdoor Nighttime Lights Associate with Altered Sleep Behavior in the American General Population," *Sleep* 39, no. 6 (2016): 1311–20. https: //doi.org/10.5665/SLEEP.5860.

8. Tomoaki Kozaki, Ayaka Kubokawa, Ryunosuke Taketomi, and Keisuke Hatae, "Effects of Day-Time Exposure to Different Light Intensities on Light-Induced Melatonin Suppression at Night," *Journal of Physiological Anthropology* 34, no. 1 (2015): 1–5. https: //doi.org/10.1186/S40101-015-0067-1/FIGURES/4.

9. Robert E. Thayer, "Energy, Tiredness, and Tension Effects of a Sugar Snack Versus Moderate Exercise," *Journal of Personality and Social Psychology* 52, no. 1 (1987): 119–25. https: //doi.org/10.1037/0022-3514.52.1.119.

10. Laura D. Ellingson, Alexa E. Kuffel, Nathan J. Vack, and Dane B. Cook, "Active and Sedentary Behaviors Influence Feelings of Energy and Fatigue in Women," *Medicine and Science in Sports and Exercise* 46, no. 1(2014): 192–200.https: //doi.org/10.1249/MSS.0B013E3182A036AB.

11. Juriena D. de Vries, Madelon L. M. van Hooff, Sabine A. E. Geurts, and Michiel A. J. Kompier, "Exercise as an Intervention to Reduce Study-Related Fatigue among University Students: A Two-ArmParallel Randomized Controlled Trial," *PloS One* 11, no. 3 (2016). https: //doi.org/10.1371/JOURNAL.PONE.0152137.

12. Golden, Robert N., Bradley N. Gaynes, R. David Ekstrom, Robert M. Hamer, Frederick M. Jacobsen,Trisha Suppes, Katherine L. Wisner, and Charles B. Nemeroff. "The Effi cacy of Light Therapy in the Treatment of Mood Disorders: A Review and Meta-Analysis of the Evidence," *American Journal of Psychiatry* 162 (2005): 656– 62. https: // doi . org / 10 . 1176 / APPI . AJP . 162 . 4 . 656 / ASSET / IMAGES / LARGE/ N93F5 . JPEG.

13. Schuch, Felipe B., Davy Vancampfort, Justin Richards, Simon Rosenbaum, Philip B.

Ward, and Brendon Stubbs. "Exercise as a Treatment for Depression: A Meta- Analysis Adjusting for Publication Bias," *Journal of Psychiatric Research* 77 (June 2016): 42–51. https: // doi . org / 10 . 1016 / J . JPSYCHIRES . 2016 . 02 . 023.

chapter 07　心理貓砂盆

1. Jan Stutz, Remo Eiholzer, and Christina M. Spengler, "Effects of Evening Exercise on Sleep in Healthy Participants: A Systematic Review and Meta-Analysis," *Sports Medicine* 49, no. 2 (2019): 269–87.https: //doi.org/10.1007/S40279-018-1015-0.

chapter 08　自證預言

1. Allison G. Harvey, Ann L. Sharpley, Melissa J. Ree, Katheen Stinson, and David M. Clark, "An Open Trial of Cognitive Therapy for Chronic Insomnia," *Behaviour Research and Therapy* 45, no. 10 (2007): 2491–2501.https: //doi.org/10.1016/ J.BRAT.2007.04.007.

chapter 09　可惡，快睡啊！

1. Niall M. Broomfield and Colin A. Espie, "Towards a Valid, Reliable Measure of Sleep Effort," *Journal of Sleep Research* 14, no. 4 (2005): 401–7.https: //doi.org/10.1111/ J.1365-2869.2005.00481.X.

2. Steven C. Hayes, "Acceptance and Commitment Therapy, Relational Frame Theory, and the Third Wave of Behavioral and Cognitive Therapies," *Behavior Therapy* 35, no. 4 (2004): 639–65.https: //doi.org/10.1016/S0005-7894(04)80013-3.

3. Russ Harris, *The Happiness Trap: How to Stop Struggling and Start Living* (Wollombi, Australia: Exisle Publishing Limited, 2008), 246. https: //books.google.com/books/ about/TheHappinessTrap.html?id=K9m-EI04pgcC.（中譯版書名為《快樂是一種陷阱》，張老師文化出版。）

4. Lara Hilton, Susanne Hempel, Brett A. Ewing, Eric Apaydin, Lea Xenakis, Sydne Newberry, Ben Colaiaco, et al., "Mindfulness Meditation for Chronic Pain: Systematic Review and Meta-Analysis," *Annals of Behavioral Medicine* 51, no. 2 (2017): 199–213.https: //doi.org/10.1007/S12160-016-9844-2.

5. Nicole KY Tang, D. Anne Schmidt, and Allison G. Harvey, "Sleeping with the Enemy: Clock Monitoring in the Maintenance of Insomnia," *Journal of Behavior Therapy and Experimental Psychiatry* 38, no. 1 (2007):40–55.

6. H. Woods, L. M. Marchetti, S. M. Biello, and C. A. Espie, "The Clock as a Focus of Selective Attention in Those with Primary Insomnia: An Experimental Study Using a Modified Posner Paradigm," *Behaviour Research and Therapy* 47, no. 3 (2009): 231–36.https: //doi.org/10.1016/J.BRAT.2008.12.009.

chapter 10　信任睡眠

1. Jennifer Glass, Krista L. Lanctôt, Nathan Herrmann, Beth A. Sproule, and Usoa E Busto, "Sedative Hypnotics in Older People with Insomnia: Meta-Analysis of Risks and Benefits," *BMJ: British Medical Journal* 331, no. 7526 (2005): 1169. https: //doi. org/10.1136/BMJ.38623.768588.47.

2. Michael J. Sateia, Daniel J. Buysse, Andrew D. Krystal, David N. Neubauer, and Jonathan L. Heald, "Clinical Practice Guideline for the Pharmacologic Treatment of Chronic Insomnia in Adults: An American Academy of Sleep Medicine Clinical Practice Guideline," *Journal of Clinical Sleep Medicine* 13, no. 2 (2017):307. https: // doi.org/10.5664/JCSM.6470.

3. Jack D. Edinger, J. Todd Arnedt, Suzanne M. Bertisch, Colleen E. Carney, John J. Harrington, Kenneth L. Lichstein, Michael J. Sateia, et al., "Behavioral and Psychological Treatments for Chronic Insomnia Disorder in Adults: An American Academy of Sleep Medicine Clinical Practice Guideline." *Journal of Clinical Sleep Medicine* 17, no. 2 (2021): 255–62.https: //doi.org/10.5664/jcsm.8986.

4. Amir Qaseem, Devan Kansagara, Mary Ann Forciea, Molly Cooke, and Thomas D. Denberg, "Management of Chronic Insomnia Disorder in Adults: A Clinical Practice Guideline from the American Collegeof Physicians," *Annals of Internal Medicine* 165, no. 2 (2016): 125. https://doi.org/10.7326/M15-2175.

5. Glenna Brewster, Barbara Riegel, and Philip R Gehrman, "Insomnia in the Older Adult," *Sleep Medicine Clinics* 13, no. 1 (2018): 13. https://doi.org/10.1016/ J.JSMC.2017.09.002.

6. L. Leanne Lai, Mooi Heong Tan, and Yen Chi Lai, "Prevalence and Factors Associated with Off-Label Antidepressant Prescriptions for Insomnia," *Drug, Healthcare and Patient Safety* 3, no. 1 (2011): 27. https://doi.org/10.2147/DHPS.S21079.

7. Suzanne M. Bertisch, Shoshana J. Herzig, John W. Winkelman, and Catherine Buettner, "National Use of Prescription Medications for Insomnia: NHANES 1999–2010," *Sleep* 37, no. 2 (2014): 343–49.https://doi.org/10.5665/SLEEP.3410.

8. Olufunmilola Abraham, Loren J. Schleiden, Amanda L. Brothers, and Steven M. Albert, "Managing Sleep Problems Using Non-Prescription Medications and the Role of Community Pharmacists: Older Adults' Perspectives," *International Journal of Pharmacy Practice* 25, no. 6 (2017): 438–46.https://doi.org/10.1111/IJPP.12334

9. Madeleine M. Grigg-Damberger, and Dessislava Ianakieva, "Poor Quality Control of Over-the-Counter Melatonin: What They Say Is Often Not What You Get," *Journal of Clinical Sleep Medicine* 13, no. 2 (2017):163. https://doi.org/10.5664/JCSM.6434.

10. Lauren A. E. Erland, and Praveen K. Saxena, "Melatonin Natural Health Products and Supplements: Presence of Serotonin and Significant Variability of Melatonin Content," *Journal of Clinical Sleep Medicine : JCSM : Official Publication of the American Academy of Sleep Medicine* 13, no. 2 (2017): 275. https://doi.org/10.5664/JCSM.6462.

11. Carmen M. Schroder, Tobias Banaschewski, Joaquin Fuentes, Catherine Mary Hill,

Allan Hvolby, Maj- Britt Posserud, and Oliviero Bruni, "Pediatric Prolonged-Release Melatonin for Insomnia in Children and Adolescents with Autism Spectrum Disorders," *Expert Opinion on Pharmacotherapy* 22, no. 18 (2021): 2445– 2454.

12. Frank A. J. L. Scheer, Christopher J. Morris, Joanna I. Garcia, Carolina Smales, Erin E. Kelly, Jenny Marks, Atul Malhotra, and Steven A. Shea, "Repeated Melatonin Supplementation Improves Sleep in Hy- pertensive Patients Treated with Beta-Blockers: A Randomized Controlled Trial," *Sleep* 35, no. 10 (2012): 1395–1402. https://doi.org/10.5665/SLEEP.2122.

13. W. Vaughn McCall, Ralph D' Agostino, and Aaron Dunn, "A Meta-Analysis of Sleep Changes Associated with Placebo in Hypnotic Clinical Trials," *Sleep Medicine* 4, no. 1 (2003): 57–62. https://doi.org/10.1016/S1389-9457(02)00242-3.

14. Jonathan P. Hintze, and Jack D. Edinger, "Hypnotic Discontinuation in Chronic Insomnia," *Sleep Medicine Clinics* 15, no. 2 (2020): 147–54. https://doi.org/10.1016/J.JSMC.2020.02.003.

chapter 11　解答其他疑慮

1. Michal Kahn, Topi Korhonen, Leena Leinonen, Kaisu Martinmaki, Liisa Kuula, Anu Katriina Pesonen, and Michael Gradisar, "Is It Time We Stop Discouraging Evening Physical Activity? New Real-World Evidence From 150,000 Nights," *Frontiers in Public Health* 9 (November 2021): 1680. https://doi.org/10.3389/FPUBH.2021.772376/BIBTEX.

2. Jennifer R. Dubose, and Khatereh Hadi, "Improving Inpatient Environments to Support Patient Sleep," *International Journal for Quality in Health Care* 28, no. 5 (2016): 540–53. https://doi.org/10.1093/INTQHC/MZW079.

3. Jounhong Ryan Cho, Eun Yeon Joo, Dae Lim Koo, and Seung Bong Hong, "Let There Be No Light: The Effect of Bedside Light on Sleep Quality and Background Electroencephalographic Rhythms," *Sleep Medicine* 14, no. 12 (2013): 1422–25. https://doi.org/10.1016/J.SLEEP.2013.09.007.

4. Coffee Consumption U.S. 2019/2020," Statista, 2021, https://www.statista.com/statistics/804271/domestic-coffee-consumption-in-the-us/.

5. Ian Clark, and Hans Peter Landolt, "Coffee, Caffeine, and Sleep: A Systematic Review of Epidemiological Studies and Randomized Controlled Trials," *Sleep Medicine Reviews* 31 (February 2017): 70–78. https://doi.org/10.1016/J.SMRV.2016.01.006.

6. Mark J. Davis, Zuowei Zhao, Howard S. Stock, Kristen A. Mehl, James Buggy, and Gregory A. Hand, "Central Nervous System Effects of Caffeine and Adenosine on Fatigue," *American Journal of Physiology- Regulatory Integrative and Comparative Physiology* 284, no. 2 (2003): 399–404. https://doi.org/10.1152/AJPREGU.00386.2002/ASSET/IMAGES/LARGE/H60231550004.JPEG.

7. Ian Clark and Hans Peter Landolt, "Coffee, Caffeine, and Sleep: A Systematic Review of Epidemiological Studies and Randomized Controlled Trials," *Sleep Medicine*

Reviews 31 (February 2017): 70–78. https://doi.org/10.1016/J.SMRV.2016.01.006.

8. Christopher Drake, Timothy Roehrs, John Shambroom, and Thomas Roth, "Caffeine Effects on Sleep Taken 0, 3, or 6 Hours before Going to Bed," *Journal of Clinical Sleep Medicine* 9, no. 11 (2013): 1195–1200. https://doi.org/10.5664/JCSM.3170.

9. Leah A. Irish, Michael P. Mead, Li Cao, Allison C. Veronda, and Ross D. Crosby, "The Effect of Caffeine Abstinence on Sleep among Habitual Caffeine Users with Poor Sleep," *Journal of Sleep Research* 30, no. 1 (2021). https://doi.org/10.1111/JSR.13048.

10. Mahesh M. Thakkar, Rishi Sharma, and Pradeep Sahota, "Alcohol Disrupts Sleep Homeostasis," *Alcohol* 49, no. 4 (2015): 299–310. https://doi.org/10.1016/J.ALCOHOL.2014.07.019

11. Jana Steinig, Ronja Foraita, Svenja Happe, and Martin Heinze, "Perception of Sleep and Dreams in Alcohol-Dependent Patients during Detoxication and Abstinence," *Alcohol and Alcoholism* 46, no. 2 (2011): 143–47. https://doi.org/10.1093/ALCALC/AGQ087.

12. Julia Pietilë, Elina Helander, Ilkka Korhonen, Tero Myllymëki, Urho M. Kujala, and Harri Lindholm, "Acute Effect of Alcohol Intake on Cardiovascular Autonomic Regulation During the First Hours of Sleep in a Large Real-World Sample of Finnish Employees: Observational Study," *JMIR Mental Health* 5, no. 1 (2018). https://doi.org/10.2196/MENTAL.9519.

13. National Center for Complementary and Integrative Health, "Cannabis (Marijuana) and Cannabinoids: What You Need to Know," November 2019, https://www.nccih.nih.gov/health/cannabis-marijuana-and-cannabinoids-what-you-need-to-know.

14. Kimberly A. Babson, James Sottile, and Danielle Morabito, "Cannabis, Cannabinoids, and Sleep: A Review of the Literature," *Current Psychiatry Reports* 19, no. 4 (2017): 1–12. https://doi.org/10.1007/S11920-017-0775-9.

15. Karen I. Bolla, Suzanne R. Lesage, Charlene E. Gamaldo, David N. Neubauer, Nae Yuh Wang, Frank R. Funderburk, Richard P. Allen, Paula M. David, and Jean Lud Cadet, "Polysomnogram Changes in Marijuana Users Who Report Sleep Disturbances during Prior Abstinence," *Sleep Medicine* 11, no. 9 (2010): 882–89. https://doi.org/10.1016/J.SLEEP.2010.02.013.

16. Calvin Diep, Chenchen Tian, Kathak Vachhani, Christine Won, Duminda N Wijeysundera, Hance Clarke, Mandeep Singh, and Karim S Ladha, "Recent Cannabis Use and Nightly Sleep Duration in Adults: A Population Analysis of the NHANES from 2005 to 2018," *Regional Anesthesia & Pain Medicine* 47 (December 2021): 100–104. https://doi.org/10.1136/RAPM-2021-103161.

17. Kimberly A. Babson, James Sottile, and Danielle Morabito, "Cannabis, Cannabinoids, and Sleep: A Review of the Literature," *Current Psychiatry Reports* 19, no. 4 (2017): 1–12. https://doi.org/10.1007/S11920-017-0775-9.

18. Henning Johannes Drews, Sebastian Wallot, Philip Brysch, Hannah Berger-Johannsen, Sara Lena Wein- hold, Panagiotis Mitkidis, Paul Christian Baier, Julia Lechinger, Andreas Roepstorff, and Robert Göder, "Bed-Sharing in Couples Is Associated with

Increased and Stabilized REM Sleep and Sleep-Stage Synchro- nization," *Frontiers in Psychiatry* 11 (June 2020): 1. https://doi.org/10.3389/FPSYT.2020.00583.

19. Salma I. Patel, Bernie W. Miller, Heidi E. Kosiorek, James M. Parish, Philip J. Lyng, and Lois E. Krahn, "The Effect of Dogs on Human Sleep in the Home Sleep Environment," *Mayo Clinic Proceedings* 92, no. 9 (2017): 1368–72. https://doi.org/10.1016/J.MAYOCP.2017.06.014.

20. Lieve T. van Egmond, Olga E. Titova, Eva Lindberg, Tove Fall, and Christian Benedict, "Association between Pet Ownership and Sleep in the Swedish CArdioPulmonary BioImage Study (SCAPIS)," *Scientific Reports* 11, no. 1 (2017). https://doi.org/10.1038/S41598-021-87080-7.

21. Jianghong Liu, Tina Wu, Qisijing Liu, Shaowei Wu, and Jiu Chiuan Chen, "Air Pollution Exposure and Adverse Sleep Health across the Life Course: A Systematic Review," *Environmental Pollution* 262 (July 2020): 114263. https://doi.org/10.1016/J.ENVPOL.2020.114263.

22. Michal Šmotek, Eva Fárková, Denisa Manková, and Jana Kop ivová, "Evening and Night Exposure to Screens of Media Devices and Its Association with Subjectively Perceived Sleep: Should 'Light Hygiene' Be given More Attention?" *Sleep Health* 6, no. 4 (2020): 498–505. https://doi.org/10.1016/J.SLEH.2019.11.007.

23. Green, M. Cohen-Zion, A. Haim, and Y. Dagan, "Evening Light Exposure to Computer Screens Disrupts Human Sleep, Biological Rhythms, and Attention Abilities," *Chronobiology International* 34, no. 7 (2017): 855–65. https://doi.org/10.1080/07420528.2017.1324878.

24. Federico Salfi, Giulia Amicucci, Domenico Corigliano, Aurora D' Atri, Lorenzo Viselli, Daniela Tem- pesta, and Michele Ferrara, "Changes of Evening Exposure to Electronic Devices during the COVID-19 Lockdown Affect the Time Course of Sleep Disturbances," *Sleep* 44, no. 9 (2021): 1–9, https://doi.org/10 .1093/SLEEP/ZSAB080.

25. Frida H. Rångtell, Emelie Ekstrand, Linnea Rapp, Anna Lagermalm, Lisanne Liethof, Marcela Olaya Bú- caro, David Lingfors, Jan Erik Broman, Helgi B. Schiöth, and Christian Benedict, "Two Hours of Evening Reading on a Self-Luminous Tablet vs. Reading a Physical Book Does Not Alter Sleep after Daytime Bright Light Exposure," *Sleep Medicine* 23 (July 2016): 111–18. https://doi.org/10.1016/j.sleep.2016.06.016.

26. Ari Shechter, Kristal A. Quispe, Jennifer S. Mizhquiri Barbecho, Cody Slater, and Louise Falzon, "In- terventions to Reduce Short-Wavelength ('Blue') Light Exposure at Night and Their Effects on Sleep: A Systematic Review and Meta-Analysis," *SLEEP Advances* 1, no. 1 (2020): 1–13. https://doi.org/10.1093/SLEEPADVANCES/ZPAA002.

27. Ari Shechter, Elijah Wookhyun Kim, Marie Pierre St-Onge, and Andrew J. Westwood, "Blocking Noc- turnal Blue Light for Insomnia: A Randomized Controlled Trial," *Journal of Psychiatric Research* 96 (Janu- ary 2018): 196–202. https://doi.org/10.1016/J.JPSYCHIRES.2017.10.015.

28. Karolina Jank , Michal Šmotek, Eva Fárková, and Jana Kop ivová, "Block the Light

and Sleep Well: Evening Blue Light Filtration as a Part of Cognitive Behavioral Therapy for Insomnia," *Chronobiology International* 37, no. 2 (2020): 248–59. https://doi.org/10.1080/07420528.2019.1692859.

chapter 12　回顧過去、規畫未來

1. Ronald J. Ozminkowski, Shaohung Wang, and James K. Walsh, "The Direct and Indirect Costs of Un- treated Insomnia in Adults in the United States," *Sleep* 30, no. 3 (2007): 263–73. https://doi.org/10.1093 /SLEEP/30.3.263.

chapter 13　哈囉，荷爾蒙！

1. Christine H. J. Won, "Sleeping for Two: The Great Paradox of Sleep in Pregnancy," *Journal of Clinical Sleep Medicine* 11, no. 6 (2015): 593–94. https://doi.org/10.5664/JCSM.4760.

2. Sooyeon Suh, Nayoung Cho, and Jihui Zhang, "Sex Differences in Insomnia: From Epidemiology and Etiology to Intervention," *Current Psychiatry Reports* 20, no. 9 (2018): 1–12. https://doi.org/10.1007 /S11920-018-0940-9.

3. Jihui Zhang, Ngan Yin Chan, Siu Ping Lam, Shirley Xin Li, Yaping Liu, Joey W.Y. Chan, Alice Pik Shan Kong, et al., "Emergence of Sex Differences in Insomnia Symptoms in Adolescents: A Large-Scale School- Based Study." *Sleep* 39, no. 8 (2016): 1563–70. https://doi.org/10.5665/SLEEP.6022.

4. Ivan D. Sedov, Emily E. Cameron, Sheri Madigan, and Lianne M. Tomfohr-Madsen, "Sleep Quality During Pregnancy: A Meta-Analysis," *Sleep Medicine Reviews* 38 (April 2018): 168–176.

5. Bilgay Izci Balserak, and Kathryn Aldrich Lee, "Sleep and Sleep Disorders Associated with Pregnancy," in P*rinciples and Practice of Sleep Medicine*, ed. Meir Kryger, Thomas Roth, and William C. Dement (New York: Elsevier, 2017), 1525–39.

6. Cheryl Tatano Beck, "A Meta-Analysis of the Relationship between Postpartum Depression and Infant Temperament," *Nursing Research* 45, no. 4 (1996): 225–30. https://doi.org/10.1097 /00006199-199607000-00006.

7. Deepika Goyal, Caryl Gay, and Kathryn Lee, "Fragmented Maternal Sleep Is More Strongly Correlated with Depressive Symptoms than Infant Temperament at Three Months Postpartum," *Archives of Women's Mental Health* 12, no. 4 (2009): 229–37. https://doi.org/10.1007/S00737-009-0070-9/TABLES/4.

8. Lisa M. Christian, Judith E. Carroll, Douglas M. Teti, and Martica H. Hall, "Maternal Sleep in Pregnancy and Postpartum Part I: Mental, Physical, and Interpersonal Consequences," *Current Psychiatry Reports* 21, no. 3 (2019): 1–8. https://doi.org/10.1007/S11920-019-0999-Y.

9. Kari Grethe Hjorthaug Gallaher, Anastasiya Slyepchenko, Benicio N. Frey, Kristin Urstad, and Signe KDørheim, "The Role of Circadian Rhythms in Postpartum Sleep and Mood," *Sleep Medicine Clinics* 13, no.3 (2018): 359–74. https://doi.org/10.1016/

j.jsmc.2018.04.006.

10. Karen A. Thomas, and Robert L. Burr, "Melatonin Level and Pattern in Postpartum Versus Nonpreg- nant Nulliparous Women," *Journal of Obstetric, Gynecologic & Neonatal Nursing* 35, no. 5 (2006): 608–15. https://doi.org/10.1111/J.1552-6909.2006.00082.X.

11. Shao Yu Tsai, Kathryn E. Barnard, Martha J. Lentz, and Karen A. Thomas, "Mother-Infant Activity Synchrony as a Correlate of the Emergence of Circadian Rhythm," *Biological Research for Nursing* 13, no. 1 (2011): 80–88. https://doi.org/10.1177/1099800410378889.

12. Kathryn A. Lee, Mary Ellen Zaffke, and Geoffry McEnany, "Parity and Sleep Patterns during and after Preg- nancy," *Obstetrics and Gynecology* 95, no. 1 (2000): 14–18, https://doi.org/10.1016/S0029-7844(99)00486-X

13. Diane M. Blyton, C. E. Sullivan, and N. Edwards, "Lactation Is Associated with an Increase in Slow-Wave Sleep in Women," *Journal of Sleep Research* 11, no. 4 (2002): 297–303.

14. Therese Doan, Annelise Gardiner, Caryl L. Gay, and Kathryn A. Lee, "Breast-Feeding Increases Sleep Duration of New Parents," *The Journal of Perinatal & Neonatal Nursing* 21, no. 3 (2007): 200–6. https://doi.org/10.1097/01.JPN.0000285809.36398.1B.

15. Hadine Joffe, Anda Massler, and Katherine M. Sharkey, "Evaluation and Management of Sleep Disturbance during the Menopause Transition," *Seminars in Reproductive Medicine* 28, no. 5 (2010): 404–21. https://doi.org /10.1055/S-0030-1262900.

16. Fiona C. Baker, Laura Lampio, Tarja Saaresranta, and Päivi Polo-Kantola, "Sleep and Sleep Disorders in the Menopausal Transition," *Sleep Medicine Clinics* 13, no. 3 (2018): 443–56. https://doi.org/10.1016/J.JSMC.2018.04.011.

17. Anna G. Mirer, Terry Young, Mari Palta, Ruth M. Benca, Amanda Rasmuson, and Paul E. Peppard, "Sleep-Disordered Breathing and the Menopausal Transition among Participants in the Sleep in Midlife Women Study," *Menopause* 24, no. 2 (2017): 157–62. https://doi.org/10.1097/GME.0000000000000744.

18. Terry Young, Laurel Finn, Diane Austin, and Andrea Peterson, "Menopausal Status and Sleep-Disordered Breathing in the Wisconsin Sleep Cohort Study," *American Journal of Respiratory and Critical Care Medicine* 167, no. 9 (2003): 1181–85. https://doi.org/10.1164/RCCM.200209-1055OC.

19. Fiona C. Baker, Laura Lampio, Tarja Saaresranta, and Päivi Polo-Kantola, "Sleep and Sleep Disorders in the Menopausal Transition," *Sleep Medicine Clinics* 13, no. 3 (2018): 443–56. https://doi.org/10.1016/J.JSMC.2018.04.011.

20. Susan M. McCurry, Katherine A. Guthrie, Charles M. Morin, Nancy F. Woods, Carol A. Landis, KristineE. Ensrud, Joseph C. Larson, et al., "Telephone-Based Cognitive Behavioral Therapy for Insomnia in Per-imenopausal and Postmenopausal Women with Vasomotor Symptoms," *JAMA Internal Medicine* 176, no.7 (July 2016): 913–920. https://doi.org/10.1001/jamainternmed.2016.1795.

21. Ahazia Jehan, Alina Masters-Isarilov, Idoko Salifu, Ferdinand Zizi, Girardin Jean-Louis, Seithikurippu R. Pandi-Perumal, Ravi Gupta, Amnon Brzezinski, and Samy I. McFarlane, "Sleep Disorders in Postmeno- pausal Women," *Journal of Sleep Disorders & Therapy* 4, no. 5, 1–7 (2015). https://www.ncbi.nlm.nih.gov /pmc/articles/ PMC4621258/.

22. Beverly Ayers, Melanie Smith, Jennifer Hellier, Eleanor Mann, and Myra S. Hunter, "Effectiveness of Group and Self-Help Cognitive Behavior Therapy in Reducing Problematic Menopausal Hot Flushes and Night Sweats (MENOS 2): A Randomized Controlled Trial," *Menopause* 19, no. 7 (July 2012): 749–59. https://doi.org/10.1097/ GME.0B013E31823FE835.

chapter 14　熟齡

1. Desana Kocevska, Thom S. Lysen, Aafje Dotinga, M. Elisabeth Koopman-Verhoeff, Maartje P. C. M. Lu- ijk, Niki Antypa, Nienke R. Biermasz, et al., "Sleep Characteristics across the Lifespan in 1.1 Million Peo- ple from the Netherlands, United Kingdom and United States: A Systematic Review and Meta-Analysis," *Nature Human Behaviour* 5, no. 1 (2021): 113–22. https://doi.org/10.1038/S41562-020-00965-X.

2. Patricia Stenuit and Myriam Kerkhofs, "Age Modulates the Effects of Sleep Restriction in Women," *Sleep* 28, no. 10 (2005): 1283–88. https://doi.org/10.1093/ SLEEP/28.10.1283.

3. Michael K. Scullin and Donald L. Bliwise, "Sleep, Cognition, and Normal Aging: Integrating a Half- Century of Multidisciplinary Research," *Perspectives on Psychological Science* 10, no. 1 (2015): 97. https://doi.org/10.1177/1745691614556680.

4. 同上。

5. "Mild Cognitive Impairment-Symptoms and Causes-Mayo Clinic," Mayo Clinic, 2020, https://www .mayoclinic.org/diseases-conditions/mild-cognitive-impairment/ symptoms-causes/syc-20354578.

6. Wei Xu, Chen Tan, Juan Zou, Xi Peng Cao, and Lan Tan, "Sleep Problems and Risk of All-Cause Cognitive Decline or Dementia: An Updated Systematic Review and Meta-Analysis," *Journal of Neurology, Neurosurgery & Psychiatry* 91, no. 3 (2020): 236–44. https://doi.org/10.1136/JNNP-2019-321896.

7. Kristine Yaffe, Cherie M. Falvey, and Tina Hoang, "Connections between Sleep and Cognition in Older Adults," *The Lancet Neurology* 13, no. 10 (2014): 1017–28. https:// doi.org/10.1016/S1474-4422(14)70172-3.

8. Desana Kocevska, Thom S. Lysen, Aafje Dotinga, M. Elisabeth Koopman-Verhoeff, Maartje P. C. M. Lu- ijk, Niki Antypa, Nienke R. Biermasz, et al., "Sleep Characteristics across the Lifespan in 1.1 Million Peo- ple from the Netherlands, United Kingdom and United States: A Systematic Review and Meta-Analysis," *Nature Human Behaviour* 5, no. 1 (2021): 113–22. https://doi.org/10.1038/S41562-020-00965-X.

9. Daniel J. Buysse, Kaitlin E. Browman, Timothy H. Monk, Charles F. Reynolds, Amy L.

Fasiczka, and David J. Kupfer, "Napping and 24-Hour Sleep/Wake Patterns in Healthy Elderly and Young Adults," *Journal of the American Geriatrics Society* 40, no. 8 (1992): 779–86. https://doi.org/10.1111/J.1532-5415.1992.TB01849.X.

10. Jeanne F. Duffy, Kirsi Marja Zitting, and Evan D. Chinoy, "Aging and Circadian Rhythms," *Sleep Medicine Clinics* 10, no. 4 (2015): 423–34. https://doi.org/10.1016/ J.JSMC.2015.08.002.

11. Michael R. Irwin, Carmen Carrillo, Nina Sadeghi, Martin F. Bjurstrom, Elizabeth C. Breen, and Richard Olmstead, "Prevention of Incident and Recurrent Major Depression in Older Adults with Insomnia: A Randomized Clinical Trial," *JAMA Psychiatry* 79, no. 1 (November 2021): 33–41. https://doi.org/10.1001 / JAMAPSYCHIATRY.2021.3422.

chapter 15　影響睡眠的其他內科與精神科疾病

1. J. Q. Wu, E. R. Appleman, R. D. Salazar, and J. C. Ong, "Cognitive Behavioral Therapy for Insomnia Comorbid with Psychiatric and Medical Conditions a Meta-Analysis," *JAMA Internal Medicine* 175, no. 9 (2015). https://doi.org/10.1001/ jamainternmed.2015.3006.

2. J. L. Mathias, M. L. Cant, and A. L. J. Burke, "Sleep Disturbances and Sleep Disorders in Adults Living with Chronic Pain: A Meta-Analysis," *Sleep Medicine* 52 (December 2018): 198–210. https://doi.org/10.1016/J.SLEEP.2018.05.023.

3. Ruth M. Benca, Sonia Ancoli-Israel, Harvey, and Harvey Moldofsky, "Special Considerations in Insom- nia Diagnosis and Management: Depressed, Elderly, and Chronic Pain Populations," *Journal of Clinical Psychiatry* 65, no. 8 (2004).

4. Carolina Climent-Sanz, Genís Morera-Amenós, Filip Bellon, Roland Pastells-Peiró, Joan Blanco-Blanco, Fran Valenzuela-Pascual, and Montserrat Gea-Sánchez, "Poor Sleep Quality Experience and Self-Management Strategies in Fibromyalgia: A Qualitative Metasynthesis," *Journal of Clinical Medicine* 9, no.12 (2020): 4000. https://doi.org/10.3390/JCM9124000.

5. Carolina Climent-Sanz, Montserrat Gea-Sánchez, Helena Fernández-Lago, José Tomás Mateos-García, Francesc Rubí-Carnacea, and Erica Briones-Vozmediano, "Sleeping Is a Nightmare: A Qualitative Study on the Experience and Management of Poor Sleep Quality in Women with Fibromyalgia," *Journal of Advanced Nursing* 77, no. 11 (2021): 4549–62. https://doi.org/10.1111/JAN.14977.

6. Maria Eva Pickering, Roland Chapurlat, Laurence Kocher, and Laure Peter-Derex, "Sleep Disturbances and Osteoarthritis," *Pain Practice* 16, no. 2 (2016): 237–44. https://doi.org/10.1111/PAPR.12271.

7. David J. Nutt, Sue Wilson, and Louise Paterson, "Sleep Disorders as Core Symptoms of Depression," *Dialogues in Clinical Neuroscience* 10, no. 3 (2008): 329–36. https:// doi.org/10.31887/DCNS.2008.10.3 /DNUTT.

8. Ruth M. Benca and Michael J. Peterson, "Insomnia and Depression," *Sleep Medicine* 9 (2008) (SUPPL. 1): S3–9. https://doi.org/10.1016/S1389-9457(08)70010-8.

9. Dieter Riemann and Christoph Nissen, "Sleep and Psychotropic Drugs," *in The Oxford Handbook of Sleep and Sleep Disorders*, ed. Charles Morin and Colin Espie (New York: Oxford University Press, 2012). https: //doi.org/10.1093/OXFORD HB/9780195376203.013.0011.

10. David A. Kalmbach, Andrea S. Cuamatzi-Castelan, Christine V. Tonnu, Kieulinh Michelle Tran, Jason R. Anderson, Thomas Roth, and Christopher L. Drake, "Hyperarousal and Sleep Reactivity in Insomnia: Current Insights," *Nature and Science of Sleep* 10 (2018): 193–201. https://doi.org/10.2147/NSS.S138823.

11. Andrea N. Goldstein, Stephanie M. Greer, Jared M. Saletin, Allison G. Harvey, Jack B. Nitschke, and Mat- thew P. Walker, "Tired and Apprehensive: Anxiety Amplifies the Impact of Sleep Loss on Aversive Brain Anticipation," *The Journal of Neuroscience* 33, no. 26: 10607–15. https://doi.org/10.1523/JNEUROSCI.5578-12.2013.

12. Philip Gehrman, *Sleep Problems in Veterans with PTSD-PTSD: National Center for PTSD*, U.S. Department of Veterans Affairs, 2020, https://www.ptsd.va.gov/professional/treat/cooccurring/sleep_problems_vets.asp.

13. Daniel P. Chapman, Anne G. Wheaton, Robert F. Anda, Janet B. Croft, Valerie J. Edwards, Yong Liu, Stephanie L. Sturgis, and Geraldine S. Perry, "Adverse Childhood Experiences and Sleep Disturbances in Adults," *Sleep Medicine* 12, no. 8 (2011): 773–79. https://doi.org/10.1016/J.SLEEP.2011.03.013.

14. Fiona Yan Yee Ho, Christian S. Chan, and Kristen Nga Sze Tang, "Cognitive-Behavioral Therapy for Sleep Disturbances in Treating Posttraumatic Stress Disorder Symptoms: A Meta-Analysis of Random- ized Controlled Trials," *Clinical Psychology Review* 43 (February 2016): 90–102. https://doi.org/10.1016/J.CPR.2015.09.005.

15. Aleksandar Videnovic, and Diego Golombek, "Circadian and Sleep Disorders in Parkinson's Disease," *Experimental Neurology* 243 (2013): 45–56. https://doi.org/10.1016/j.expneurol.2012.08.018.

16. Anna Michela Gaeta, Ivan D. Benítez, Carmen Jorge, Gerard Torres, Faride Dakterzada, Olga Minguez, Raquel Huerto, et al., "Prevalence of Obstructive Sleep Apnea in Alzheimer's Disease Patients," *Journal of Neurology* 267, no. 4 (2019): 1012–22. https://doi.org/10.1007/S00415-019-09668-4.

17. Malik Nassan and Aleksandar Videnovic, "Circadian Rhythms in Neurodegenerative Disorders," *Nature Reviews Neurology* 18, no. 1 (2021): 7–24. https://doi.org/10.1038/s41582-021-00577-7.

18. Okeanis E. Vaou, Shih Hao Lin, Chantale Branson, and Sandford Auerbach, "Sleep and Dementia," *Current Sleep Medicine Reports* 4, no. 2 (2018): 134–42. https://doi.org/10.1007/S40675-018-0112-9.

19. Jessica R. Dietch and Ansgar J. Furst, "Perspective: Cognitive Behavioral Therapy for Insomnia Is a Promising Intervention for Mild Traumatic Brain Injury," *Frontiers in Neurology* 11 (October 2020): 1208. https://doi.org/10.3389/FNEUR.2020.530273/BIBTEX

20. Jessica R. Dietch and Ansgar J. Furst, "Perspective: Cognitive Behavioral Therapy

for Insomnia Is a Promising Intervention for Mild Traumatic Brain Injury," *Frontiers in Neurology* 11 (October 2020): 1208. https://doi.org/10.3389/FNEUR.2020.530273/BIBTEX.

chapter 16　其他睡眠障礙

1. American Academy of Sleep Medicine, *International Classification of Sleep Disorders*, 3rd ed. (Darien, CT: American Academy of Sleep Medicine).

2. Elizabeth M. Ward, Dori Germolec, Manolis Kogevinas, David McCormick, Roel Vermeulen, Vladimir N. Anisimov, Kristan J. Aronson et al., "Carcinogenicity of Night Shift Work," *Lancet Oncology* 20 (2019): 1058–59. https://doi.org/10.1016/S1470-2045(19)30455-3.

3. Rocco Caliandro, Astrid A. Streng, Linda W. M. Van Kerkhof, Gijsbertus T. J. Van Der Horst, and Inês Chaves, "Social Jetlag and Related Risks for Human Health: A Timely Review," *Nutrients* 13, no. 12 (2021): 4543. https://doi.org/10.3390/nu13124543.

4. Alexander D. Nesbitt and Derk Jan Dijk, "Out of Synch with Society: An Update on Delayed Sleep Phase Disorder," *Current Opinion in Pulmonary Medicine* 20, no. 6 (2014): 581–87. https://doi.org/10.1097/MCP.0000000000000095.

5. José F.R. de Sá and Sérgio A. Mota-Rolim, "Sleep Paralysis in Brazilian Folklore and Other Cultures: A Brief Review," *Frontiers in Psychology* 7 (September 2016): 1–8. https://doi.org/10.3389/fpsyg.2016.01294.

6. Joanne L. Davis and David C. Wright, "Exposure, Relaxation, and Rescripting Treatment for Trauma-Related Nightmares," 7, no. 1 (2008): 5–18. https://doi.org/10.1300/J229V07N0102.

最後的叮嚀

1. Benjamin Reiss, *Wild Nights: How Taming Sleep Created Our Restless World* (New York: Basic Books, 2017).Benjamin S. Johnson, Kristen M. Malecki, Paul E. Peppard, and Kirsten M. M. Beyer, "Exposure to Neighborhood Green Space and Sleep: Evidence from the Survey of the Health of Wisconsin," Sleep Health 4, no. 5 (2018): 413–19. https://doi.org/10.1016/J.SLEH.2018.08.001.

2. Population Reference Bureau, *A Demographic Profile of U.S. Workers Around the Clock*, September 18, 2008, https://www.prb.org/resources/a-demographic-profile-of-u-s-workers-around-the-clock/.

3. Erin Koffel, Adam D. Bramoweth, and Christi S. Ulmer, "Increasing Access to and Utilization of Cog- nitive Behavioral Therapy for Insomnia (CBT-I): A Narrative Review," *Journal of General Internal Medicine* 33, no. 6 (2018): 955–62.

睡眠，你好 ༊⌒ ⌒

科學認證的個人化「好睡計畫」，重設你的生理時鐘，找回優質睡眠
Hello Sleep: The Science and Art of Overcoming Insomnia without Medications

作　　者 | 潔德·吳 博士 Jade Wu, PhD
譯　　者 | 康學慧 Lucia Kang

責任編輯 | 黃莀菁 Bess Huang
責任行銷 | 鄧雅云 Elsa Deng
封面裝幀 | 李涵硯 Han Yen Li
版面構成 | 黃靖芳 Jing Huang
校　　對 | 葉怡慧 Carol Yeh

發 行 人 | 林隆奮 Frank Lin
社　　長 | 蘇國林 Green Su

總 編 輯 | 葉怡慧 Carol Yeh
主　　編 | 鄭世佳 Josephine Cheng
行銷主任 | 朱韻淑 Vina Ju
業務處長 | 吳宗庭 Tim Wu
業務主任 | 蘇倍生 Benson Su
業務專員 | 鍾依娟 Irina Chung
業務秘書 | 陳曉琪 Angel Chen
　　　　　莊皓雯 Gia Chuang

發行公司 | 悅知文化　精誠資訊股份有限公司
地　　址 | 105台北市松山區復興北路99號12樓
專　　線 | (02) 2719-8811
傳　　真 | (02) 2719-7980
網　　址 | http://www.delightpress.com.tw
客服信箱 | cs@delightpress.com.tw
ISBN：978-626-7288-76-4
初版一刷 | 2023年09月
建議售價 | 新台幣490元

國家圖書館出版品預行編目資料

睡眠,你好/潔德.吳(Jade Wu)著;康學慧譯. --
初版. -- 臺北市:悅知文化精誠資訊股份有限
公司, 2023.09
320面;17×23公分
譯自:Hello sleep.
ISBN 978-626-7288-76-4(平裝)

1.CST: 睡眠 2.CST: 睡眠障礙症 3.CST: 健康法

411.77　　　　　　　　　　112014316

本書若有缺頁、破損或裝訂錯誤,請寄回更換
Printed in Taiwan

悦知文化
Delight Press

睡眠是如此慷慨、忠誠，我們要更加負責滋養與睡眠的關係，而不是將其視為理所當然。

──────《睡眠，你好》

請拿出手機掃描以下QRcode或輸入
以下網址，即可連結讀者問卷。
關於這本書的任何閱讀心得或建議，
歡迎與我們分享 ☺

https://bit.ly/3ioQ55B

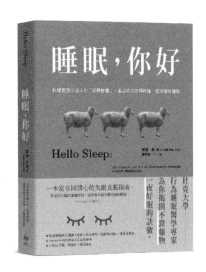

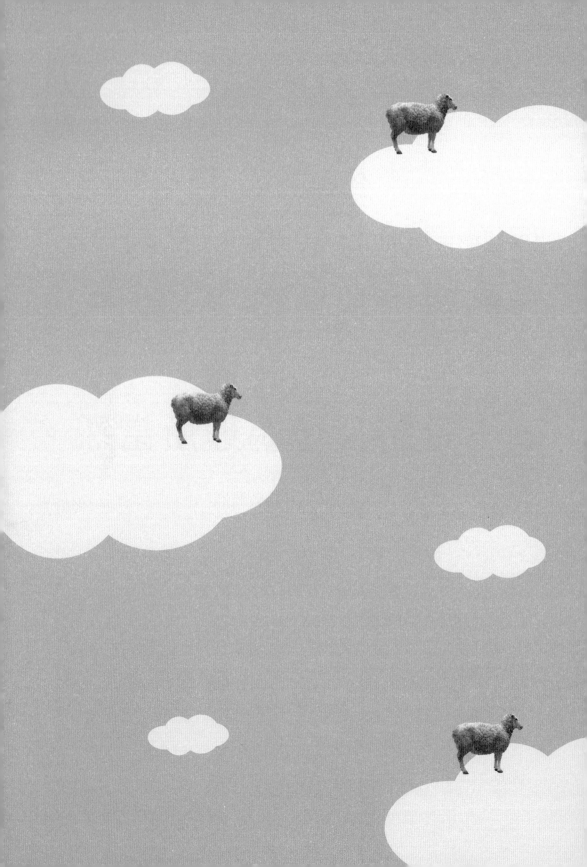